国家卫生健康委员会"十四五"规划教材

全国高等中医药教育教材

供中医学、针灸推拿学、中西医临床医学等专业用

中医骨伤科学

第 3 版

中醫

主　编　詹红生　杨凤云

副主编　徐西林　曾展鹏　邢士新

人民卫生出版社

·北京·

图书在版编目（CIP）数据

中医骨伤科学 / 詹红生，杨凤云主编 . —3 版 . —
北京：人民卫生出版社，2021.6（2025.5重印）
ISBN 978-7-117-31664-4

Ⅰ.①中… Ⅱ.①詹…②杨… Ⅲ.①中医伤科学 —
中医学院 — 教材 Ⅳ.①R274

中国版本图书馆 CIP 数据核字（2021）第 116427 号

人卫智网	www.ipmph.com	医学教育、学术、考试、健康，购书智慧智能综合服务平台
人卫官网	www.pmph.com	人卫官方资讯发布平台

中医骨伤科学
Zhongyi Gushangkexue
第 3 版

主　　编：詹红生　杨凤云
出版发行：人民卫生出版社（中继线 010-59780011）
地　　址：北京市朝阳区潘家园南里 19 号
邮　　编：100021
E - mail：pmph @ pmph.com
购书热线：010-59787592　010-59787584　010-65264830
印　　刷：三河市国英印务有限公司
经　　销：新华书店
开　　本：850×1168　1/16　　印张：18
字　　数：472 千字
版　　次：2012 年 6 月第 1 版　　2021 年 6 月第 3 版
印　　次：2025 年 5 月第 6 次印刷
标准书号：ISBN 978-7-117-31664-4
定　　价：69.00 元
打击盗版举报电话：010-59787491　E-mail：WQ @ pmph.com
质量问题联系电话：010-59787234　E-mail：zhiliang @ pmph.com

数字增值服务编委会

主　编　詹红生　杨凤云

副主编　徐西林　曾展鹏　邢士新

编　委　（按姓氏笔画排序）

邢士新（山西中医药大学）　　周大果（厦门大学附属翔安医院）

向俊宜（云南省中医医院）　　郑志永（山东中医药大学）

刘　渊（广西中医药大学）　　徐西林（黑龙江中医药大学）

刘洪波（海南医学院）　　　　高彦平（南方医科大学）

齐鹏坤（辽宁中医药大学）　　盖大圣（长春中医药大学）

李德魁（北京中医药大学）　　董　平（内蒙古医科大学）

杨凤云（江西中医药大学）　　蒋　涛（南京中医药大学）

杨文龙（江西中医药大学）　　曾展鹏（广州中医药大学）

张　琥（上海中医药大学）　　詹红生（上海中医药大学）

张　燕（福建中医药大学）　　鲍航行（浙江中医药大学）

张董喆（河南中医药大学）　　窦群立（陕西中医药大学）

陈日高（成都中医药大学）　　熊　勇（湖北中医药大学）

秘　书　杜国庆（上海中医药大学）

修 订 说 明

为了更好地贯彻落实《中医药发展战略规划纲要(2016—2030年)》《中共中央国务院关于促进中医药传承创新发展的意见》《教育部 国家卫生健康委 国家中医药管理局关于深化医教协同进一步推动中医药教育改革与高质量发展的实施意见》《关于加快中医药特色发展的若干政策措施》和新时代全国高等学校本科教育工作会议精神,做好第四轮全国高等中医药教育教材建设工作,人民卫生出版社在教育部、国家卫生健康委员会、国家中医药管理局的领导下,在上一轮教材建设的基础上,组织和规划了全国高等中医药教育本科国家卫生健康委员会"十四五"规划教材的编写和修订工作。

为做好新一轮教材的出版工作,人民卫生出版社在教育部高等学校中医学类专业教学指导委员会、中药学类专业教学指导委员会和第三届全国高等中医药教育教材建设指导委员会的大力支持下,先后成立了第四届全国高等中医药教育教材建设指导委员会和相应的教材评审委员会,以指导和组织教材的遴选、评审和修订工作,确保教材编写质量。

根据"十四五"期间高等中医药教育教学改革和高等中医药人才培养目标,在上述工作的基础上,人民卫生出版社规划、确定了第一批中医学、针灸推拿学、中医骨伤科学、中药学、护理学5个专业100种国家卫生健康委员会"十四五"规划教材。教材主编、副主编和编委的遴选按照公开、公平、公正的原则进行。在全国50余所高等院校2 400余位专家和学者申报的基础上,2 000余位申报者经教材建设指导委员会、教材评审委员会审定批准,聘任为主编、副主编、编委。

本套教材的主要特色如下:

1. 立德树人,思政教育 坚持以文化人,以文载道,以德育人,以德为先。将立德树人深化到各学科、各领域,加强学生理想信念教育,厚植爱国主义情怀,把社会主义核心价值观融入教育教学全过程。根据不同专业人才培养特点和专业能力素质要求,科学合理地设计思政教育内容。教材中有机融入中医药文化元素和思想政治教育元素,形成专业课教学与思政理论教育、课程思政与专业思政紧密结合的教材建设格局。

2. 准确定位,联系实际 教材的深度和广度符合各专业教学大纲的要求和特定学制、特定对象、特定层次的培养目标,紧扣教学活动和知识结构。以解决目前各院校教材使用中的突出问题为出发点和落脚点,对人才培养体系、课程体系、教材体系进行充分调研和论证,使之更加符合教改实际、适应中医药人才培养要求和社会需求。

3. 夯实基础,整体优化 以科学严谨的治学态度,对教材体系进行科学设计、整体优化,体现中医药基本理论、基本知识、基本思维、基本技能;教材编写综合考虑学科的分化、交叉,既充分体现不同学科自身特点,又注意各学科之间有机衔接;确保理论体系完善,知识点结合完备,内容精练、完整,概念准确,切合教学实际。

4. 注重衔接,合理区分 严格界定本科教材与职业教育教材、研究生教材、毕业后教育教材的知识范畴,认真总结、详细讨论现阶段中医药本科各课程的知识和理论框架,使其在教材中得以凸显,既要相互联系,又要在编写思路、框架设计、内容取舍等方面有一定的区分度。

5. **体现传承,突出特色** 本套教材是培养复合型、创新型中医药人才的重要工具,是中医药文明传承的重要载体。传统的中医药文化是国家软实力的重要体现。因此,教材必须遵循中医药传承发展规律,既要反映原汁原味的中医药知识,培养学生的中医思维,又要使学生中西医学融会贯通,既要传承经典,又要创新发挥,体现新版教材"传承精华、守正创新"的特点。

6. **与时俱进,纸数融合** 本套教材新增中医抗疫知识,培养学生的探索精神、创新精神,强化中医药防疫人才培养。同时,教材编写充分体现与时代融合、与现代科技融合、与现代医学融合的特色和理念,将移动互联、网络增值、慕课、翻转课堂等新的教学理念和教学技术、学习方式融入教材建设之中。书中设有随文二维码,通过扫码,学生可对教材的数字增值服务内容进行自主学习。

7. **创新形式,提高效用** 教材在形式上仍将传承上版模块化编写的设计思路,图文并茂、版式精美;内容方面注重提高效用,同时应用问题导入、案例教学、探究教学等教材编写理念,以提高学生的学习兴趣和学习效果。

8. **突出实用,注重技能** 增设技能教材、实验实训内容及相关栏目,适当增加实践教学学时数,增强学生综合运用所学知识的能力和动手能力,体现医学生早临床、多临床、反复临床的特点,使学生好学、临床好用、教师好教。

9. **立足精品,树立标准** 始终坚持具有中国特色的教材建设机制和模式,编委会精心编写,出版社精心审校,全程全员坚持质量控制体系,把打造精品教材作为崇高的历史使命,严把各个环节质量关,力保教材的精品属性,使精品和金课互相促进,通过教材建设推动和深化高等中医药教育教学改革,力争打造国内外高等中医药教育标准化教材。

10. **三点兼顾,有机结合** 以基本知识点作为主体内容,适度增加新进展、新技术、新方法,并与相关部门制订的职业技能鉴定规范和国家执业医师(药师)资格考试有效衔接,使知识点、创新点、执业点三点结合;紧密联系临床和科研实际情况,避免理论与实践脱节、教学与临床脱节。

本轮教材的修订编写,教育部、国家卫生健康委员会、国家中医药管理局有关领导和教育部高等学校中医学类专业教学指导委员会、中药学类专业教学指导委员会等相关专家给予了大力支持和指导,得到了全国各医药卫生院校和部分医院、科研机构领导、专家和教师的积极支持和参与,在此,对有关单位和个人表示衷心的感谢!希望各院校在教学使用中,以及在探索课程体系、课程标准和教材建设与改革的进程中,及时提出宝贵意见或建议,以便不断修订和完善,为下一轮教材的修订工作奠定坚实的基础。

人民卫生出版社

2021 年 3 月

◇◇◇ 前　言 ◇◇◇

　　本教材是根据全国高等中医药教育(本科)国家卫生健康委员会"十四五"规划的要求,在上海中医药大学詹红生教授和广州中医药大学何伟教授共同主编的第2版教材的基础上修订而成。本教材在第2版纸质教材的基础上增加了数字资源部分,对原有知识体系做了延伸和拓展,可通过扫描二维码观看微课、视频、图片、案例分析及知识自测,能够突破纸质教材的限制,图文声像并茂,调动读者的兴趣与积极性,有助于对知识的理解和方法的掌握。本教材对近年来出现的新理论、新方法和新技术进行了补充和归纳,修订了第2版的一些错误和不足之处,并增加了一些最近几年来学科内已达成共识和获得认可的新的定义和诊疗方法,如增加"筋出槽""骨错缝"两个疾病名,以适应中医骨伤科学发展的需要。本书还注意与住院医师规范化培训教材的衔接,以保持知识体系的系统性和连贯性。

　　本教材由来自全国各中医院校长期从事临床和教学工作的教师联合编写而成。全书由上海中医药大学詹红生教授和江西中医药大学杨凤云教授担任主编,负责起草修订编写大纲、审定全部书稿。引言由詹红生教授执笔,第一章"筋骨系统的生理与病因病机"由詹红生和徐西林共同执笔,第二章"诊断"由张琥和张燕共同执笔,第三章"治法"由齐鹏坤、郑志永和蒋涛共同执笔,第四章"创伤急救"由曾展鹏执笔,第五章"骨折"由董平、熊勇、周大果、窦群立和刘洪波共同执笔,第六章"脱位"由徐西林和盖大圣共同执笔,第七章"筋伤"由杨凤云、陈日高、鲍航行、杨文龙、张董喆和向俊宜共同执笔,第八章"骨病"由李德魁、邢士新、高彦平和刘渊共同执笔,附方汇编由杜国庆执笔。最后由詹红生、杨凤云、徐西林、曾展鹏和邢士新共同完成统稿工作。

　　本教材在编写过程中难免存在不足或疏漏之处,恳请广大读者批评指正,以便进一步修订提高。

编者
2021年2月

◇◇◇ 目　　录 ◇◇◇

上篇　骨伤科基础

下篇　骨伤科疾病各论

上篇

骨伤科基础

引言

骨伤科发展简史

中医骨伤科学是研究人体筋骨系统生理、病理，以及损伤与疾病诊治规律的一门学科，属中医学的分支学科。从中医学整体观出发，当筋骨系统发生病损时，气血、脏腑、经络、皮肉等也会受到不同程度的影响。临床上，古代归之于"折疡""金镞"范畴，又称"接骨""正体""正骨""伤科"等，现代统称骨伤科。

从人类出现开始就有了骨伤科的萌芽。170万年前，中华民族的祖先为了在恶劣的自然环境中争取生存的机会，便形成了早期的理伤按摩法和导引法。旧石器时代便知道利用自然界的动物、植物及矿物粉外敷，并包扎伤口。在新石器时代，已能制造早期的医疗器械，如砭刀、骨针、石镰等。

（一）中医骨伤科的萌芽（公元前21世纪—公元前476年）

夏代已开始了酿酒，酒的运用使麻醉和止痛成为可能。到了商代，"刀"已经作为骨伤科手术工具了，《韩非子》记载古人"以刀刺骨"。伊尹创制了汤液，为药物内治打下了基础。甲骨文记载了骨伤科疾病，如"疾手""疾肘""疾胫""疾止""疾骨"等。到了周代，将医生分为"食医""疾医""疡医"和"兽医"。其中疡医就是外科和骨伤科医生。

（二）骨伤科基础理论的形成（约公元前476年—公元220年）

根据战国时代的医学帛书记载，有多本关于医学的著作保存了骨折、创伤及骨病的诊治记录，包括手术、功能锻炼及方药等。其中，《足臂十一脉灸经》记载了"折骨绝筋"（即闭合性骨折）；《阴阳脉死候》记载了"折骨列肤"（即开放性骨折）；《五十二病方》主要记录52种疾病的治疗方法，其中有"诸伤""胅伤""眦（疽）病""痈"等骨伤病症，对"伤痓"（破伤风）有详细的描述——"痓者，伤，风入伤，身信（伸）而不能诎（屈）"；帛画《导引图》还绘有导引练功图与治疗骨伤疾病的文字注释。《黄帝内经》通过尸体解剖获得人体解剖知识，对"痈疽""骨蚀""骨痹"及"痿证"等骨病的病因病机有较系统的论述。如《素问·痹论》："风寒湿三气杂至，合而为痹也。"《素问·生气通天论》："因于湿，首如裹，湿热不攘，大筋软短，小筋弛长。软短为拘，弛长为痿。"此外，《吕氏春秋·季春纪》主张用功能锻炼的方法治疗足部"痿躄"（肢体筋脉弛缓，软弱无力，行动不便的疾病），为后世骨伤科"动静结合"的理论奠定了基础。

西汉淳于意留下的"诊籍"记录了"堕马致伤"和"举重致伤"两例完整伤科病案。东汉《神农本草经》中应用于骨伤科内服或外敷的药物近100种。汉代华佗，发明了麻沸散，用以全身麻醉，施行剖腹术和刮骨术，并创立了五禽戏。东汉末年张仲景《伤寒杂病论》记载了许多攻下逐瘀方药，如大承气汤、桃仁承气汤、大黄牡丹皮汤、大黄䗪虫丸和下瘀血汤等。

（三）骨伤科诊疗技术的进步（220年—960年）

晋代葛洪的《肘后备急方》记载了世界上最早的颞下颌关节脱位口腔内整复方法——"令人两手牵其颐已，暂推之，急出大指，或咋伤也"；记载使用竹片夹板固定骨折，为夹板固定的最早记录；指出伤口早期处理的重要性；采用桑皮线进行缝合术；还记载了烧灼止血法，以及颅脑损伤等危重症的救治方法；并首创口对口吹气法抢救卒死患者。南北朝龚庆宣整理的《刘涓子鬼遗方》是我国现存最早的外伤科专书,对金疮和痈疽的诊治有较详尽的论述。隋代巢元方著《诸病源候论》,将骨伤科病列为专章,指出破伤风是创伤后并发症,精辟地论述了金疮化脓感染的病因病机,提出清创疗法四要点(清创要早、要彻底、要正确分层缝合、要正确包扎),为后世清创手术奠定了理论基础。

唐代孙思邈著《备急千金要方》,在骨伤科方面总结了补髓、生肌、坚筋、壮骨等类药物,记载了颞下颌关节脱位手法复位后采用蜡疗、热敷、针灸等外治法,提出大医精诚医德观。唐代蔺道人《仙授理伤续断秘方》是我国现存最早的一部骨伤科专著,分述骨折、脱位、内伤三大类证型,提出了正确复位、夹板固定、内外用药和功能锻炼四大治疗原则;对筋骨并重、动静结合的理论也做了进一步阐发;指出复位"相度损处、拔伸或用力收入骨、捺正"。《仙授理伤续断秘方》还首次将髋关节脱位分为前脱位和后脱位两种类型,采用手牵足蹬法治疗髋关节后脱位;采用"椅背复位法"整复肩关节脱位,"凡肩甲骨出,相度如何整。用椅当圈住胁,仍以软衣被盛簟。使一人捉定,两人拔伸,却坠下手腕,又着曲着手腕绢片缚之";提出了损伤按早、中、后三期治疗的方案,为骨伤科辨证、立法、处方用药奠定了良好的基础。

(四)中医骨伤科的发展(960 年—1368 年)

宋代的医事制度分为九科,骨伤科属于疮肿兼折疡科。《圣济总录》中折伤门总结了宋代以前的骨伤科医疗经验,强调骨折、脱位复位的重要性;记载了刀、针、钩、镊等手术器械。张杲在《医说》中介绍了"凿出败骨"治疗开放性胫腓骨骨折成功的病案,并采用脚踏转轴及以竹管搓滚舒筋的功能锻炼方法促进骨折损伤后膝、踝等关节的功能恢复。《洗冤集录》是我国第一部法医学专书,对全身骨骼、关节结构描述详细,也记载了不少检查外伤的方法。

元代"太医院"设十三科,骨伤科属于"正骨科"和"金镞兼疮肿科"。元代李仲南《永类钤方》首创过伸牵引加手法复位,治疗脊柱屈曲型骨折;此外,还创制了"曲针"用于缝合伤口;提出有无"黏膝"体征作为髋关节前后脱位的鉴别。危亦林将麻药(草乌散)用于复位过程中;在世界上首次采用悬吊复位法治疗脊柱骨折,即"凡挫脊骨,不可用手整顿,须用软绳从脚吊起,坠下体直,其骨便自然归窠"。危亦林总结出"二十五味方"和"清心药方",其功用"治跌扑损伤,骨碎骨折,筋碎骨折,筋断刺痛,不问轻重,悉能治之,大效"。

(五)中医骨伤科的兴盛(1368 年—1840 年)

明代太医院将伤科分为"接骨"和"金镞"两个专科,至隆庆五年(1571 年)改名外科和正骨科(又名正体科)。朱橚等编著的《普济方·折伤门》辑录了 15 世纪以前的正骨技术,收录骨伤科方 1 256 首。薛己著《正体类要》2 卷,论述了扑伤治验、坠跌金伤治验、汤火伤治验。该书序文曰:"肢体损于外,则气血伤于内,营卫有所不贯,脏腑由之不和",阐明了骨伤科疾病局部与整体的辩证关系。明代《金疮秘传禁方》记载了用"骨擦音"作为检查骨折的方法。著名医药学家李时珍的《本草纲目》载药 1 892 味,其中有关骨伤科的药物 170 余种。明代王肯堂《证治准绳》卷六为损伤门,对骨伤科的方药进行了归纳整理;对肱骨外科颈骨折采用不同体位固定及髌骨脱位、骨折复位固定有详细的描述。

清代吴谦等编著《医宗金鉴·正骨心法要旨》,理论与实践结合,图文并茂;归纳正骨手法为"摸、接、端、提、推、拿、按、摩"八法;"盖一身之骨体,既非一致,而十二经筋之罗列序属,又各不同,故必素知其体相,识其部位,一旦临证,机触于外,巧生于内,手随心转,法从手出";并创造和改革了多种固定器具,如对脊柱中段损伤采用通木固定,下腰损伤采用腰柱固定,四肢长骨干骨折采用竹帘、杉篱固定,髌骨骨折采用抱膝圈固定等,以及运用攀索叠砖法整复腰椎骨折脱位等(图引 -1)。钱秀昌著《伤科补要》,对髋关节后脱位采用屈髋、屈膝拔伸回旋法整复。王清任著《医林改错》,通过尸体解剖,纠正了前人有关脏腑记载的错误,善以活血化瘀法治疗损伤,如血府逐瘀汤、通窍活血汤、膈下逐瘀汤、身痛逐瘀汤等,至今仍指导骨伤科临床。

（六）中医骨伤科的危机（1840年—1949年）

1840年后，中国逐步沦陷为半殖民地半封建国家，随着西方文化的侵入，中华民族中医学的宝贵文化遗产受到歧视，骨伤科同样面临危机而受到极大的摧残。这一时期骨伤科著作甚少，较有代表性的是1852年赵廷海所著《救伤秘旨》。极其丰富的骨伤科实践经验大多散在于民间，骨伤科的延续以师承为主，医疗活动只能以规模极其有限的私人诊所形式开展，许多宝贵的学术思想与医疗经验借此流传下来。以前处于萌芽状态的骨折切开复位、内固定等技术不仅没有发展，而且基本上失传了。全国各地的骨伤科也出现了一些地域性的学术流派和代表人物，如河南省平乐镇郭氏正骨世家、天津苏氏正骨世家、上海石氏伤科和魏氏伤科，以及广东蔡荣和何竹

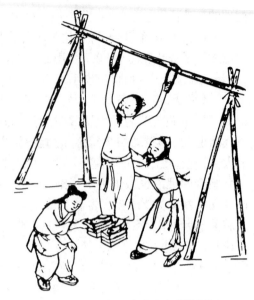

图引-1　攀索叠砖法治疗脊柱骨折

林、湖北武当李氏正骨、福建南少林派林如高、四川杜自明和郑怀贤、江苏葛云彬、北京刘寿山、山东梁铁民和辽宁孙华山等伤科名家。

（七）中医骨伤科的新生（1949年至今）

1949年后，中医骨伤科在教育、医疗、科研诸方面取得了令人瞩目的新成就。

教育方面，20世纪80年代后，多数中医院校设置了中医骨伤科学本科专业及硕士、博士学位点，著名中医骨伤科专家先后到中医院校任教，出版了本科生、住院医师规范化培训、研究生等多层次系列国家级规划教材，满足和适应新世纪高级骨伤人才培养的需要及教学质量的提高，促进了高校专业建设。

在医疗机构建设方面，1958年起，全国各省、市、县相继成立的中医医院均开设了伤科、正骨科或骨伤科，且中医骨伤科专科医院已遍及全国各地。由于社会经济的发展、医学生物模式的改变、疾病谱的变化，骨伤科也分化出一些临床新科室，如筋伤科、骨病科、创伤骨科、脊柱外科、关节外科、风湿骨病科、康复骨科等。

在名中医学术经验传承方面，著名老中医的骨伤科学术思想和临床经验普遍得到整理与继承，有代表性的著作如：石筱山《正骨疗法》、郭春园《平乐郭氏正骨法》、李国衡《魏指薪治伤手法与导引》、郑怀贤《伤科诊疗》、杜自明《中医正骨经验概述》、梁铁民《临床正骨学》、北京中医药大学东直门医院《刘寿山正骨经验》及张安桢、林子顺《林如高正骨经验》等。并且不同流派的核心学术思想和技术有了进一步的发展。例如上海石氏伤科，注重从人体的整体观出发，强调"十三科一理贯之"，提出理伤要"防治兼邪，尤重痰湿"的观点；在论治时，首重气血，以血为主，以气为先，并且注重手法与针灸，代表方药有牛蒡子汤、三色敷药等。上海魏氏伤科，重视"望、比、摸"三法，并注重扎实的手法基本功和通过功能锻炼来达到气、力、劲的"三合"；主张各类损伤都应早期导引锻炼；注重内外治结合，内治上特别重视脾胃作用。北京刘氏正骨流派则十分重视手法的重要性，提出"七分手法，三分药"；并且认为手法应柔韧和缓，外柔内刚；代表方药有"颈痛颗粒""腰痹通胶囊"等。洛阳平乐郭氏正骨的学术思想以"整体辨证、筋骨并重、内外兼治、动静互补"为主，气血学说是其理论核心；在手法上提出八大正骨方法及治筋四法，在药物治疗上创立了"破、和、补"三期治疗原则。岭南林氏正骨流派认为手法乃正骨之首务，并且强调伤筋与骨折、脱位三者之间关系密

切；阐发痹证和痿证的病因，主张治痿独取阳明。

近年来，一批年轻学者及全国老中医药专家学术经验继承工作学术继承人协助国医大师、全国及省市级老中医药专家从医学史、历代有关中医著作、各家经验中挖掘整理中医骨伤科的理论和实践经验，出版了全国高等中医药教育教材《中医伤科学》及《中国医学百科全书·中医骨伤科学》《中国骨科技术史》《中医骨伤科荟萃》《骨伤名师二十三讲》等著作。为了更好地继承和弘扬老中医药专家的学术经验，自1993年至今，已开展了六批全国老中医药专家学术经验继承工作，相继建立了全国名老中医药专家传承工作室，一大批骨伤科名师位列其中，学位教育与师承教育相得益彰，成效卓著。

在科学研究方面，20世纪50年代，上海市首先设立"伤骨科研究所"，20世纪70年代中国中医研究院骨伤科研究所、天津市中西医结合治疗骨折研究所相继成立，之后许多省、市也纷纷成立骨伤科研究机构，标志着骨伤科不仅在院校教育、临床医疗实践方面，而且在基础理论与临床研究方面都取得了重大进展。

1958年以来，我国著名骨科专家方先之、尚天裕等学习苏绍三正骨经验，博采各地中医骨伤科之长，运用现代科学知识和方法，总结出新的正骨八法，研制成功新的夹板外固定器材，同时配合中药内服、外治及传统的功能锻炼疗法等，形成一整套中西医结合治疗骨折的新疗法，并编著《中西医结合治疗骨折》一书，提出"动静结合，筋骨并重，内外兼治，医患合作"治疗骨折的四项基本原则，使骨折治疗提高到一个新的水平，在国内外产生了重大影响。经推广应用，反复实践，科学验证，这一治则得到充分肯定、普及，基本上可以避免骨折愈合慢、治疗时间长、骨质疏松、肌肉萎缩、肌腱粘连、关节僵硬、畸形愈合等现象的发生，并可明显减少再骨折的发生。20世纪70年代后期，我国在治疗开放性骨折感染、软组织损伤感染、脊椎骨折、关节内骨折及陈旧性骨折脱位等方面总结了成功经验，治疗骨关节结核、慢性骨髓炎及化脓性关节炎等取得了很好疗效。尤其在外固定器材开发方面，各地在总结中西医固定器械优缺点的基础上，把两者有机地结合在一起，运用现代科学理论加以论证，研发出"孟氏骨折复位固定器""抓髌器""尺骨鹰嘴骨折固定器""单侧多功能外固定器"等。进入21世纪以来，随着科学技术的日益发展，传统经验与现代科学技术的结合融通，骨伤科学者积极利用先进科学技术和现代化手段来探索中医药理论与治法的科学规律、阐明中医药的疗效与机制，通过论著、论文、学术交流等形式反映最新研究进展，运用组织学、生物化学、生物力学、分子生物学、细胞学、医学影像学等现代科学技术方法对骨伤科基本理论、骨伤科常见病及方药等进行多方位、多角度的研究，使学科学术水平得到进一步提高。应用中医药方法治疗筋骨关节疾病，如颈椎病、腰椎间盘突出症、肩周炎、骨关节炎、类风湿关节炎、腰椎管狭窄症等，从规范手法治疗到药物开发研制、从临床疗效到机制探索，以及骨伤科手术治疗方面，都取得了丰硕的成果，传统的中医骨伤科经验得到进一步发掘、整理与提高，逐步形成一套有中国特色的治疗骨折、筋伤和骨病的新疗法。

在学术组织与交流方面，自1986年成立中国中医药学会骨伤科分会以后，全国各省、市分别设立了骨伤科专业委员会；2005年又成立了世界中医药学会联合会骨伤科专业委员会等，随着各级、各类学术组织机构的成立，中医骨伤科的发展进入新的阶段。伴随着《中医正骨》《中国骨伤》《中国中医骨伤科杂志》等专业杂志的创办，出现了学术上"百花齐放、百家争鸣"的可喜局面，骨伤科学者在国内外广泛参加学术交流活动的空间日益扩大，众多骨伤科专家学者的学术专著出版，且科研协作联合攻关不断深化，临床救治能力不断提高，使骨伤科学的理论和经验及科研成果得到较快的普及与提高，推动了骨伤科事业的继承与发扬、繁荣与发展。展望未来，中医骨伤科必将为人类健康事业做出更大的贡献。

●（詹红生）

第一章
筋骨系统的生理与病因病机

学习目标

掌握筋骨系统的生理功能及其损伤和疾病的病因病机;熟悉筋骨损伤与疾病的分类;了解伤科内伤的基本概念。

思政元素

通 则 不 痛

中医讲,"通则不痛,痛则不通"。互联互通让亚太经济血脉更加通畅。我们要深入落实北京会议通过的 10 年期互联互通蓝图,采取更多集体和自主行动,促进基础设施、规章制度、人员交流互联互通。我们要构建全方位、复合型互联互通网络,让亚太成为携手比邻的家园。

——2016 年 11 月 20 日,习近平出席亚太经合组织第二十四次领导人非正式会议并发表题为《面向未来开拓进取促进亚太发展繁荣》的重要讲话

第一节 筋骨系统的生理

一、筋和骨的基本概念

《说文解字》曰:"筋,肉之力也。从力、从肉、从竹。竹,物之多筋者。凡筋之属皆从筋。"这里表达了筋的三层含义,从肉,是讲属性方面,筋归属于肌肉这一大类组织;从竹,是讲结构特点,筋是此类组织中纤细而又具有韧性的部分;从力,是讲功能方面,筋是此类纤维组织中具有力学性能的部分。筋的力学作用主要表现在"宗筋主束骨而利机关也"(《素问·痿论》),即固定关节及骨架结构和带动关节运动两个方面。因此,筋是指具有一定生物力学性能的纤维组织。

电子显微镜下,可以将一块肌肉组织逐渐细分为肌束、肌纤维、肌原纤维、肌丝和肌节等结构,而每个细小的单元结构外面皆包裹着一层膜,这些膜结构又汇集连接在一起,最终包裹着整块肌肉,并延伸至肌肉末端成为肌腱组织,附着于骨骼。换言之,在大体解剖结构中看到的肌腱、韧带等组织,事实上是与其内部的膜结构紧密相连的一个整体,共同参与完成整块肌肉的每一次伸缩活动。所以《说文解字》说:"腱,筋之本也。"结合现代解剖学知识,

筋的外延涉及肌肉、肌束、肌纤维、肌原纤维、肌丝、肌节和肌腱、筋膜、韧带、关节囊等结构中的一部分膜样组织,所以,常常筋膜并称。

骨是一种坚硬的结缔组织,由细胞、纤维和基质三种成分组成。骨的最大特点是细胞基质具有大量的钙盐沉积。骨的结构包括骨膜、骨质和骨髓。骨的功能主要是支持和保护机体,此外还有造血和维持血钙平衡的作用。中医学骨的概念和功能与现代解剖学基本一致。

二、筋与骨的关系

从《素问·五脏生成》"诸筋者,皆属于节"、《灵枢·经脉》"骨为干,脉为营,筋为刚,肉为墙"、《素问·痿论》"宗筋主束骨而利机关也"等经典论述来分析筋与骨的关系,生理状态下,筋连接、约束着骨,骨为筋提供了支撑和附着处,两者相互依存、相互为用,从而使人体保持着"筋骨和合"的动态平衡状态。

筋与骨为五体之一,筋之主在肝、五行属木,骨之主在肾、五行属水;运用阴阳的观点来分析"筋"和"骨"的属性,筋主动、在外、属阳,骨主静、在内、属阴,生理状态下,筋与骨之间的关系如同阴和阳之间的关系一样,理应是"筋主骨从"的和合状态,而且,它是维系和保障"骨正筋柔,气血以流"(《素问·生气通天论》)的前提和根本。

无论是遭受暴力还是慢性积累性损伤,或风寒湿邪侵袭,一般来讲,由于筋的位置比较表浅,并起着连接、约束骨骼的作用,所以,筋更易于首先受到损伤,如果损伤持续或者暴力巨大,骨才会继续受到损伤。因此,筋伤未必损骨,骨损必有筋伤。

第二节　骨折的病因病机

骨或骨小梁的完整性破坏或连续性中断即为骨折。

一、骨折的病因

(一)外因

1. 直接暴力　骨折发生在暴力直接作用的部位,常引起横形、粉碎性和开放性骨折,骨折周围软组织损伤较严重。

2. 间接暴力　骨折发生在远离暴力作用的部位。间接暴力包括传达暴力和扭转暴力等。骨折一般发生在骨力学结构的薄弱处,造成斜形、螺旋形骨折,骨折处软组织损伤较轻。

3. 肌肉牵拉力　由于肌肉的强力收缩,导致肌肉起止点周围骨折。

4. 持续累积劳损　由于反复的应力刺激,使骨骼的强度下降而产生骨折。

(二)内因

1. 年龄和健康状况　年轻力壮者不易骨折;年老体弱、缺乏锻炼或长期失用者容易发生骨折。

2. 骨骼的解剖结构特点　骨骼力学结构薄弱处是骨折的好发部位,如小儿的骨骺分离、老年人的桡骨远端骨折和股骨粗隆间骨折。

3. 骨骼本身的病变　骨代谢异常、骨的感染性疾病和骨肿瘤等容易导致病理性骨折。

二、骨折的移位与分类

(一) 根据骨折断端是否与外界相通分类

1. 闭合骨折 骨折处皮肤或黏膜无破裂,断端与外界不相通。

2. 开放性骨折 骨折处皮肤或黏膜破裂,断端与外界相通。

(二) 根据骨折线形态分类(图 1-1)

1. 横形骨折 骨折线与骨干纵轴接近垂直。

2. 斜形骨折 骨折线与骨干纵轴斜交成锐角。

3. 螺旋形骨折 骨折线呈螺旋形。

4. 粉碎性骨折 骨碎裂成 3 块以上的骨折。其中骨折线呈"T"形或"Y"形时,分别称为"T"型或"Y"型骨折。

5. 青枝骨折 仅有部分骨质和骨膜被拉长、皱折或破裂,骨折处有成角和弯曲畸形,与青嫩的树枝被折时的情况相似。多见于儿童。

6. 嵌插骨折 发生在长管骨干骺端密质骨与松质骨交界处。骨折后,密质骨嵌插入松质骨内,多发于股骨颈和肱骨外科颈。

7. 裂缝骨折 骨折间隙呈裂缝或线状,多发于颅骨、肩胛骨。

8. 压缩骨折 松质骨因压缩而变形,多发于脊柱及跟骨。

9. 骨骺分离 骨折后骨骺与骨干分离,骨骺的断面可带有数量不等的骨组织。多见于儿童和青少年。

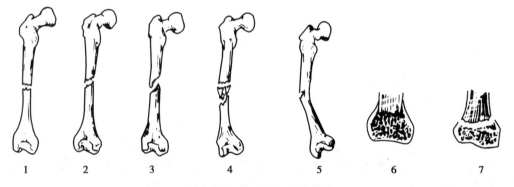

图 1-1 根据骨折线形态分类

1. 横形骨折;2. 斜形骨折;3. 螺旋形骨折;4. 粉碎性骨折;5. 青枝骨折;6. 嵌插骨折;7. 骨骺分离

(三) 根据骨折整复后的稳定程度分类

1. 稳定骨折 复位固定后不易发生再移位者,如裂缝骨折、横形骨折、嵌插骨折、压缩骨折、青枝骨折等。

2. 不稳定骨折 复位固定后易发生移位者,如斜形骨折、螺旋形骨折、粉碎性骨折等。

(四) 根据骨折程度分类

1. 完全骨折 骨的连续性完全中断者。

2. 不完全骨折 骨的连续性仅部分断裂者。

(五) 根据骨折发生时间分类

1. 新鲜骨折 2 周以内的骨折。

2. 陈旧性骨折 2 周以上的骨折。

（六）根据受伤前骨质是否正常分类

1. 外伤性骨折 骨折前骨质结构正常,经外力作用而发生骨折。

2. 病理性骨折 骨折前骨折部位有病变,如骨髓炎、骨结核、骨肿瘤等,经轻微外力作用而发生骨折。

（七）根据骨折后有无神经、重要血管或脏器损伤分类

1. 单纯性骨折 无重要血管、神经或脏器损伤的骨折。

2. 复杂性骨折 合并重要血管、神经或脏器损伤的骨折。

三、合并伤与并发症

（一）合并伤

骨折的同时合并血管、神经和内脏损伤者称为合并伤。合并伤最常见的是脑、脊髓和肺部损伤,其次为周围神经损伤(图 1-2~ 图 1-4)、泌尿系统损伤、血管损伤(图 1-5)和腹腔内脏损伤。其中一部分是由骨折直接造成的损伤,另一部分是与骨折同时发生的损伤。出现合并伤一般先进行创伤急救。

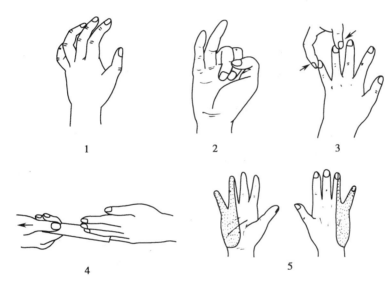

图 1-2 尺神经损伤
1. 爪形手;2. 第 4、5 指屈曲不全;3. 第 4、5 指不能外展和内收;
4. 第 4、5 指屈曲不能夹紧纸片;5. 感觉障碍区

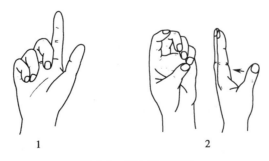

图 1-3 正中神经损伤
1. 第 1、2 指不能屈曲,第 3 指屈曲不全;2. 拇指不能对掌,不能掌侧运动

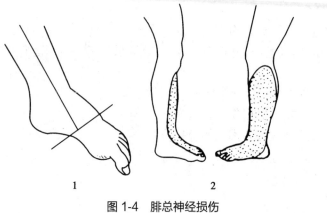

图 1-4　腓总神经损伤
1. 足下垂；2. 感觉障碍区

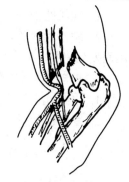

图 1-5　血管损伤

（二）并发症

骨折后引发的机体病理性反应称为并发症。并发症有早期和晚期之分，早期的并发症有创伤性休克、骨 - 筋膜室综合征、挤压综合征、脂肪栓塞综合征、感染等。晚期的并发症有压疮、坠积性肺炎、尿路感染、下肢深静脉血栓形成、骨化性肌炎、创伤性关节炎、缺血性骨坏死、迟发性畸形和关节僵硬、缺血性肌挛缩等。

1. 脂肪栓塞综合征　骨折后血液中出现大量脂肪栓子，并通过血液循环进入肺、脑、皮肤等组织器官，导致毛细血管栓塞，引起以意识障碍、皮肤瘀斑、进行性低氧血症、呼吸窘迫为特征的综合征。

2. 感染　开放性骨折清创不彻底或不及时，有发生化脓性感染或厌氧菌感染的可能。随着内固定治疗骨折成为一种普遍的方法，术后感染也成为骨折常见并发症。

3. 压疮　严重骨折和截瘫的患者，长期卧床，骨突部位（如骶尾骨、坐骨结节、股骨粗隆、足外踝及足跟等）处的皮肤长期受压，影响血液循环，导致皮肤和皮下组织营养缺乏，易出现压疮。可给予定时翻身、按摩或在骨突部位加气垫床，以减少压迫。

4. 坠积性肺炎　由于骨折后长期卧床致肺功能减弱，痰多不易咳出，淤积在肺底，常可并发坠积性肺炎。临床表现为咳嗽、咳痰、发热、呼吸困难等症状。可鼓励患者卧床期间多做深呼吸，或主动拍背咳嗽帮助排痰。

5. 尿路感染　骨折长期卧床或截瘫的患者，因长期留置导尿管，易引起逆行性尿路感染，发生膀胱炎、肾盂肾炎等。需在无菌环境下定期更换导尿管和冲洗膀胱，鼓励患者多饮水，保持小便通畅。

6. 下肢深静脉血栓形成　骨折患者下肢长期制动，静脉回流减慢，同时创伤后血液处于高凝状态，易发生血栓。

7. 骨化性肌炎　脱位及关节附近的骨折，引起骨膜下出血，血肿机化，在关节邻近的软组织内广泛骨化，影响关节的功能（图 1-6）。多发于肘关节损伤。

8. 创伤性关节炎　关节内骨折、脱位后关节破坏，关节内骨折未能解剖复位导致关节面不平整，或因骨干骨折畸形愈合，引起关节面负重压力变化，导致关节软骨损害，磨损剥脱，可引起创伤性关节炎（图 1-7）。

9. 迟发性畸形　骨骺损伤后，影响受损关节的生长发育，逐渐出现肢体畸形。

10. 缺血性骨坏死　骨折后，骨折端血供障碍可发生缺血性骨坏死，以股骨颈骨折多见（图 1-8）。

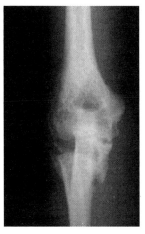
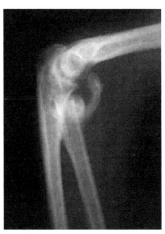

图 1-6　骨化性肌炎

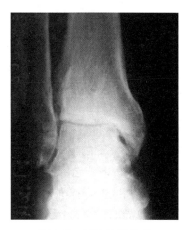

图 1-7　创伤性关节炎

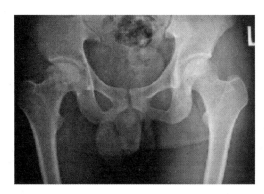
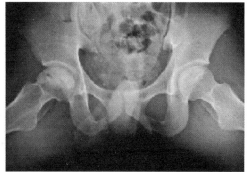

图 1-8　缺血性骨坏死

11. 关节僵硬　患肢由于长时间固定或未进行关节功能锻炼,导致关节周围软组织粘连和肌腱挛缩,引起关节的活动障碍,称关节僵硬。

12. 缺血性肌挛缩　由于动脉血管损伤或外固定过紧、超过一定时限,肢体血供不足,肌群因缺血而坏死,终至机化,形成瘢痕组织,逐渐挛缩而形成特有的畸形,如爪形手,是骨-筋膜室综合征的严重后果。缺血性肌挛缩一旦发生难以治疗,常致严重残疾。

四、骨折的愈合

(一)骨折愈合过程

骨折愈合的过程就是"瘀去""新生""骨合"的过程。整个过程是持续渐进的,一般分为血肿机化期、原始骨痂形成期和骨痂改造塑形期。

1. 血肿机化期　骨折后 3 周内。骨折后,断端血肿于伤后 6~8 小时内即开始凝成血凝块,局部坏死组织引起无菌性炎症反应。骨折断端因血供中断,逐步发生坏死,约有数毫米长。随着红细胞的破坏,纤维蛋白渗出,毛细血管增生侵入,血肿逐渐演变成纤维结缔组织,使骨折断端初步连接在一起,称为纤维性骨痂。此期相当于损伤三期辨证的早期,以气滞血瘀为主要临床表现。

2. 原始骨痂形成期　骨折后 4~8 周。骨折后,断端处内外骨膜增生肥厚,内外骨膜与骨皮质由成骨细胞的增生而分别形成内骨痂和外骨痂,这种成骨方式称为骨膜内成骨;由血肿机化而形成的纤维结缔组织大部分转变为软骨,软骨细胞经过增生、分化,在断端之间形成髓腔内骨痂和环状骨痂,统称为中间骨痂,这种成骨方式称为软骨内成骨。当内外骨痂和中间骨痂会合后,又经过不断钙化,其强度足以抵抗肌肉的收缩、成角、剪力和旋转力时,则骨折已达临床愈合。此期相当于损伤三期辨证的中期,以营血不和为主要临床表现。

3. 骨痂改造塑形期 骨折后 8 周以后。原始骨痂中新生骨小梁逐渐增加,且排列逐渐规则致密,骨折断端经死骨清除和新骨形成的爬行替代形成骨性连接,这一过程需要 8~12 周。随着肢体活动和负重,应力轴线上的骨痂不断得到加强,应力轴线以外的骨痂逐渐被清除,并且骨髓腔重新沟通,恢复骨的正常结构,最终骨折的痕迹从组织学和放射学上完全消失。此期相当于损伤三期辨证的后期,以肝肾不足为主要临床表现。

（二）骨折愈合标准

1. 临床愈合标准

(1)局部无压痛,无纵向叩击痛。

(2)局部无异常活动。

(3)X 线片显示骨折线模糊,有连续性骨痂通过骨折线。

(4)在解除外固定的情况下,上肢能平举 1kg 达 1 分钟,下肢能连续徒手步行 3 分钟,并不少于 30 步。

(5)连续观察 2 周骨折处不变形,观察的第 1 天为临床愈合日期。

第(2)、(4)项的测定必须慎重,防止发生变形或再骨折。成人骨折临床愈合时间参考表 1-1。

表 1-1 成人骨折临床愈合时间

骨折名称	愈合时间（周）
锁骨骨折	4~6
肱骨外科颈骨折	4~6
肱骨干骨折	4~6
肱骨髁上骨折	3~6
尺、桡骨干骨折	6~8
桡骨远端骨折	3~6
掌、指骨骨折	3~4
股骨颈骨折	12~24
股骨转子间骨折	7~10
股骨干骨折	8~12
髌骨骨折	4~6
胫、腓骨骨折	7~10
踝部骨折	4~6
跖骨骨折	4~6

2. 骨性愈合标准

(1)具备临床愈合标准的条件。

(2)X 线片显示骨小梁通过骨折线。

（三）影响骨折愈合的因素

1. 年龄 小儿的组织再生和塑形能力强,骨折愈合较快;年老体弱者愈合较慢。

2. 健康情况 身体强壮者骨折愈合快;有慢性消耗性疾病,如糖尿病、重度营养不良、钙代谢障碍、骨软化症、恶性肿瘤或骨折后有严重并发症者骨折愈合迟缓。

3. 骨折断面的接触　断面接触大则愈合较快,断面接触小则愈合较慢。

4. 断端的血供　断端血供破坏不严重或松质骨骨折愈合较快;断端血供破坏严重、血供不良则愈合较慢,甚至发生延迟愈合、不愈合或缺血性骨坏死。

5. 损伤的程度　有大块骨缺损、粉碎性骨折、移位严重或软组织损伤严重的骨折,愈合速度慢。骨膜的完整性对骨折愈合影响较大,骨膜损伤严重者,断端血肿大,愈合也较困难。

6. 感染　感染引起局部长期充血、组织破坏、脓液和代谢产物堆积,均不利于骨折的修复,延迟愈合和不愈合率大为增高。

7. 治疗方法的影响　手法粗暴或反复多次整复,手术对血供的破坏过多,固定不稳或固定时间过短,以及牵引过度,均可导致骨折延迟愈合或不愈合。

（四）骨折愈合异常

骨折愈合异常包括畸形愈合、延迟愈合和不愈合。

1. 畸形愈合　骨折有重叠、旋转和成角的愈合。骨折复位固定后,定期行 X 线摄片复查,可及时发现骨折的再移位,防止畸形愈合的发生。早期发现骨折畸形可在麻醉下做手法整复,中晚期建议在麻醉下手术矫正畸形。邻近关节或小儿骨骺附近的畸形愈合不宜手法折骨,避免损伤关节周围韧带和骨骺。对功能无明显影响的畸形愈合无需处理。

2. 延迟愈合　指骨折超过临床愈合时间患处仍有骨折的症状和体征,X 线检查骨痂量少,但仍有继续生长能力的情况。通过分析固定方法是否恰当、判断断端血供破坏是否严重,以及是否存在感染情况等,找出原因,有针对性地治疗,骨折仍可愈合。

3. 不愈合　指超过骨折愈合所需时间后断端仍有异常活动,X 线检查示骨折断端分离、骨痂稀少,断端萎缩、硬化,骨髓腔封闭的情况。临床上常由于骨折端有软组织嵌顿,或开放性骨折清创中过多地去除碎骨片,造成骨缺损,或多次手术整复影响了血供,或对造成骨折延迟愈合的因素没有及时去除等。临床上常用的治疗方法有植骨内固定术等。

第三节　脱位的病因病机

脱位又称脱臼、出臼、脱髎、骨错等,是组成关节的骨关节面失去了相互间的正常对应关系。脱位多发生在活动范围较大、活动较频繁的关节,上肢关节脱位较下肢关节脱位多见。在大关节脱位中,以肩关节为最多,其次为肘关节、髋关节及颞下颌关节。患者以青壮年男性为多,儿童与老年人较少。儿童脱位多合并骨骺分离。

一、脱位的病因

（一）外因

外伤性脱位多由直接或间接暴力作用所致。其中间接暴力(传达、杠杆、扭转暴力等)引起者较多见。

（二）内因

1. 生理因素　主要与年龄、性别、体质、局部解剖结构特点等有关。

外伤性脱位多见于青壮年,儿童和老年人较少见。儿童体重轻,关节周围韧带和关节囊柔软,不易撕裂,关节软骨富有弹性,缓冲作用大,虽遭受暴力的机会多,但不易脱位,而常常造成骨骺滑脱。老年人活动相对较少,遭受暴力的机会少,因其骨质相对疏松,在遭受外力时易发生骨折,故发生脱位者也较少。男性外出工作较多,工作量较大,关节活动范围较大,发生脱位的机会相应也大于女性。年老体弱者,筋肉松弛,易发生脱位,尤以颞下颌关节脱位较多见。

2. 病理因素　先天性关节发育不良、关节和关节周围韧带松弛较易发生脱位,如先天性髋关节脱位。脱位后经手法复位成功,如未能固定足够的时间或根本未固定,关节囊和关节周围韧带的损伤未能很好修复或修复不全,常可导致关节再脱位或习惯性脱位。关节内病变或近关节病变可引起骨端或关节面损坏,导致病理性脱位,如化脓性关节炎、骨关节结核等疾病的中、后期可并发脱位。

二、脱位的机制

脱位的发生,是外力或病变破坏了稳定关节的因素,如关节囊、韧带等,导致骨端关节面失去正常的位置关系。

韧带损伤,关节稳定性降低,可形成半脱位,或进一步发展成全脱位。关节囊撕裂或破裂,失去对关节头的约束,关节头可从关节囊的破口处滑出,形成脱位。一般情况下,韧带损伤、关节囊撕裂是脱位的先决条件,而残余暴力使关节头移位,关节面失去正常的对应关系,才产生脱位。颞下颌关节脱位时,可无韧带及关节囊的撕裂。

三、脱位的分类

(一) 根据产生脱位的病因分类

1. 外伤性脱位　因暴力作用于正常的关节所引起的脱位。

2. 病理性脱位　关节本身的病变(如化脓性关节炎或关节结核)导致骨端或关节面被破坏而引起的脱位。

3. 习惯性脱位　年老体衰,肝肾亏损,肌筋松弛,或因脱位后破坏了关节结构,在轻微力的作用下再次或多次发生的脱位。

4. 先天性脱位　由于胚胎发育异常或胎儿在母体内受外界因素影响而引起的脱位。

(二) 根据脱位的方向分类

分为前脱位、后脱位、上脱位、下脱位及中心性脱位。四肢与颞下颌关节以远侧骨端移位方向为准,脊柱脱位则以上段椎体移位方向而定。

(三) 根据脱位的时间分类

1. 新鲜脱位　脱位时间在2周以内。

2. 陈旧性脱位　脱位时间在2周以上。

(四) 根据脱位的程度分类

1. 完全脱位　组成关节的各骨端关节面完全脱出。

2. 不全脱位　称半脱位,组成关节的各骨端关节面部分脱出。

3. 单纯性脱位　脱位不合并骨折或神经、血管、内脏损伤。

4. 复杂性脱位　脱位合并骨折或神经、血管、内脏损伤。

(五) 根据脱位是否有伤口与外界相通分类

1. 闭合性脱位　脱位后,构成关节的骨端不与外界相通。

2. 开放性脱位　脱位后,构成关节的骨端与外界相通。

四、合并伤与并发症

(一) 合并伤

脱位的同时合并骨折、神经和血管损伤者称为合并伤。合并骨折时多发生在骨端关节面或关节盂的边缘,在治疗时一般先整复脱位,再处理骨折。若高度可疑神经或血管损伤,则尽早手术探查并治疗。

（二）并发症

多发生在晚期,脱位当时未发生,而在脱位整复以后逐步出现的病症。

1. 关节僵硬　由于关节周围组织粘连或瘢痕挛缩,导致关节活动严重受限。

2. 骨化性肌炎　脱位时关节附近骨膜被撕裂移位,其下有血肿形成,机化成肉芽组织,然后骨化,引起骨化性肌炎。

3. 创伤性关节炎　脱位时合并关节内骨折、关节软骨面受损伤,或陈旧性脱位、缺血性骨坏死等,晚期都易导致创伤性关节炎。

4. 缺血性骨坏死　脱位破坏了血管,引起血供障碍,最终导致骨的缺血性坏死,如髋关节脱位后可引起股骨头缺血性坏死。

第四节　筋伤的病因病机

一、筋伤的病因

引起筋伤的原因涉及局部和整体两个方面,两者交互作用,互为因果。急性筋伤局部性原因比较突出;慢性筋伤多因急性损伤失治误治或慢性积累性损伤,经过了一定的代偿阶段,失代偿后才出现临床症状,因此,又称为慢性筋骨病损。

（一）局部性原因

在一定的直接或间接外力作用下,受力集中区域的筋膜、肌纤维因过度牵伸而渐渐松弛挛缩,甚或断裂,出现损伤,由于机体存在代偿保护机制,初期损伤轻微时可自行修复,临床表现亦不明显。随着慢性积累性损伤的加重,或急性损伤失治误治,代偿性损伤的部位逐渐增多、程度加重,则出现一处或多处疼痛、活动不利等筋伤表现。

（二）整体性原因

增龄过程中机体退行性变化,包括脏腑功能减退、气血津液亏损、经络运行失畅,以及外感六淫、内伤七情、饮食劳倦等整体性致病因素,可在一定条件下引起或加剧局部筋伤的病理变化。基于这种整体观的认识,在诊治筋伤的过程中,不能仅仅看到损伤局部的病理变化,还应从整体关注患者的全身状态,从整体上进行辨证施治。

二、筋伤的病机

（一）急性筋伤

直接或间接暴力等因素作用于机体,可造成急性筋骨损伤,如骨折、脱位等,其发病较急,筋骨同时受损,损伤程度较重。早在隋代巢元方《诸病源候论》于"金疮伤筋断骨候"中论述"夫金疮始伤之时,半伤其筋,荣卫不通,其疮虽愈合,仍令痹不仁也。"强调若只治疗"金疮",而忽略"其筋",则会导致"痹不仁"。清代吴谦《医宗金鉴·正骨心法要旨》对"筋骨并重"思想进行了发扬,强调在骨折复位手法操作、复位后固定、药物治疗等方面皆要筋骨并重,因此,"筋骨并重"被列为中西医结合治疗骨折四项原则之一,一直指导着急性筋骨损伤的治疗。

（二）慢性筋伤

增龄过程中,内在的脏腑功能减退或异常与外在的慢性积累性损伤共同作用于机体,可引起慢性筋骨病损,如颈椎病、腰椎间盘突出症、骨关节炎、骨质疏松症等,其临床特点是起病缓慢,迁延反复,局部筋骨损伤与整体脏腑功能失调同时并见,互为因果。但与急性损伤相比,其筋骨受损程度相对较轻,主要表现为筋出槽、骨错缝。

1. 筋出槽　与正常情况下"筋柔"相对应,指在外力作用下引起筋的形态结构、功能状态或解剖位置发生异常改变的一种病理状态,触诊可及筋的张力增高,柔顺性下降,或出现凹凸不平的结节状改变,类似高出周围正常组织的结构,并伴有压痛。临床以局部疼痛,活动不利,触诊局部张力增高,可触及结节、条索等并伴有压痛为特征。筋出槽具体可表现为筋强、筋歪、筋断、筋走、筋粗、筋寒、筋热等多种形式。

2. 骨错缝　与正常情况下"骨正"相对应,指在外力作用下引起骨关节细微移位,并伴有疼痛和活动不利的一种病理状态。临床以局部疼痛,活动受限,触诊关节运动单元终末感增强、松动度下降并伴有局部压痛为主要特征。X 线、CT 三维重建等检查可见相应部位有异常改变。

从临床实践来看,慢性筋骨病损往往先从"筋"的损伤和病变开始,进而累及骨与关节,也就是先发生筋出槽,筋伤之后其约束功能下降,可诱发和加剧骨关节发生细微移位,而致骨错缝;骨错缝又进一步加剧筋出槽,两者互相影响,在失代偿的情况下,筋骨关系失和,则出现临床症状。骨错缝的病理损伤往往仅发生在一个或少数几个运动单元,例如脊柱部位,多见于相邻的两个椎体之间短小肌肉的肌纤维(筋膜)发生挛缩、绞索,限制了该运动单元的活动范围,并被"固定"在某一不正常的位置上。由此可见,慢性筋骨病损的根本因素和关键病理环节是筋出槽,治疗的重点是筋伤,当以"筋主骨从"为治疗原则。

第五节　骨病的病因病机

一、骨病的病因

骨病的种类不同,病因也不一而终。概要而言,可以从外因、内因、内外合因三方面来分析和认识,而具体到某一种疾病,其病因则有所侧重。

(一) 外因

除了常见的六淫之邪,感染性骨病,如化脓性骨髓炎、化脓性关节炎、骨关节结核等,常常是因为特殊的细菌侵袭机体所致。

(二) 内因

除了常见的内伤七情、饮食劳倦之外,诸如类风湿关节炎、强直性脊柱炎等,则主要因为免疫系统功能异常所引发。

(三) 内外合因

诸如骨关节炎、骨质疏松症、骨肿瘤、股骨头坏死等,病因非常复杂,往往是内因和外因交互作用,内外合因,引起发病。

二、骨病的病机

外因诱发的感染性骨病,初起表现为实证、热证的阳证居多,如经久未愈,正气渐亏,也可演化为阴证。

自身免疫性骨病,初起可表现为内在免疫功能异常亢进和外在风寒湿邪侵袭的实证,随着病情的进展,逐渐呈现虚实错杂的证候表现。

其他内外合因引起的骨病,表现为虚实错杂的病机特点,疾病初期或发作期以实证居多,后期或慢性期则以虚证为主。

第六节　筋骨损伤与疾病的分类

根据骨伤科研究对象的特点,骨伤科疾病主要包括筋骨损伤与筋骨关节疾病两大部分。

一、筋骨损伤的分类

损伤是对外界各种创伤因素作用于人体,引起皮肉、筋骨、脏腑等组织结构破坏,及其局部和全身反应的统称。根据损伤的性质和特点可进行以下分类:

(一)按损伤的部位分类

1. 外伤　指皮、肉、筋、骨、脉的损伤,临床可分为骨折、脱位与筋伤。

(1)骨折:指由于外力作用使骨的完整性或连续性发生部分或完全的断裂,古称"折骨"。

(2)脱位:指构成关节的骨端关节面脱离正常位置,引起关节功能障碍,古称"脱臼"或"脱骱"。

(3)筋伤:指各种暴力或慢性劳损等原因所造成筋的损伤。

2. 内伤　因外力作用引起人体内部气血、经络、脏腑损伤或功能紊乱,而产生一系列症状的统称,古称"内损"。与中医内科由于七情不节、饮食劳倦等原因所致的内伤有本质的不同。根据其病理不同,可分为气血损伤、脏腑损伤、经络损伤等各种类型;根据脏腑损伤部位不同又可分为头部内伤、胸部内伤、腹部内伤等类型。

(二)按损伤的性质分类

1. 急性损伤　指由于急骤的暴力所引起的损伤。

2. 慢性劳损　指由于劳逸失度或体位不正确,而外力又经年累月作用于人体所致的损伤。

(三)按受伤的时间分类

1. 新伤　指2~3周以内的损伤,或受伤后立即就诊者。

2. 陈伤　又称宿伤,指新伤失治,日久不愈,或愈后又因某些诱因,隔一定时间在原受伤部位复发者。

(四)按受伤部位的皮肤或黏膜是否破损分类

1. 闭合性损伤　指受钝性暴力损伤而外部无伤口者。皮肤、黏膜完整,则伤处不受污染,外邪不易侵入。

2. 开放性损伤　指由于锐器、火器、刀刃等锐性暴力或钝性暴力作用,使皮肤或黏膜破损,而有伤口流血,深部组织与外界环境相通者。皮肤或黏膜破损,外邪可从伤口侵入,容易发生感染,故变证多端。

(五)按受伤的程度分类

损伤的严重程度与致伤因素的性质、强度、作用时间的长短、受伤的部位及其面积的大小和深度等有关。可分为轻伤或重伤。

(六)按伤者的职业特点分类

一般可分为生活损伤、工业损伤、农业损伤、交通损伤、运动损伤及战争损伤等。因为损伤的发生与工作职业和生活习惯有一定的关系,如运动员及舞蹈、杂技、武打演员容易发生

笔记栏

各种运动损伤等。

（七）按致伤因素的理化性质分类

一般可分为物理损伤、化学损伤和生物损伤等。物理损伤包括外力、高热、冷冻、电流等。骨伤科学研究的对象主要是外力因素引起的损伤。

二、筋骨关节疾病的分类

筋骨关节疾病主要研究非暴力因素引起的人体骨骼、关节、筋肉等运动系统的疾病，包括骨、关节、筋肉的各种疾病。

筋骨关节疾病的分类方法较多，通常按病因、部位及相似的临床表现来归纳分类。

（一）骨与关节先天畸形

1. 骨关节发育障碍　如成骨不全、软骨发育不全、石骨症、婴儿骨皮质增厚症等。

2. 脊柱先天畸形　如斜颈、寰椎枕骨化、枢椎齿状突畸形、半椎体畸形、脊柱裂等。

3. 四肢先天畸形　如先天性高肩胛症、先天性骨阙如、先天性多指、先天性髋关节脱位、先天性胫骨假关节、先天性马蹄内翻足等。

（二）骨关节感染性疾病

1. 骨痈疽　指化脓性细菌侵入骨、关节而引起骨与关节化脓性感染的疾病，中医统称为"骨痈疽"。骨组织化脓性感染为化脓性骨髓炎，急性期属中医"附骨痈"，慢性期属中医"附骨疽"；关节化脓性感染为化脓性关节炎，中医称"关节流注"。

2. 骨痨　指结核分枝杆菌侵入骨或关节而引起化脓性、破坏性病变的疾病，因其发生于骨或关节，消耗气血津液，后期形体羸瘦、正气衰败、缠绵难愈，中医称为"骨痨"，西医称为"骨、关节结核"。

（三）筋骨关节痹证

筋骨关节痹证指由于素体虚弱，正气不足，腠理不密，风、寒、湿、热等外邪乘虚而入，侵袭人体，闭阻经络，气血运行不畅，引起的筋骨关节疼痛、肿胀、麻木、重着等病证。包含风湿性关节炎、类风湿关节炎、强直性脊柱炎、痛风性关节炎、创伤性关节炎、退行性关节炎等疾病。

（四）筋骨关节痿证

筋骨关节痿证指人体遭受外伤、邪毒侵袭或正气亏损后，出现以肢体筋脉弛缓、肌肉瘦削、手足痿软无力及麻木为特征的病症的统称。临床以下肢痿弱，步履艰难，甚则不能随意运动较为多见，故《内经》有"痿躄"之称。多发性神经炎、脊髓灰质炎、脑性瘫痪、肌病性瘫痪、偏瘫、截瘫、单瘫、肌萎缩症等，均属痿证范畴。

（五）筋挛

筋挛指由于先天发育障碍、损伤、缺血、邪毒侵袭、炎症、瘫痪等原因，使身体某群肌肉持续性收缩，或皮肤、关节囊、韧带失去正常弹性而挛缩，引起关节运动功能障碍，如缺血性肌挛缩、手内在肌挛缩、掌腱膜挛缩、髂胫束挛缩、关节挛缩等。

（六）骨坏死性疾病

中医称"骨蚀"，属"骨痹"范畴。在临床上有一些特定的好发部位，如骨骺骨软骨病、剥脱性骨软骨炎、创伤性骨坏死、激素性骨坏死等。

（七）代谢性筋骨关节疾病

代谢性骨病指各种原因引起的骨内矿物质或骨基质代谢障碍，以及由此造成的骨组织生物化学和形态变化而出现的症状和体征。临床常出现骨质疏松、骨生长障碍、骨发育畸形或骨坏死等，如佝偻病、骨软化症、骨质疏松症等。

（八）骨肿瘤

骨肿瘤指发生在骨及骨的附属组织的肿瘤，包括原发性肿瘤、继发性肿瘤、瘤样病变等。对于骨肿瘤的分类，现仍以组织形态及细胞来源为基础分类，也可按良性、中间与恶性肿瘤等分类。

（九）地方性骨病

与地域的水源、气候、饮食等因素有关的骨病称地方性骨病，如大骨节病、氟骨病等。

（十）职业性骨病

因从事接触有害物质的工种引起的相关骨病，如减压病、职业中毒及放射病等。

第七节　伤科内伤

在外力作用下引起的人体内部气血、经络、脏腑受损或功能紊乱而产生一系列临床症状，统称为伤科内伤，亦称内损。

一、内伤病因

根据内伤病因的致病特点，一般可分为外在因素与内在因素两方面，其中外在因素是致病的主要因素。

（一）外在因素

外在因素是从外界作用于人体的伤病因素。内伤的产生与外力作用的性质、特点密切相关。外力的大小、方式、时间、速度，以及物体的体积、重量、形状、硬度等，可造成不同的损伤；同时，外力作用有明显与不明显、直接与间接、一时性与持续性之分。

外来暴力直接作用于人体的某个部位而致的损伤，多由跌仆、坠堕、撞击、击打、压轧引起，临床以伤血为主要特征，并可直接震伤或刺伤其所在部位的经络脏腑。其损伤程度决定于作用力的大小和受伤的部位，严重者可致脏腑破损出血，危及生命。

外来暴力间接作用于人体而致的损伤，多由于负重、闪挫或扭捩等引起，或因传达暴力、扭转暴力所致。因过度用力屏气而引起的内伤，俗称屏气伤；因用力时体位不正、动作不协调而突然闪挫或强力扭捩所引起的内伤，称为闪挫伤或扭挫伤。间接暴力引起的损伤，临床特征以伤气为主，损伤发生在远离外力接触的部位。肌肉紧张收缩，亦可造成损伤，如老年人强力打喷嚏、咳嗽，致肋间肌强烈收缩，可引起肋骨骨折，造成胸部气血两伤；又如人体在毫无准备的情况下，腹肌骤然强力收缩，可致腹部伤气，甚至气血两伤。

（二）内在因素

内在因素是指从内部影响人体的伤病因素，如体质强弱、生理特点、病理因素、职业工种等，与内伤的发生均有一定的关系。内伤的发生，外因固然重要，但同一外因在不同的情况下可引起不同的内伤，体质强壮者可致伤轻，体质虚弱者则可致伤重。说明内伤的发生与体质的强弱有一定的关系。

同一种外因在不同的生理情况下，导致伤病的种类、性质与程度又有所不同。例如，由于肋骨的保护，胸部外伤时胸腔内脏器不易损伤；而由于腹腔内脏器无骨骼保护，腹部外伤时则易受损伤；腹部受到外力撞击时，可移动的脏器损伤的概率较低，而固定的脏器损伤的概率则较高；男性尿道长 16~18cm，女性尿道仅长 3~5cm，故当会阴部受到外力撞击时，男性尿道损伤的概率就较高。

内伤的发生与原有病变因素也有很大的关系，在同一外力作用下，正常的脏器与病变脏

笔记栏

器损伤之程度、性质可能不同。例如,当右季肋部被拳击损伤时,虽然外力作用完全相同,但肝脏肿大或有病变者,易引起肝破裂而危及生命。

内伤的发生与职业工种也有一定的关系。运动员、舞蹈演员、杂技演员、武打演员容易发生各种运动损伤;经常弯腰负重操作的工人容易发生慢性腰部劳损。

损伤的病因比较复杂,往往是内外因素综合的结果。因此,必须正确理解内因与外因的辩证关系,才能认识伤科内伤的发生与发展规律,更好地掌握伤科内伤的辨证论治方法。

二、内伤病机

人体的损伤,从表面上看,外伤似乎主要是局部皮肉筋骨的损伤,同时也会伤及气血、经络,引起脏腑功能异常,从而出现各种内伤的临床表现。历代文献对内伤均有论述。《素问·缪刺论》说:"人有所堕坠,恶血留内,腹中满胀,不得前后,先饮利药。"《诸病源候论》在《金疮血不止候》《金疮咳候》《金疮渴候》《压连坠堕内损候》中记载了多种内伤的病因病机和临床表现。《正体类要·序》说:"肢体损于外,则气血伤于内,荣卫有所不贯,脏腑由之不和。"说明损伤局部与整体的辩证关系。《杂病源流犀烛·跌扑闪挫源流》指出:"跌扑闪挫,卒然身受,由外及内,气血俱伤病也。"

(一) 气血与营卫

气血与损伤关系极为密切,当人体受到外力作用后,常导致气血紊乱而产生一系列病理变化。《素问·阴阳应象大论》说:"气伤痛,形伤肿。"《难经》说:"气留而不行者,为气先病也,血壅而不濡者,为血后病也。"《张氏医通·跌扑》说:"损伤一证,专从血论。"损伤后肿痛的病理机制,主要是气血功能的紊乱。气血是人体生命的重要物质,损伤后由于气血循行不畅,体表的皮肉筋骨与体内的五脏六腑失去濡养,以致脏器组织的功能活动异常,从而产生一系列病理变化,在临床上主要表现为伤气与伤血两方面。由于气血的生理关系,伤气往往兼有伤血,伤血也常兼有伤气,临床上以气血两伤为常见。例如,气结则血凝,气滞则血瘀,气虚则血脱,气迫则血走;反之,血凝则气滞,血亏则气虚,血亡则气脱等,便是气血紊乱的不同病理表现。

损伤后营卫运行滞涩,血脉亦随之失荣,皮肉筋骨得不到营血卫气的濡养,而致肢体痿弱、麻木不仁或功能障碍。损伤后营卫运行受阻,气血凝滞,郁热化火,就会酿成脓肿,遂出现局部红、肿、热、痛等症状。《灵枢·痈疽》说:"营卫稽留于经脉之中,则血泣而不行,不行则卫气从之而不通,壅遏而不得行,故热。大热不止,热胜则肉腐,肉腐则为脓。"反之,若伤后皮肉破损,也会影响营卫的生理功能,易致伤口感染。由此可见,内伤的发生、发展与皮肉营血卫气关系极为密切。

(二) 经络与脏腑

经络是运行气血、联络脏腑、沟通表里上下、调节各部功能的通路。《灵枢·本脏》说:"经脉者,所以行血气而营阴阳,濡筋骨,利关节者也。"《灵枢·海论》说:"夫十二经脉者,内属于腑脏,外络于肢节。"故经络畅,则气血调和,濡养周身,肢体强健,脏腑生理功能正常;若经络阻塞,则气血失调,濡养阻滞,肢体受损,脏腑不和而引发病变。

《灵枢·经别》说:"夫十二经脉者,人之所以生,病之所以成,人之所以治,病之所以起。"指出人体的生命活动、疾病变化和治疗作用,都是通过经络来实现的。经络的病候主要有两方面:一是脏腑伤病可以累及经络,经络伤病也可内传脏腑而出现症状;二是经络运行阻滞,影响循行所过组织器官的功能,出现相应的部位证候。正如《杂病源流犀烛·跌仆闪挫源流》中说:"损伤之患,必由外侵内,而经络脏腑并与俱伤。"例如,足厥阴肝经由下向上布胁肋,足少阳胆经由上向下循胸胁,故胸部内伤,症见口干口苦,胸满气短,其痛在胁肋。又如腰背部损伤累及足太阳膀胱经时,出现排尿困难;累及手阳明大肠经时,出现排便障碍。在治疗上,通过调整脏腑功能,可使体表组织、器官和经脉的症状消失;反之,治疗体表的经络部位,也能使体内脏腑的病变痊愈。由此可见,伤病的发生、发展、传变与经络有密切关系。

内伤后出现头目眩晕、手足抽搐、肢体强直、关节拘挛等症,多为肝风内动所致;形体畏寒、四肢不温、腰背冷痛等症,多属肾阳不足的病候;胸膈胀闷、咳喘气逆、少气自汗等症,多因肺气郁滞所为;身体疲乏、四肢沉重、肌肤浮肿、筋不柔和等症,多为脾阳失运的病候;红肿热痛、肉腐化脓、高热神昏等症,多为心火热毒的病候。

损伤病机与脏腑关系密切,《灵枢·邪气脏腑病形》说:"有所堕坠,恶血留内;若有所大怒,气上而不下,积于胁下,则伤肝。有所击仆,若醉入房,汗出当风,则伤脾。有所用力举重,若入房过度,汗出浴水,则伤肾。"《医学发明》认为"不问何经之伤,必留于胁下","恶血必归于肝"。《活法机要》说:"从高坠下,恶血留内,不分十二经络,医人俱作风中肝经,留于胁下,以中风疗之。"《外科正宗》也说:"从高坠堕而未经损破皮肉者,必有瘀血流注脏腑。"这都说明损伤瘀血可影响脏腑而引起病候。

此外,脏腑与皮肉筋骨关系也十分密切。《内经》中"肝主筋""肝气衰,筋不能动""脉弗荣则筋急""肾藏精,主水""肾主骨""肾之合骨也""肾生骨髓""肾不生则髓不能满""脾生肉""脾气虚则四肢不用"等论述也说明了这一点。所以,皮肉筋骨损伤后,应注意调理肝肾、脾胃,促进皮肉筋骨的生长、发育、修复。

三、内伤分类

内伤的分类一般有五种。

（一）根据损伤的病机分类

分为伤气、伤血、伤经络、伤脏腑。

（二）根据受伤的时间分类

分为新伤、旧伤。

（三）根据受伤的过程和外力作用的性质分类

分为急性损伤、慢性损伤。

（四）根据受伤的部位分类

分为头部内伤(即西医学之颅脑损伤,包括脑震荡、脑挫伤、颅内血肿和脑干损伤等)、胸部内伤(胸壁及内部气血、经络和肺脏、食管、心脏、大血管等损伤)、腹部内伤(单纯腹壁损伤与腹腔内脏损伤等)、腰部内伤(较轻的腰部软组织挫伤、严重的如肾挫伤或肾破裂)。

（五）根据受伤的程度分类

分为轻伤(如气血损伤、脑震荡、单纯胸腹壁挫伤、腰部软组织损伤等)、重伤(如内脏破裂出血、颅内血肿、脑干损伤等)。

总之,内伤的发生、发展,与筋骨损伤的发生、发展及变化是密不可分的,临床上应审证求因、辨证论治。

（詹红生　徐西林）

扫一扫
测一测

复习思考题

1. 筋的内涵和外延是什么?

2. 骨的内涵和外延是什么?

3. 试述筋和骨的关系。

4. 引起骨折的原因有哪些?

5. 骨折的移位和分类有哪些?

6. 试述骨折的临床愈合标准。

7. 试述脱位的原因和发生机制。

8. 试述筋出槽的基本概念。

9. 试述骨错缝的基本概念。

10. 试述伤科内伤的基本概念。

◇◇◇ 第二章 ◇◇◇

诊 断

> 📝 **学习目标**
>
> 掌握骨与关节体格检查、影像学检查等内容;熟悉四诊在骨伤科中的运用要点;了解专科检查方法及 CT、磁共振、放射性核素检查在骨伤科中的应用,为诊断和治疗奠定基础。

第一节 四 诊

骨伤科辨证是在中医诊断学基本理论指导下,通过望、闻、问、切四诊,结合实验室和影像学等辅助检查,探求其内在规律,加以综合分析,概括为某种病证。在辨证时,既要有整体观念,重视全面检查,又要结合骨伤科的特点,进行细致的局部检查,才能做到全面了解病情,做出正确诊断。

一、望诊

对骨伤科患者进行诊治时,应该首先通过望诊来进行全面观察。骨伤科的望诊,除了对整体神色、形态、舌象及分泌物等进行全面观察外,对损伤局部及其邻近部位也必须认真察看。如《伤科补要》明确指出:"凡视重伤,先解开衣服,遍观伤之轻重。"要求暴露足够的范围。要进行功能活动的动态观察,一般采用与健侧对比的方法,通过望全身、望损伤局部、望舌质舌苔等方面,初步确定损伤的部位、性质和轻重。

(一) 望全身

1. 望神色 通过察看神态色泽的变化可判断损伤轻重、病情缓急。精神爽朗、面色清润者,正气未伤;面容憔悴、色泽晦暗、精神委顿者,正气已伤,病情较重。对重伤患者要观察其神志是否清醒。若昏迷、神昏谵语、目暗睛迷、瞳孔缩小或散大、面色苍白、形羸色败、呼吸微弱或喘息异常,多属危候。

2. 望形态 可了解损伤部位和病情轻重。形态发生改变多见于骨折、脱位及严重筋伤。如下肢骨折时,患者多不能直立行走;肩、肘关节脱位时,多用健侧手扶持患侧前臂;颞下颌关节脱位时,多用手托住下颌;腰部急性扭伤时,身体多向患侧倾斜,且用手支撑腰部慢行。

(二) 望局部

1. 望畸形 畸形往往标志有骨折或脱位存在。脱位后,原关节处出现凹陷,而在其附近出现隆起,同时患肢可有长短、粗细等变化。如肩关节前脱位有方肩畸形;四肢完全骨折因重叠移位而出现不同程度的增粗和短缩,在骨折处出现高凸或凹陷等;股骨颈和股骨转子间骨折,多有典型的患肢短缩与外旋畸形;桡骨远端骨折可有"餐叉"及"枪刺"样畸形等。

2. 望肿胀、瘀斑　肿胀较重而肤色青紫者,为新伤;肿胀较轻而青紫带黄者,多为陈伤。瘀斑有时由于重力作用,瘀血沿肌肉间隙下移,会出现远离受伤部位的瘀紫。

3. 望伤口　对开放性损伤,需注意伤口的大小、深浅,伤口边缘是否整齐,是否被污染及有无异物,帮助判断受伤时的环境、外力因素的性质及外力的大小等;还需注意色泽鲜红还是紫暗,以及出血情况等。如已感染,应注意是否成脓,如已成脓,应观察流脓是否通畅、脓液的颜色及稀稠等情况。

4. 望肢体功能　除观察上肢能否上举、下肢能否行走外,还应进一步检查关节能否进行屈伸旋转等活动。例如,肩关节的正常活动有外展、内收、前屈、后伸、内旋和外旋 6 种,若梳发动作受限制,提示外旋功能障碍;若手背不能置于背部,提示内旋功能障碍。为了明确障碍出现的情况,除嘱患者主动活动外,往往与摸法、量法、运动检查结合进行,并通过与健肢对比观察以测定主动与被动活动情况。

（三）望舌

亦称舌诊。舌质及苔色能反映人体气血的盛衰、津液的盈亏、病邪的性质、病情的进退、病位的深浅及伤后机体的变化。因此望舌是辨证的重要部分。

舌质和舌苔都可以诊察人体内部的寒热、虚实等变化,两者既有密切的关系,又各有侧重。舌质重点反映气血的变化;舌苔重点反映脾胃的变化。观察舌苔的变化,还可鉴别疾病属表属里,属虚属实。

二、闻诊

闻诊是从听患者的语言、呻吟、呼吸、咳嗽的声音,以及嗅呕吐物、伤口、二便或其他排泄物的气味等方面获得临床资料。骨伤科闻诊需注意以下几点:

（一）听骨擦音

骨擦音是骨折的主要体征。完全骨折,当摆动或触摸骨折的肢体时,两断端互相摩擦可发生响声,称骨擦音。但应注意,不宜主动寻找骨擦音,以免增加患者的痛苦和损伤。

（二）听骨传导音

主要用于检查某些不易发现的长骨骨折,如股骨颈骨折、股骨粗隆间骨折等。检查时将听诊器置于伤肢近端的适当部位,或置于耻骨联合,或置于伤肢近端的骨突起处,用手指或叩诊锤轻轻叩击远端骨突起部,可听到骨传导音。骨传导音减弱或消失说明骨的连续性遭到破坏。应注意与健侧对比,检查时伤肢不附有外固定物,并与健侧位置对称,叩诊时用力大小相同。

（三）听入臼声

脱位整复成功时,常能听到"咯噔"关节入臼声,同时伴有关节处的负压吸引。《伤科补要》说:"凡上骱时,骱内必有响声活动,其骱已上;若无响声活动者,其骱未上也。"当复位时听到此响声,应立刻停止增加拔伸牵引力,避免肌肉、韧带、关节囊等软组织被过度拔伸而增加损伤。

（四）听筋的响声

部分筋伤或关节病在体格检查时可有特殊的摩擦音或弹响声,常见的有以下几种:

1. 关节摩擦音　医者一手放在关节上,另一手移动关节远端的肢体,可闻及关节摩擦音,或有摩擦感。骨关节炎可出现粗糙的关节摩擦音。

2. 肌腱弹响与捻发音　指屈肌腱狭窄性腱鞘炎患者在伸屈手指时可闻及弹响声,如弹响指或扳机指。腱周围炎在检查时可闻及"捻发音"。

3. 关节弹响 膝关节半月板损伤或盘状半月板者在进行膝关节屈伸活动时,可发出较清脆的弹响。

（五）听啼哭声

用于辨别小儿的伤患部位。当检查到某一部位时,小儿啼哭或哭声加剧,则提示该处可能是损伤或病变的部位。

（六）听捻发音

创伤后皮下有大片不相称的弥漫性肿起时,应检查有无皮下气肿。检查时手指分开,轻轻揉按患处,当皮下组织中有气体存在时,可闻及一种特殊的捻发音或触及捻发感。

（七）闻气味

除闻二便气味外,还要闻局部分泌物的气味。

三、问诊

《四诊抉微》曰:"问为审察病机之关键。"通过问诊可以了解发病情况,从而为诊断提供依据。

（一）一般情况

询问一般情况,如姓名、性别、年龄、职业、婚姻、民族、籍贯、住址、就诊日期及病史陈述者等,并建立完整的病案记录,以利于查阅、联系和随访。

（二）发病情况

1. 主诉 即患者就诊最主要的原因,包括症状、体征、功能障碍及持续时间。记录主诉应简明扼要,尽量不使用医疗术语,以客观表达患者的真实感受及痛苦所在。

2. 发病过程 应详细询问患者的发病情况,受伤的过程,如有无昏厥,昏厥持续的时间,醒后有无再昏迷,经过何种方法治疗,效果如何,目前症状如何,是否减轻或加重等。

应尽可能问清受伤的原因,如跌仆、闪挫、外物打击等,询问打击物的大小、重量和硬度,暴力的性质、方向和强度,要重点了解外来暴力的大小、方向和作用点,以及损伤时患者所处的体位、情绪等。如因高空作业坠落者,足跟先触地,则损伤可能发生在足跟、脊柱或颅底;平地摔倒者,则应问清触地的姿势、肢体处于屈曲位还是伸直位、何处先触地等。

3. 损伤的部位和症状,包括伤口情况

（1）疼痛:详细询问疼痛的起始时间、部位、性质、程度。是剧痛、酸痛还是麻木;是持续性还是间歇性;麻木的范围在扩大还是缩小;痛点固定不移还是游走不定;有无放射痛,放射到何处;服止痛药后能否减轻;各种不同的动作(负重、咳嗽、喷嚏等)对疼痛有无影响;与气候变化有无关系;劳累、休息及昼夜对疼痛程度有无影响等。

（2）肿胀:应询问肿胀出现的时间、部位、范围、程度等。

（3）肢体功能障碍:如有功能障碍,应问明是受伤后立即发生的,还是受伤后一段时间才发生的。一般骨折或脱位后,多立即发生功能障碍或丧失;骨病则往往是患病一段时间后逐渐影响肢体功能。

（4）畸形:外伤引起的肢体畸形可在伤后立即出现。无外伤史者应考虑先天畸形或发育畸形。

（5）伤口:应询问伤口形成的时间、污染情况、出血情况、处理经过,以及是否使用破伤风抗毒血清等。

（三）全身情况

1. 问寒热 感染性疾病,恶寒与发热常并见;损伤初期发热多为血瘀化热,中后期发热可能为邪毒感染,或虚损发热;骨关节结核有午后潮热;恶性骨肿瘤晚期可有持续性发热;颅脑损伤可引起高热抽搐等。

2. 问汗　严重损伤或严重感染,可出现四肢厥冷、汗出如油的险象;邪毒感染,可出现大热大汗;失血性休克也可出现大汗淋漓。自汗常见于损伤初期或手术后;盗汗常见于慢性骨关节疾病、阴疽等。

3. 问饮食　腹部损伤者应询问其受伤发生于饱餐后还是空腹时,以估计胃肠破裂后腹腔污染程度。食欲不振或食后饱胀,是胃纳呆滞的表现,多因伤后血瘀化热导致脾虚胃热,或长期卧床体质虚弱所致。口苦为肝胆湿热;口淡多为脾虚不运;口腻属湿阻中焦;口中有酸腐味为食滞不化。

4. 问二便　伤后便秘或大便燥结,为瘀血内热;老年人伤后可因阴液不足、失于濡润而致便秘;大便溏薄为阳气不足,或伤后机体失调。对脊柱、骨盆、腹部损伤者尤应注意询问二便的次数、量和颜色。

5. 问睡眠　伤后久不能睡,或彻夜不寐,多见于严重创伤;昏睡不醒或醒后再度昏睡,多为颅内损伤。

(四) 其他情况

1. 既往史　应自出生起详细追询,按发病的时间顺序记录。对过去的疾病可能与目前损伤有关的内容,应记录主要的病情经过、当时的诊断和治疗情况,以及有无合并症或后遗症。例如,对先天性斜颈、新生儿臂丛神经损伤者,要了解有无难产或产伤史;对骨关节结核者,要了解有无肺结核病史。

2. 个人史　应询问患者从事的职业或工种的年限,劳动的性质、条件和常处体位,以及个人嗜好等。对妇女要询问月经、妊娠、哺乳史等。

3. 家族史　询问家族内成员的健康状况。如已死亡,则应追询其死亡原因、年龄,以及有无可能影响后代的疾病。这对骨肿瘤、先天畸形等疾病的诊断尤有参考价值。

四、切诊

切诊包括脉诊及局部切按,通过切诊可掌握机体内部气血、虚实、寒热等变化。

知识链接

损伤脉诊纲要

清代钱秀昌《伤科补要》阐述损伤脉诊要领,归纳如下:

1. 闭合性损伤瘀血停积或阻滞,脉宜洪大,坚强而实者为顺证。开放性损伤失血之证,如呈芤脉,或为缓小,此为顺脉。反之,如蓄血之证脉见缓小,失血之证脉见洪大,此为逆脉,往往病情复杂比较难治。

2. 沉脉、伏脉为气滞或寒邪凝滞。沉滑而紧者,为痰瘀凝滞。

3. 乍疏乍数,时快时缓,脉律不齐者,重伤时应注意发生其他传变。

4. 六脉(左右手寸、关、尺)模糊不清者,预后难测,即使伤病较轻,亦应严密观察其变化;和缓有神者,伤症虽危重,但一般预后较佳。

5. 严重损伤,疼痛剧烈,偶尔出现结、代脉,系痛甚或情绪紧张所致,并非恶候。但如频繁出现,则应注意。

第二节 骨与关节检查法

骨伤科检查是为了发现客观体征,用以诊断有无骨折、脱位、筋伤等病变,以及病变的部位、性质、程度、缓急和有无合并症的一种诊断方法。骨伤科检查要有整体观念,不可只注意局部或一个肢体,除了病情简单的病例外,都应在全身检查的基础上,根据骨与关节损伤和疾病情况,结合诊断和治疗的需要,选择不同的检查方法。

一、检查方法和次序

骨与关节属于运动系统,在不同的体位其表现不一,同时因肌张力的改变,可使邻近关节产生代偿性体位变化。因此,在检查某关节时,要注意身体的姿势、关节的体位,并常需在关节的不同运动体位下进行检查。检查时应遵循"对比"原则,即患侧与健侧对比,如果两侧都有伤病时可与健康人对比。对不能肯定的体征须反复检查。对急性病、损伤和肿瘤的患者,手法要轻巧,以减少痛苦、减低病变扩散概率。

骨与关节局部检查可按以下次序进行:视诊→触诊→叩诊→听诊→关节活动→测定肌力→测量→特殊试验(特殊检查)→神经功能检查→血管检查等。应遵循自上而下、自左而右、先健侧后患侧、先静止后运动的原则。结合病情,突出各项检查的侧重点。如某些骨与关节畸形的检查,视诊、关节活动、测量、特殊试验等比较重要;对肿块的检查,则以触诊为主;对神经麻痹(如脊髓灰质炎后遗症)的检查,以步态、关节活动、肌力检查更为重要。

二、肢体测量

《灵枢·经水》曰:"夫八尺之士,皮肉在此,外可度量切循而得之,其死可解剖而视之。"其中就有"度量"的记载。《仙授理伤续断秘方》提出"相度患处"。量法至今仍为骨伤科临床医师广泛应用。诊查患肢时,可用带尺测量其长短、粗细,以量角器测量关节活动角度等,并与健侧对比。

（一）肢体长度测量法(图 2-1)

测量时应将肢体置于对称的位置上,先定出测量的标志,并做标记,然后用带尺测量两标志点间的距离。如肢体挛缩而不能伸直时,可分段测量。测量中发现肢体长于或短于健侧,均为异常。四肢长度测量方法如下:

1. 上肢长度 从肩峰至桡骨茎突尖(或中指尖)。

2. 上臂长度 肩峰至肱骨外上髁。

3. 前臂长度 肱骨外上髁至桡骨茎突,或尺骨鹰嘴至尺骨茎突。

4. 下肢长度 髂前上棘至内踝下缘,或脐至内踝下缘(骨盆骨折或髋部病变时使用)。

5. 大腿长度 髂前上棘至膝关节内缘。

6. 小腿长度 膝关节内缘至内踝,或腓骨头至外踝下缘。

（二）肢体周径测量法

取两侧肢体的同一水平测量,测量肿胀时取最肿处,测量肌萎缩时取肌腹部。如常在髌骨上缘上 10~15cm 处测量大腿周

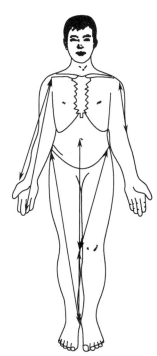

图 2-1 上下肢长度测量

径,在小腿最粗处测定小腿周径等。通过肢体周径的测量,可了解肿胀程度或有无肌肉萎缩等。肢体周径变化可见以下几种情况:

1. 粗于健侧 较健侧显著增粗并有畸形者,多属骨折、脱位;无畸形而量之较健侧粗者,多系筋伤肿胀等。

2. 细于健侧 多为陈伤失治、神经疾病或失用而致肌肉萎缩。

(三)关节活动度测量法

测量关节活动度时应将量角器的轴心对准关节的中心,量角器的两臂对准肢体的轴线,然后记录量角器所示的角度,注意与健侧关节比较(表2-1)。目前,临床主要采用的记录方法为中立位0°法,即关节中立位为0°。对难以精确测量角度的部位,关节活动功能可用测量长度的方法以记录各骨的相对移动范围。例如,颈椎前屈活动可测量下颏至胸骨柄的距离,腰椎前屈活动测量下垂的中指尖与地面的距离等。

表2-1 各关节正常活动范围

关节	中立位	前后	左右	旋转	内外展	上下
颈椎	面部向前,双目平视	前屈、后伸35°~45°	左右侧屈45°	左右旋转60°~80°	—	—
腰椎	腰伸直,自然站立	前屈90°后伸30°	左右侧屈20°~30°	左右旋转30°	—	—
肩关节	上臂下垂,前臂指向前方	前屈90°后伸45°	—	内旋80°外旋30°	外展90°内收20°~40°	上举90°
肘关节	前臂伸直,掌心向前	屈曲140°过伸0°~10°	—	旋前80°~90°旋后80°~90°	—	—
腕关节	手与前臂呈直线,手掌向下	背伸35°~60°掌屈50°~60°	桡偏25°~30°尺偏30°~40°	旋前及旋后80°~90°	—	—
髋关节	髋关节伸直,髌骨向前	屈曲145°后伸40°	—	(屈曲膝关节)内旋和外旋40°~50°	外展30°~45°内收20°~30°	—
膝关节	膝关节伸直,髌骨向前	屈曲145°过伸15°	—	(屈曲膝关节)内旋10°外旋20°	—	—
踝关节	足外缘与小腿呈90°,无内翻或外翻	背伸20°~30°跖屈40°~50°	—	—	—	—

(四)测量注意事项

1. 患肢与健肢须置于完全对称的位置上,如患肢在外展位,健肢必须置于同样角度的外展位。

2. 定点要准确,可在起点及止点做标记,带尺要拉紧。

3. 注意有无先天、后天畸形。

三、肌力检查

(一)肌力检查内容

1. 肌容量 观察肢体外形有无肌肉萎缩、挛缩、畸形。测量肢围(周径)时,应根据患者的具体情况,确定测量的部位,如测量肿胀时取最肿处,测量肌萎缩时取肌腹部。

笔记栏

2. 肌张力 在静止状态时,肌肉保持一定程度的紧张度称为肌张力。检查时,嘱患者肢体放松,做被动运动以测其阻力,亦可用手轻捏肌肉以体验其软硬度。如肌肉松软,被动运动时阻力减低或消失,关节松弛而活动范围扩大,称为肌张力减低;反之,肌肉紧张,被动运动时阻力较大,称为肌张力增高。

(二)肌力检查方法与测定标准

肌力指肌肉主动运动时的力量、幅度和速度。检查方法及测定标准如下:

1. 肌力检查方法 肌力检查可以测定肌肉的发育情况和用于神经损伤的定位,对神经、肌肉疾病的预后和治疗也有一定价值。在做肌力检查时,要耐心指导患者,分别做各种能表达被检查肌肉(或肌群)作用的动作,必要时检查者可先做示范动作。对于小儿及不能合作的患者尤应耐心反复检查。对于尚不能理解医嘱的幼儿,可用针尖轻轻地给予刺激,以观察患儿逃避疼痛刺激的动作,可判断其肌肉有无麻痹。

怀疑肌力降低时,根据需要进行肌力测定。肌力测定一般不需特殊设备,可采用对关节运动加以阻力(对抗)的方法。嘱患者做抗阻力运动,能大致判断肌力是正常、稍弱、弱、甚弱或完全丧失。检查时应两侧对比,观察和触摸肌肉、肌腱,了解收缩情况。

2. 肌力测定标准 可分为以下 6 级:

(1)0 级:肌肉无收缩。

(2)1 级:肌肉有轻微收缩,但不能够移动关节。

(3)2 级:肌肉收缩可带动关节水平方向运动,但不能对抗重力。

(4)3 级:能抗重力移动关节,但不能抵抗阻力。

(5)4 级:能抗重力运动肢体,且能抵抗一定强度的阻力。

(6)5 级:能抵抗强大的阻力运动肢体,为正常肌力。

四、临床检查法

(一)摸法

又称摸诊。通过医者的手对损伤局部进行认真触摸,以了解损伤的性质、程度,判断有无骨折、脱位,以及骨折、脱位的移位方向等。摸法的用途极为广泛,在骨伤科临床中的作用十分重要。《医宗金鉴·正骨心法要旨》说:"以手扪之,自悉其情。"虽然当今影像学技术发展迅猛,但摸法仍然是骨伤科医生必须掌握的诊断基本功。

1. 主要用途

(1)摸压痛:根据压痛的部位、范围、程度来鉴别损伤的性质,直接压痛可能是局部有骨折或筋伤,而间接压痛(如纵向叩击痛)常提示骨折的存在。

(2)摸畸形:当发现有畸形时,结合触摸体表骨突变化,可以了解骨折或脱位的性质、移位方向,以及呈现重叠、成角或旋转畸形等情况。

(3)摸肤温:根据局部皮肤冷热的程度,可以辨别热证或寒证,并可了解患肢血液循环情况。热肿一般提示新伤或局部积瘀化热、感染;患肢远端冰凉、麻木,动脉搏动减弱或消失,则提示血液循环障碍。摸肤温时一般用手背测试并与对侧比较。

(4)摸异常活动:在肢体没有关节处出现了类似关节的活动,或关节原来不能活动的方向出现了活动即为异常活动,多见于骨折或韧带断裂。检查骨折患者时,不要主动寻找异常活动,以免增加患者的痛苦和加重局部组织的损伤。

(5)摸弹性固定:脱位的关节常保持在特殊的畸形位置,在摸诊时手中有弹力感。这是脱位的特征之一。

(6)摸肿块:首先应区别肿块的解剖层次,是在骨骼还是在肌腱、肌肉等组织中,是骨性的还是囊性的,还需触摸其大小、形状、硬度,边界是否清楚,推之是否可以移动及表面光滑度。

2. 常用手法

(1)触摸法:以拇指或拇、示、中三指置于伤处,稍加按压之力,细细触摸。先由远端开始,逐渐移向患处,用力大小视部位而定。触摸时仔细体验指下感觉,古人有"手摸心会"的要领。通过触摸可了解损伤和病变的确切部位,病损处有无畸形、摩擦感,皮肤温度、软硬度有无改变,有无波动征等。触摸法往往在检查时最先使用,然后在此基础上根据情况选用其他手法。

(2)挤压法:用手掌或手指挤压患处上下、左右、前后,根据力的传导作用来诊断骨骼是否折断。如检查肋骨骨折时,常用手掌挤按胸骨及对应的脊柱部位,进行前后挤压;检查骨盆骨折时,常用两手挤压两侧髂骨翼;检查四肢骨折时,常用手指挤捏骨干。此法有助于鉴别是骨折还是挫伤。需要注意的是,检查骨肿瘤或感染患者时,不宜在局部过多或过于用力挤压。

(3)叩击法:以掌根或拳头对肢体远端的纵向叩击所产生的冲击力,来检查有无骨折的一种方法。检查股骨、胫腓骨骨折,有时采用叩击足跟的方法;检查脊柱损伤时可采用叩击头顶的方法;检查四肢骨折是否愈合,亦常采用纵向叩击法。

(4)旋转法:用手握住患肢远端,轻轻做旋转动作,观察伤处有无疼痛、活动障碍及特殊的响声。旋转法常与屈伸关节的手法配合应用。

(5)屈伸法:一只手握关节部,另一手握患肢远端,缓慢地做屈伸活动。若关节部出现剧痛,说明有骨与关节损伤。关节内骨折者,可出现骨擦音。此外,患者主动的屈伸与旋转活动常与被动活动进行对比,以此作为测量关节活动功能的依据。

(6)摇晃法:一只手握于患处,另一手握患肢远端,轻轻摇摆晃动,结合问诊与望诊,根据患处疼痛的性质及有无异常活动、摩擦音,判断是否有骨与关节损伤。

临床运用摸法时要重视对比,并注意"望、比、摸"的综合应用,只有这样才能正确地分析通过摸诊所获得的资料。应用四诊辨证时也常采用"对比"的方法来帮助诊断。如望诊与量法,主要是患侧与健侧比形态、比长短、比粗细、比活动功能等;此外,治疗前后的对比,如对骨折、脱位复位前后的对比,功能恢复过程的对比,对全面了解患者情况有帮助。

(二)特殊检查法

1. 颈部

(1)分离试验:检查者一手托住患者颏下,另一手托住枕部,逐渐向上牵引头部,如患者感到颈部和上肢的疼痛减轻,即为阳性。该试验可以拉开狭窄的椎间孔,减少颈椎小关节周围关节囊的压力,缓解肌肉痉挛,减少对神经根的挤压和刺激,从而减轻疼痛(图2-2)。

(2)椎间孔挤压试验:患者坐位,检查者双手手指互相嵌夹相扣,以手掌面压于患者头顶部,同时向患侧或健侧屈曲颈椎,也可以前屈后伸,若出现颈部或上肢放射痛加重,即为阳性。多见于神经根型颈椎病或颈椎间盘突出症。该试验使椎间孔变窄,从而加重对颈神经根的刺激,故出现疼痛或放射痛(图2-3)。

(3)臂丛神经牵拉试验:患者坐位,头微屈,检查者立于患者被检查侧,一手推头部向对侧,同时另一手握该侧腕部做相对牵引,此时臂丛神经受牵拉,若患肢出现放射痛、麻木,则为阳性。多见于神经根型颈椎病(图2-4)。

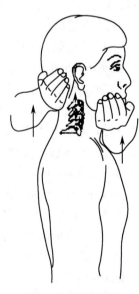

图2-2 分离试验

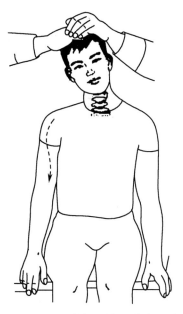

图 2-3 椎间孔挤压试验

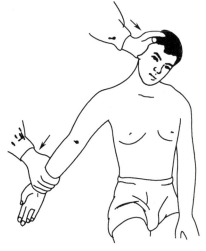

图 2-4 臂丛神经牵拉试验

2. 腰背部

(1)直腿抬高试验:患者仰卧位,两下肢伸直并拢,检查者一手握患者踝部,一手扶膝保持下肢伸直,逐渐抬高下肢,正常者可以抬高 70°~90° 而无任何不适感觉;若小于以上角度即感传导性疼痛或麻木为阳性。多见于腰椎间盘突出症。若将患者下肢直腿抬高到开始产生疼痛的角度,然后减小 5°,下肢保持膝关节伸直,背伸踝关节,放射痛加重者为直腿抬高加强试验阳性。该试验用于鉴别引起抬腿疼痛的原因是神经受压还是下肢肌肉等因素(图 2-5)。

(2)拾物试验:让小儿站立,嘱其拾起地上的物品。正常小儿两膝微屈,弯腰拾物;若腰部有病变,可见以腰部挺直、双髋和膝关节微屈的姿势去拾地上的物品,此为该试验阳性。常用于检查儿童脊柱前屈功能有无障碍(图 2-6)。

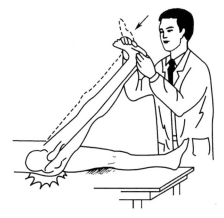

图 2-5 直腿抬高试验及直腿抬高加强试验

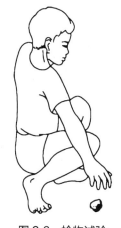

图 2-6 拾物试验

3. 骨盆

(1)骨盆挤压试验:患者仰卧位,检查者双手分别于髂骨翼两侧同时向中线挤压骨盆;或患者侧卧,检查者挤压其上方的髂嵴,如果患处出现疼痛,即为骨盆挤压试验阳性,提示骨盆骨折或骶髂关节病变(图2-7)。

(2)骨盆分离试验:患者仰卧位,检查者双手分别置于两侧髂前上棘前,两手同时向外下方推压,若出现疼痛,即为骨盆分离试验阳性,提示骨盆骨折或骶髂关节病变(图2-8)。

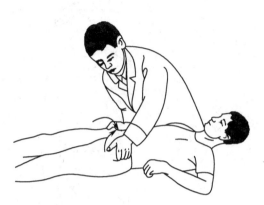

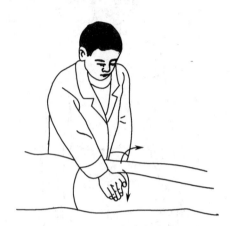

图2-7　骨盆挤压试验　　　　　　　　　　　图2-8　骨盆分离试验

(3)屈膝屈髋试验:患者仰卧位,双腿并拢,嘱其尽量屈曲髋、膝关节,检查者也可双手推膝使髋、膝关节尽量屈曲,使臀部离开床面,腰部被动前屈,若腰骶部发生疼痛,即为阳性。若行单侧屈膝屈髋试验,患者一侧下肢伸直,检查者用同样的方法,使对侧髋、膝关节尽量屈曲,则腰骶关节和骶髂关节可随之运动,若有疼痛即为阳性。提示闪筋扭腰、劳损,或有腰椎关节突关节、腰骶关节或骶髂关节等病变,但腰椎间盘突出症患者该试验为阴性(图2-9)。

(4)梨状肌紧张试验:患者仰卧位,伸直患肢,做内收内旋动作,若有坐骨神经放射痛,再迅速外展、外旋患肢,若疼痛立刻缓解即为阳性,提示梨状肌综合征。

(5)骶髂关节分离试验:又称4字试验。患者仰卧位,被检查一侧下肢膝关节屈曲,髋关节屈曲、外展、外旋,将外踝置于另一侧膝关节上,使双下肢呈"4"字形,检查者一手放在屈曲的膝关节内侧,另一手放在对侧髂前上棘前,两手向下按压,如被检查侧骶髂关节或髋部出现疼痛或受限即为阳性。提示骶髂关节或髋关节病变(图2-10)。

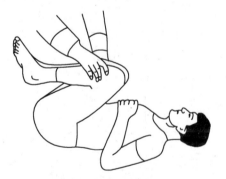

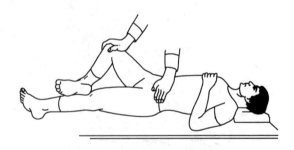

图2-9　屈膝屈髋试验　　　　　　　　　图2-10　骶髂关节分离试验

4. 肩部

(1)搭肩试验:又称为杜加斯征。患者端坐位或站立位,肘关节屈曲,将手搭于对侧肩部,如果手能够搭于对侧肩部,且肘部能贴近胸壁即为正常。如果手能够搭于对侧肩部,但肘部不能贴近胸壁;或者肘部能贴近胸壁,但手不能够搭于对侧肩部,均为阳性,提示可能有肩关节脱位(图2-11)。

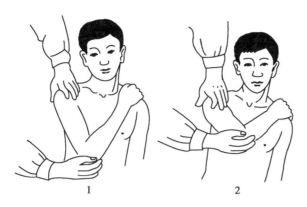

图 2-11　搭肩试验
1. 搭肩试验阴性;2. 搭肩试验阳性

(2)肱二头肌抗阻力试验:患者屈肘 90°,检查者一手扶住患者肘部,一手扶住腕部,嘱患者用力屈肘,前臂外展、外旋,检查者拉前臂抗屈肘,如果结节间沟处疼痛为阳性,提示肱二头肌长头腱滑脱或肱二头肌长头肌腱炎(图 2-12)。

(3)直尺试验:以直尺贴上臂外侧,正常时不能触及肩峰,若直尺能触及肩峰则为阳性。说明有肩关节脱位,或其他因素引起的方肩畸形,如三角肌萎缩等(图 2-13)。

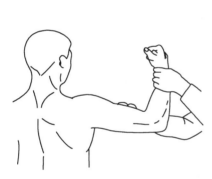

图 2-12　肱二头肌抗阻力试验

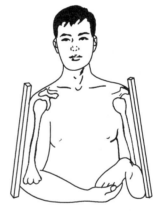

图 2-13　直尺试验

(4)疼痛弧试验:嘱患者肩外展或被动外展其上肢,当肩外展到 60°~120° 范围时,肩部出现疼痛为阳性,这一特定区域的外展痛称为疼痛弧。由于冈上肌腱在肩峰下摩擦、撞击所致,说明肩峰下的肩袖有病变(图 2-14)。

(5)冈上肌腱断裂试验:嘱患者肩外展,当外展 30°~60° 时,可以看到患侧三角肌明显收缩,但不能外展上举上肢,越用力越耸肩,若被动外展患肢超过 60°,则患者又能主动上举上肢,这一特定区的外展障碍即为阳性征,提示冈上肌腱断裂或撕裂(图 2-15)。

5. 肘部

腕伸肌紧张试验:嘱患者屈腕屈指,检查者将手压于患者各指的背侧作对抗,再嘱患者抗阻力伸指及背伸腕关节,如出现肱骨外上髁疼痛即为阳性。多见于网球肘(图 2-16)。

6. 腕和手部

(1)握拳尺偏试验:嘱患者拇指屈曲内收后屈曲其余四指紧握拳,腕关节向尺侧倾斜屈曲,若桡骨茎突部出现疼痛,即为阳性。提示桡骨茎突狭窄性腱鞘炎(图 2-17)。

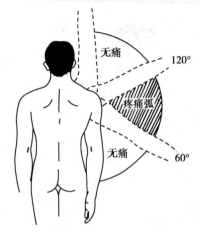

图 2-14 疼痛弧试验

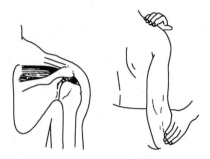

图 2-15 冈上肌腱断裂试验

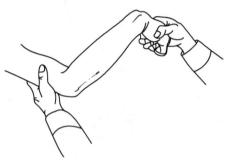

图 2-16 腕伸肌紧张试验

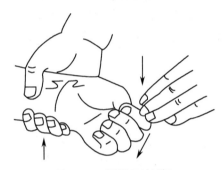

图 2-17 握拳尺偏试验

(2)腕三角软骨挤压试验：患者端坐，腕关节中立位，检查者一手握住前臂远端，另一手握住手部，用力将手腕极度掌屈、旋后并向尺侧偏斜，并施加压力旋转，若在腕关节远端尺侧出现疼痛，即为阳性，提示三角软骨损伤。

(3)手舟骨叩击试验：使患手偏向桡侧，叩击第 3 掌骨头，若产生叩击痛，或有时叩击第 2 掌骨头也可出现疼痛，均为阳性，提示手舟骨骨折。在叩击第 4、5 掌骨头时则无疼痛。

(4)指浅屈肌试验：将患者的手指固定于伸直位，嘱患者屈曲需检查手指的近指间关节，使指浅屈肌单独运动。如果关节屈曲正常，则表明指浅屈肌是完整的；若不能屈曲，则提示该肌断裂或阙如。

(5)指深屈肌试验：将患者掌指关节和近指间关节固定在伸直位，嘱患者屈曲远指间关节，若能正常屈曲，则表明该肌腱有功能；若不能屈曲，则该肌可能断裂或其神经支配发生障碍。

7. 髋部

(1)髋关节屈曲挛缩试验：又称托马斯征。患者仰卧位，腰部放平，同时屈膝屈髋，嘱患者分别将两腿伸直，注意腿伸直的过程中，腰部是否离开床面，向上挺起，如某一侧腿伸直时，腰部挺起，则为阳性。另一种方法是嘱患者伸直患侧腿，检查者将健侧腿屈膝、屈髋，使大腿贴近腹部，腰部下降贴近床面，患侧腿自动离开床面，向上抬起，亦为阳性。本试验常用于检查髋关节屈曲挛缩畸形(图 2-18)。

(2)望远镜试验：患儿仰卧位，髋、膝关节伸直，一助手固定骨盆，检查者一手置于大转子部，另一手持小腿或膝部将髋关节屈曲，并上推下拉股骨干，若股骨头有上下活动或打气筒的抽筒样感，即为阳性。用于检查婴幼儿发育性髋关节脱位，需行双侧对照检查(图 2-19)。

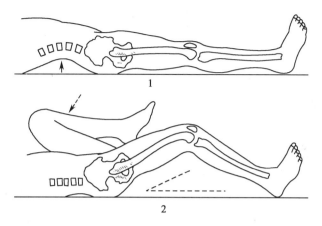

图 2-18 髋关节屈曲挛缩试验

1. 双腿伸直时,腰部挺起离床;2. 健侧腿屈曲,腰部贴床时,患侧腿呈屈曲状

(3)蛙式试验:患儿仰卧位,双膝双髋屈曲 90°,并使双髋外展、外旋至蛙式位,双下肢外侧接触到检查床面为正常。若一侧或两侧下肢的外侧不能接触到床面,即为阳性,提示发育性髋关节脱位(图 2-20)。

(4)下肢短缩试验:又称膝高低征(Allis' 征)。患者仰卧位,两腿屈髋屈膝并拢,两足并齐,放于床面,观察两膝的高度,两膝等高为正常。若一侧膝部比另一侧低,即为阳性。提示髋关节后脱位,股骨、胫骨短缩,发育性髋关节脱位等(图 2-21)。

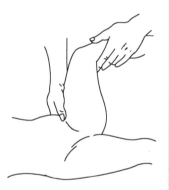

图 2-19 望远镜试验

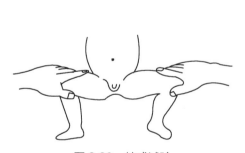

图 2-20 蛙式试验

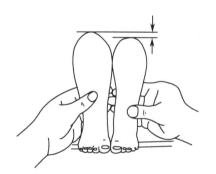

图 2-21 下肢短缩试验

(5)髂胫束紧张试验:又称 Ober 征。患者侧卧位,健侧在下并屈膝屈髋,保持腰椎变直。检查者一手固定骨盆,另一手握住患肢踝部使患肢屈髋屈膝至 90°,将大腿充分外展后使髋关节伸直,然后放手,让患肢自然下落。如不能下落触及健肢,即为阳性,提示髂胫束挛缩。

8. 膝部

(1)半月板回旋挤压试验:又称麦氏征(McMurray sign),用于检查膝关节半月板有无损伤。患者仰卧位,检查者用力屈膝屈髋。检查内侧半月板时,检查者一手抵住关节内侧缘,另一手握住踝部或足部,小腿尽可能外旋,同时逐渐伸直膝关节,当股骨髁经过半月板撕裂处时,可以听到或感觉到弹响。检查外侧半月板时,一手抵住关节外侧缘,小腿内旋,同时逐渐伸直膝关节,如有损伤可以听到或感觉到弹响(图 2-22)。

（2）半月板研磨试验：患者俯卧位，膝、踝关节屈曲90°，检查者双手握住足踝部并固定膝部，沿小腿纵轴下压足部并内外旋转膝关节，如有疼痛，提示半月板损伤或关节软骨损伤（图2-23）。

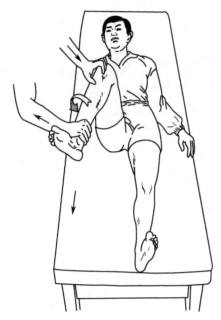

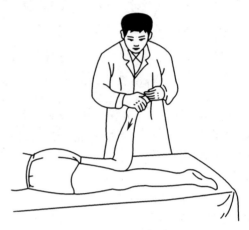

图2-22　半月板回旋挤压试验

图2-23　半月板研磨试验

（3）抽屉试验：患者坐位或仰卧位，患膝屈曲90°，检查者固定其足背部，双手推拉小腿近端，若向前移动距离与健侧相比大于0.5~1.0cm，即前抽屉试验阳性，提示前交叉韧带损伤；若向后移动距离与健侧相比大于0.5~1.0cm，即后抽屉试验阳性，提示后交叉韧带损伤（图2-24）。

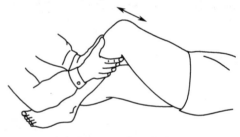

图2-24　抽屉试验

知识拓展

拉赫曼试验（Lachman test）

拉赫曼试验是检查前交叉韧带损伤最好的方法之一，尤其是后外侧束。患者仰卧位，膝关节屈曲30°，检查者一手（外侧手）握股骨远端，另一手（内侧手）握持胫骨近端，用力方向为胫骨向前，股骨保持稳定。如果胫骨在股骨上明显前移，同时髌骨下肌腱斜坡消失为阳性，提示前交叉韧带断裂。

（4）侧方应力试验：分为外翻应力试验和内翻应力试验。患者伸膝或屈膝30°，检查者一手握踝部，另一手扶膝部固定大腿，做侧向运动检查内侧或外侧副韧带，若有损伤，牵扯韧带时可以引起疼痛或异常活动（图2-25）。

（5）浮髌试验：患者仰卧位，下肢伸直，股四头肌处于松弛状态，检查者一手压于髌上囊，向下挤压使积液局限于关节腔，另一手拇、中指固定髌骨内、外缘，食指按压髌骨，若感髌骨有漂浮感,重压时下沉,松指时浮起,为浮髌试验阳性,说明关节腔内有积液(图2-26)。

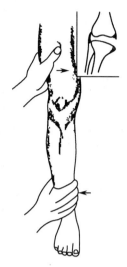

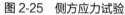

图 2-25　侧方应力试验

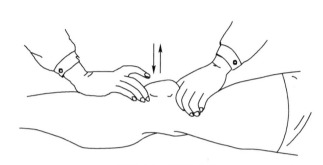

图 2-26　浮髌试验

9. 踝部

踝关节背伸试验:患者屈曲膝关节,由于腓肠肌起点在膝关节线上,此时腓肠肌松弛,踝关节能背伸,当膝关节伸直时,踝关节不能背伸,说明腓肠肌挛缩;若伸膝或屈膝时,踝关节均不能背伸,说明比目鱼肌挛缩,因为比目鱼肌起点在膝关节线以下,所以伸膝或屈膝时做此试验结果相同。该试验是鉴别腓肠肌与比目鱼肌挛缩的方法。

第三节　影像学检查

一、X线检查

(一) X线成像原理

X线是真空管内高速行进的电子流轰击钼靶时产生的一种波长很短的电磁波。X线具有穿透性、荧光效应、感光效应,使其具备了成像的基础。X线的穿透性与物体的密度和厚度有关,物体密度越大,对X线吸收越多,穿透的X线量越少。人体内的组织器官存在密度和厚度的差异,所以当均匀强度的X线透过人体不同密度和厚度的组织时,会发生被这些组织不同程度吸收的现象,因此到达荧屏、胶片或特殊接收装置上的X线量出现差异,这样,在荧屏、胶片或经计算机处理后就形成黑白或明暗对比不同的影像。

当组织结构发生病变时,其固有的组织密度及厚度也会发生变化,当组织结构改变达到一定程度时,影像上原本正常的黑白灰对比会随之发生改变,这就是X线检查对疾病诊断的基本原理。

(二) X线检查在骨伤科的应用

X线检查是骨伤科临床检查、诊断的重要手段之一。骨组织是人体的硬组织,含钙量多,密度高,X线不易穿透,与周围软组织形成良好的对比条件,使X线检查时能显现出清晰的影像(图2-27)。通过X线检查,不仅可以了解骨与关节伤病的部位、类型、范围、性质、程度、与周围软组织的关系,进行一些疾病的鉴别诊断,为治疗提供可靠的参考,还可在治疗过程中了解骨折脱位的手法整复、牵引、固定等治疗效果,以及用于病变的发展和预后的判断等。此外,还可以通过X线检查观察骨骼生长发育的情况,以及某些营养和代谢性疾病对骨骼的影响。

1. 根据临床需要拍摄不同体位的X线片

(1)正位:又分前后正位和后前正位。X线球管在患者前方、照相底片在体后是前后位;若球管从患者后方向前投照,则为后前位。

(2)侧位:X线球管置于侧方,底片置于另一侧,投照后获得侧位照片,与正位照片结合即可获得被检查部位的二维影像。

(3)斜位:侧位片上重叠阴影太多时,可以拍摄斜位片,分为左、右斜位。例如手部掌骨,除正位外,一般多加拍摄斜位。此外,为显示椎间孔或椎板病变,在检查脊柱时也常拍摄斜位片(图2-28)。骶髂关节在解剖上是偏斜的,只有斜位片能看清骶髂关节间隙。

(4)开口位:第1~2颈椎在正位片上与门齿和下颌重叠,无法看清,开口位X线片可以观察枢椎齿状突的形态、寰枢椎的关系,可反映寰枢椎脱位、枢椎齿状突骨折、齿状突发育畸形等病变(图2-29)。

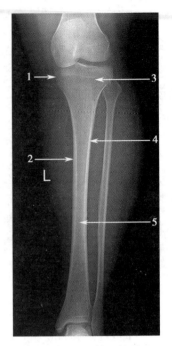

图2-27　正常成人管状骨
X线表现

1. 骨端;2. 骨干;3. 骨松质;
4. 骨皮质;5. 髓腔

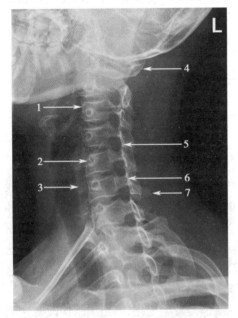

图2-28　颈椎斜位X线片表现

1. 椎体;2. 椎弓根;3. 横突;4. 寰椎后弓;
5. 椎间孔;6. 椎弓板;7. 棘突

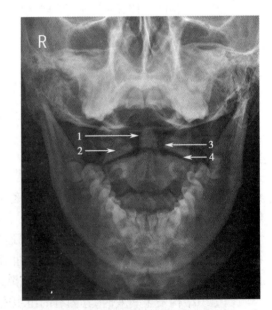

图2-29　颈椎寰枢椎开口位X线片表现

1. 枢椎齿状突;2. 寰椎侧块;3. 枢椎齿状突与寰椎两个侧块间距;4. 寰椎两侧块与枢椎关节间隙

(5)脊椎运动:检查颈椎或腰椎,除常规X线外,为了解椎间盘退变情况、椎体间稳定情况等,可将X线球管由侧方投照,令患者过度伸展和屈曲颈椎或腰椎,拍摄侧位X线片;或过度侧方倾斜腰部,拍摄正位X线片。

2. 骨和关节 X 线检查的注意事项

（1）多方位摄片：四肢长骨、关节、脊柱等部位一般拍摄正位片、侧位片，还可根据不同的位置和临床需要拍摄斜位片等。

（2）摄片范围：应包括骨关节及其周围软组织，四肢长骨摄片至少应包括邻近的 1 个关节，脊柱摄片时要包括相邻的脊椎节段，以便明确解剖位置，观察相互关系。

（3）对照观察：两侧对称的骨关节，当患侧 X 线征象难以确诊或疑为正常解剖变异时，应拍摄对侧相应位置，对照观察。

二、CT 检查

（一）CT 成像原理

CT（computed tomography）即计算机体层成像。是利用 X 线束对人体检查部位一定厚度的层面进行扫描。当 X 线通过人体时，因人体组织的吸收和散射而衰减，X 线衰减的程度取决于组织密度，密度高的组织比密度低的能够吸收更多的 X 线，由探测器接收透过该层面组织的 X 线后，通过模拟 / 数字转换器转变为数字信号，经计算机处理后得到该扫描断层的组织衰减系数，形成数字矩阵，再经数字 / 模拟转换器把矩阵内的每个数字转为由黑到白不等灰度的小方块（即像素），按矩阵排列构成 CT 图像。所以 CT 图像是由几万到几十万个由黑到白不同灰度的微小方块按矩阵排列而组成的。与 X 线图像相同，CT 图像也是用黑白灰对比反映组织器官对 X 线的吸收程度。CT 图像中黑的区域表示低吸收区，即低密度区；白的区域表示高吸收区，即高密度区。

（二）CT 检查在骨伤科中的应用

高分辨率 CT 能够从躯干横断面图像观察脊柱、骨盆、四肢关节等较复杂的解剖部位和病变，还有一定分辨软组织的能力，且不受骨骼重叠及内脏器官遮盖的影响，弥补了 X 线检查影像重叠及软组织结构分辨不清的缺点，为骨伤科疾病诊断、定位、区分性质、范围等提供一种非侵入性辅助检查手段。所以当骨骼、关节和软组织疾病临床和 X 线检查诊断困难时，可选用 CT 进一步检查，但对解剖结构较复杂的部位，如骨盆、髋关节、肩关节、膝关节等，可首选 CT。

1. CT 可从躯体横断面显示明确的组织结构解剖关系，易于区分松质骨和皮质骨的破坏、死骨、钙化、骨化等疾病。

2. CT 可显示 X 线未能发现的骨折、关节内游离体、脱位及软组织血肿，并能很好地显示骨折、脱位与周围组织的关系，尤其是螺旋 CT 三维重建（3D）和多平面图像重建（MRP），能准确、立体地显示骨折、脱位的情况，为制定治疗方案提供重要依据（图 2-30）。

3. CT 对显示脊柱、椎管和椎间盘明显优于 X 线平片，对诊断椎间盘突出、椎管狭窄、椎管内占位、脊柱外伤有较高价值（图 2-31）。

4. CT 扫描有助于肿瘤定位和受累范围的确定，显示肿瘤的大小、形态、轮廓、内部结构，了解肿瘤与邻近神经干、大血管的解剖关系，但对确定肿瘤的性质有一定困难。

5. CT 在某些感染性疾病（如急性化脓性骨髓炎）早期，可显示小的骨破坏、小死骨和软组织脓肿，有助于判断软组织受累的范围和程度。

三、磁共振成像检查

（一）磁共振成像原理

磁共振成像（magnetic resonance imaging，MRI）是利用强外磁场内人体中的氢原子核（即氢质子），在特定射频脉冲作用下产生磁共振现象，所进行的一种医学成像技术。

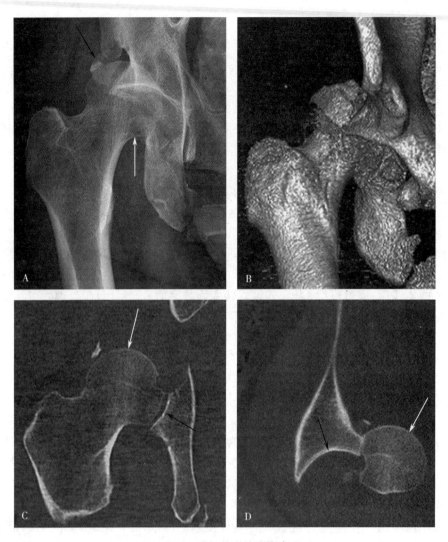

图 2-30 髋关节脱位影像表现

A. 正位：右股骨头（白箭）向外上方移位，髋臼外上方见骨片分离移位（黑箭）；B. CT 三维重建：右股骨头向外上方移位，关节对位不良；C. CT 冠状位重建：髋关节股骨头（白箭）位于髋臼（黑箭）外上方；D. CT 矢状位重建：髋关节股骨头（白箭）位于髋臼（黑箭）后方

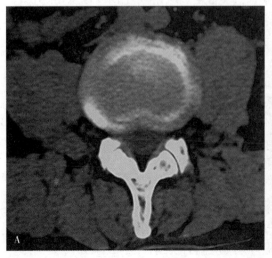

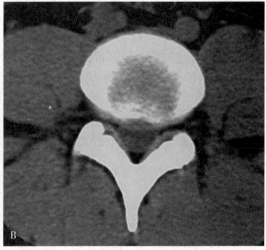

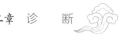

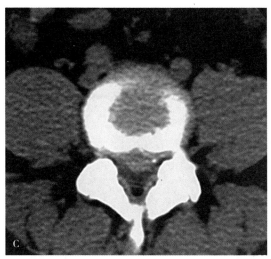 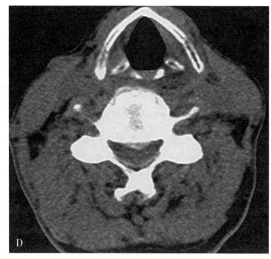

图 2-31　椎间盘退行性变 CT 表现

A.腰椎 CT 横断位:椎体边缘之外出现对称性环形软组织影,其后缘正中仍保持前凹状态;B.腰椎 CT 横断轴位:椎间盘局限性向后突出,硬膜囊受压;C.腰椎 CT 横断位:椎间盘突入椎管内,硬膜囊受压变形;D.颈椎 CT 横断位:椎间盘后缘正中半圆形软组织影向椎管内突出

　　磁共振成像的原理较为复杂,人体氢质子在强外磁场内依外磁场磁力线方向有序排列,产生纵向磁矢量和氢质子运动。当向强外磁场内的人体发射特定频率(氢质子运动频率)的射频脉冲时,氢质子吸收能量而发生磁共振现象。停止发射射频脉冲后,氢质子迅速恢复原有的平衡状态,此时氢质子将吸收的能量以电磁波的形式释放出来,这种电磁波即为磁共振信号。磁共振信号经过采集、编码、计算等一系列复杂处理后,获得重建的磁共振灰阶图像。

　　信号的强弱因人体组织器官的氢质子数不同、活动氢质子的密度、氢质子的分子环境、温度与黏稠度等因素而有差异,这种差异以黑白灰对比图像呈现在磁共振图像上。磁共振图像与 X 线、CT 图像一样是通过黑白灰对比来显示组织差异的,但需要注意的是,X 线、CT 图像的黑白灰差异来自组织密度和厚度,而磁共振图像上黑白灰表示的是信号强度。白影为高信号,灰影为中等信号,黑影为低信号或无信号。

　　(二)磁共振成像在骨伤科中的应用

　　磁共振成像是骨骼肌肉系统重要的检查手段之一,软组织分辨率高,可采用多方位、多序列成像,显示脂肪、肌肉、肌腱、韧带、关节囊、软骨和骨髓等组织及其病变,如肿块、坏死、出血、水肿等,均能很好地显示。对早期骨质破坏和细微骨折的显示、对脊柱解剖结构和病变的显示及了解病变与椎管内容物结构的关系均优于 X 线平片和 CT。

　　1.骨折　MRI 以组织中的氢质子变化为信号来源,软组织氢质子密度大,分辨能力好。皮质骨缺乏氢质子,磁共振信号弱,显示能力不如 X 线和 CT,但骨折缝隙仍可显示。隐匿性骨折和骨挫伤,X 线和 CT 常不能发现,而 MRI 可显示早期、轻微的骨髓水肿,是目前诊断骨挫伤最敏感的影像学检查方法(图 2-32)。

　　2.脊柱疾病　是 MRI 临床应用的重要领域,可获取多平面图像而不像 X 线和 CT 那样会产生影像衰变,可清晰地显示椎体、椎间孔、椎间盘和脊髓、神经根、硬膜外脂肪、脑脊液等组织及其相互关系。对急性脊柱创伤进行 MRI 检查时,可在不改变患者体位的情况下,获得各部骨结构与硬脊膜囊及脊髓之间相互关系的信息。除可显示脊椎骨结构变化外,更重要的是能发现骨挫伤、椎间盘损伤、韧带撕裂和脊髓受压及损伤情况等,对指导手术治疗及判断预后有很大帮助(图 2-33)。用 MRI 追踪观察脊髓创伤可显示脊髓出血、水肿、脊髓萎缩、血肿吸收、脊髓坏死及继发的脊髓空洞等变化。

3. 椎间盘疾病　各部位的椎间盘都可在 MRI 上清晰显示,为首选影像学检查方法。T1 和 T2 加权像矢状位均可以显示椎间隙的改变。T2 加权像对椎间盘变性最敏感。正常情况下纤维环含水量约 78%,髓核含水量 85%~95%,在 T2 加权像上,髓核呈高信号、纤维环为低信号,对比明显。变性的椎间盘两者含水量均下降至 70% 左右,以致这两部分在 T2 加权像中均呈低信号,难以区别。椎间盘膨出除有椎间盘变性改变外,在 MRI 矢状位上表现为椎间盘前后方膨隆,在横断位上表现为膨出的椎间盘均匀地超出椎体边缘。椎间盘突出则在矢状位上表现为突出的髓核呈半球状、舌状向后方或侧后方伸出,在横断位上呈三角形或半圆形局限突出于椎体后缘或后外侧缘(图 2-34)。MRI 还能直接显示脊髓受压、水肿、变性坏死等。

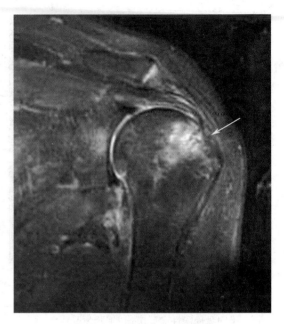

图 2-32　骨挫伤 MRI 表现
MRI 冠状位抑脂像:左肱骨头处高信号区,
为骨挫伤改变(白箭)

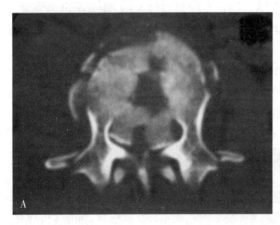
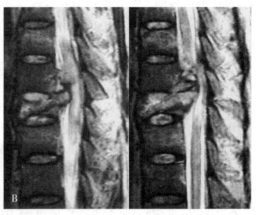

图 2-33　椎体爆裂骨折 MRI 表现
A. 腰椎 CT 平扫:椎体爆裂骨折,可见多处骨折线和多个骨折片,后者彼此分离并有部分突入椎管;
B. 另一病例 MRI T2WI 示胸 10 椎体变扁,信号增高,椎体前缘骨质向前膨突,后缘皮质断裂,可见骨折片突入椎管致脊髓明显受压移位

4. 椎管狭窄症　MRI 在椎管狭窄症中显示压迫部位及范围的精确度较高。尤其当椎管高度狭窄时,脊髓造影可能得不到关键部位的满意对比,而 T2 加权像可较好地观察到硬脊膜囊硬膜外压迹。MRI 能显示蛛网膜下腔完全阻塞时梗阻的上、下平面。MRI 对神经根管狭窄的诊断特别有效,硬脊膜外脂肪和侧隐窝内脂肪减少是诊断神经根受压的重要标志。

5. 椎骨或椎间盘化脓性感染　椎骨或椎间盘化脓性感染在 MRI 图像上显示出特殊变化。椎骨骨髓炎急性期在 T1 加权像上呈弥漫性或片状低信号,因炎性充血、水肿在 T2 加权像上呈高信号;椎间盘感染后,在 T1 加权像上椎间盘相邻的椎体内出现低信号,在 T2 加权像上感染的椎间盘呈高信号,髓核裂隙消失,形态不规则,可呈线条状。

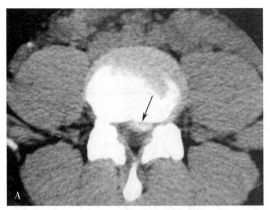

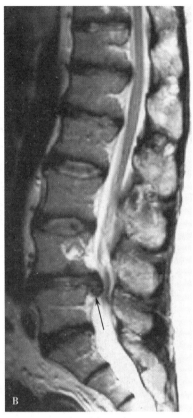

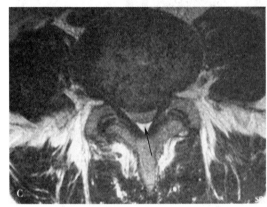

图 2-34　椎间盘突出 MRI 表现

A. 腰 4~5 椎间盘 CT 平扫示椎体后侧偏左弧形较高密度软组织块影突入椎管(黑箭),其内见钙化影;B、C. 另一病例 MRI T2WI 示腰 4~5 椎间盘向后突入椎管(B,黑箭)并压迫脊膜囊(C,黑箭)

6. 脊髓内、外肿瘤　MRI 有显示整个脊髓和区分脊髓周围结构的能力,有助于脊髓内、外肿瘤的诊断,并能确切区分肿瘤实质和囊性成分。髓外硬脊膜内肿瘤表现为脊膜囊内软组织包块,可使脊髓移位,并常见骨质异常改变或同时出现椎旁包块。多平面成像对神经纤维瘤的诊断特别有价值,可以描绘出硬脊膜囊的扩张及肿瘤在硬脊膜内外的成分。脂肪瘤在 T1 及 T2 加权像中显示特有的强信号。脊椎肿瘤不论原发还是继发,在 T1 加权像上表现为信号减弱,在 T2 加权像上表现为信号增强。椎体血管瘤在 T1 加权像上信号强度中等。

7. 膝关节疾病　MRI 可显示膝关节前、后交叉韧带和侧副韧带,可用于急性韧带损伤,特别是完全性韧带撕裂的诊断。正常膝关节韧带呈低强度信号,在 T2 加权像及抑脂像中依靠具有较强信号的关节液和周围软组织的衬托可对比识别,若韧带完全断裂,断端可以有移位或退缩,或可见扭曲和波浪状改变,全程或局部可见高信号影(图 2-35)。MRI 可直接显示关节软骨损伤,表现为关节软骨内出现较高信号区,甚至关节软骨和骨性关节面呈现阶梯状改变,受损的软骨下骨髓内可见局部水肿,出现高信号影。关节镜检查是诊断半月板撕裂的金标准,而 MRI 为影像学方法中诊断半月板病变的最佳选择。膝关节影像要结合临床或手术所见加以解释。

随着临床需求的增加及磁共振技术的发展,全身各关节软组织的影像显示及疾病损伤的判断多能通过磁共振得到,这也为临床诊断及治疗提供了有力的帮助。

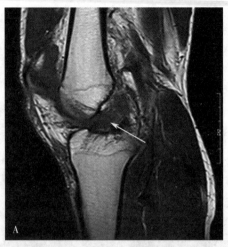

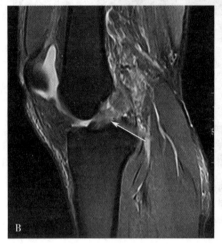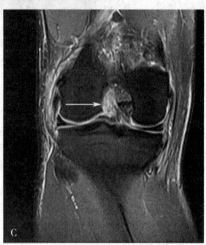

图 2-35　前交叉韧带损伤 MRI 表现
A. 矢状位 T1WI 示前交叉韧带增宽,边缘欠清,呈等信号;
B. MRI 矢状位 T2WI 抑脂像;C. MRI 冠状位 T2WI 抑脂像呈略高信号(白箭)

四、放射性核素显像检查

(一) 放射性核素显像的原理

放射性核素显像是将放射性核素引入体内并特异性地沉积于骨骼,利用放射性核素探测器对骨骼内核素所发射的放射线进行探测,对所形成的骨骼结构图像进行观察分析的检查方法。

骨骼内存在的羟基磷灰石结晶和未成熟的骨母质与骨显像剂具有亲和能力,或进行离子交换(如 ^{85}Sr、^{18}F),或进行吸附与结合(如 ^{99m}Tc 或 ^{113m}In 标记的磷酸化合物)。由于这些物质具有放射性,故能使骨骼显像。骨骼局部血流量、无机盐代谢和成骨细胞活跃程度均与显像剂的聚集有密切联系。当骨骼有病变时,会发生骨质破坏及骨质修复两种改变,使放射性显像剂在病灶部位相对减少形成"冷区"或沉积增加形成"热区"。根据体内各部位放射性核素分布的情况,可以了解其解剖结构及功能变化。全身骨骼均可进行扫描,骨伤科常利用放射性核素显像协助诊断骨骼系统疾病,可提高诊断阳性率,并且具有早期诊断的价值。

(二) 放射性核素显像在骨伤科中的应用

1. 骨骼系统疾病　放射性核素骨显像不仅可以反映全身骨骼的形态,而且能定位反映骨骼的局部血供及代谢情况,对于许多骨骼疾病,可比 X 线检查早 3~6 个月发现病灶,其阳性率比 X 线检出率高 25%。因其阳性率较高,目前已较广泛地运用于临床骨伤科疾病的诊断,尤其是股骨头缺血性坏死的早期诊断,以及隐匿性骨折及早期急性骨髓炎的诊断。另外,对各种骨代谢性疾病,如原发性或继发性甲状旁腺功能亢进、骨软化症等,均有诊断价值。

2. 转移性骨肿瘤的早期诊断　转移性骨肿瘤早期常无明显临床症状。放射性核素骨显像能够早期发现骨转移灶,且能发现 X 线、CT 及 MRI 等检查发现范围以外的病灶,是早期诊断转移性骨肿瘤的首选方法,也是骨转移灶治疗疗效观察的主要方法。

3. 原发性骨肿瘤的诊断与疗效观察　放射性核素骨显像对显示原发性骨肿瘤灵敏度较高,可以观察是单发还是多发病变、有无远处骨骼或软组织转移,但特异性较差。其临床价值主要在于协助定性诊断,确定肿瘤的发生部位和程度,为临床确定治疗方案提供依据,在治疗过程中,指导调整治疗方案,评估预后。

恶性骨肿瘤放疗后放射性核素骨显像显示病变范围缩小且放射聚集程度减低,表明治疗有效。

4. 移植骨的监测　放射性核素骨显像常用于监测移植骨的血供、成活状态、修复速率及并发症,对于判断移植骨是否成活具有独特的价值。

（张　琥　张　燕）

复习思考题

1. 对于膝关节外伤患者,应进行哪些体格检查?
2. 试述 X 线、CT、磁共振成像、放射性核素显像检查在骨伤科中的应用。

◇◇◇ 第三章 ◇◇◇

治　法

📝 **学习目标**

掌握损伤的三期辨证治法、外固定的适应证及注意事项；熟悉骨病的内治法、正骨手法、理筋手法、功能锻炼分类和适应证；了解外治法的分类及适用范围、手术治疗的适应证、物理疗法。

💗 **思政元素**

治 病 求 本

中国古代先贤说："善治病者,必医其受病之处；善救弊者,必塞其起弊之原。"究其根本,世界经济发展到今天,上一轮科技和产业革命所提供的动能已经接近尾声,传统经济体制和发展模式的潜能趋于消退。

——2015 年 11 月 15 日,习近平在二十国集团领导人第十次峰会上的发言

第 一 节　中 药 疗 法

中药疗法是骨伤科疾病的重要治疗方法之一,是在辨证与辨病相结合的基础上贯彻内外兼治、整体与局部兼顾等原则的重要手段。经过长期的临床实践,总结出一套完整的中药治疗骨伤科疾病体系,在消肿、止痛、促进软组织修复与骨折愈合、恢复功能方面取得了卓越的疗效。中药疗法分内治法与外治法两类。

一、内治法

内治法是在中医理论的指导下,通过内服中药治疗与预防疾病的一种方法。在临床实践基础上,骨伤科逐渐形成了以"温、下、清、消、和、续、补、舒、散"等为主的独特内治方法。临证时,在辨证用药与辨病施治的同时,还应考虑伤病发展过程不同阶段的病理变化,采用先攻后补、攻补兼施或先补后攻等不同治疗方法。内治药物的剂型分为汤剂、丸剂、散剂、酒剂、丹剂等,近代改良剂型如片剂、颗粒剂、口服液、注射剂等应用也比较普遍,但无论何种剂型,在应用时除考虑剂型的特点外,都必须按照中医辨证用药的原则正确选用,以保证疗效。根据骨伤科疾病分类不同,一般分为创伤内治法与骨病内治法。

（一）创伤内治法

人体遭受损伤，经脉受损，气机失调，血不循经，溢于脉外，离经之血瘀滞于肌肤腠理，"不通则痛"，故须疏通气血。唐容川《血证论》、钱秀昌《伤科补要》均以"损伤之症""专从血论"为辨证施治的基础。根据损伤的发展过程，通常分初、中、后3期，辨证采用不同的治法。

1. 损伤初期 一般在伤后2周内，多瘀血停滞，气滞血瘀，肿痛并见，活动障碍，实证居多，治宜活血化瘀、消肿止痛为主。常用治法有攻下逐瘀法、行气活血法、清热凉血法等。

（1）攻下逐瘀法：属"下法"，适用于损伤早期蓄瘀，大便不通，腹胀拒按，苔黄，脉洪大而数的体实患者。临床多应用于胸腰腹部损伤、蓄瘀而致阳明腑实证，常用方剂有桃核承气汤、大成汤、鸡鸣散加减等。由于苦寒泻下药药效峻猛，对年老体弱、气血虚衰和妇女妊娠、经期及产后失血过多者，应当禁用或慎用该法。

（2）行气活血法：又称行气消瘀法，属于"消法"，适用于气滞血瘀，局部肿痛，无里实热证，或宿伤而有瘀血内结及有某种禁忌而不能猛攻急下者。常用方剂有以活血化瘀为主的复元活血汤、活血止痛汤等；以行气为主的柴胡疏肝散；行气与活血并重的膈下逐瘀汤、顺气活血汤等。临证可根据损伤的辨证不同灵活选用，或重于活血化瘀，或重于行气，或活血与行气并重。如需逐瘀，可与攻下法配合。

（3）清热凉血法：包括清热解毒法和凉血止血法，属于"清法"，适用于损伤引起的错经妄行，创伤感染，火毒内攻，热邪蕴结或壅聚成毒等证。常用的清热解毒方剂有五味消毒饮等；凉血止血方剂有十灰散、四生丸、小蓟饮子等。由于药性寒凉，须根据虚实而用，凡身体壮实者患实热之证可予以清热凉血。若素体虚弱，脏腑虚寒，饮食素少，肠胃虚滑，或妇女分娩后有热证者，均慎用。

2. 损伤中期 一般在伤后2~6周，局部肿胀基本消退，疼痛逐渐消失，瘀未尽去，筋骨未连接，虚实并见，治宜和营生新、续筋接骨为主。常用治法有和营止痛法、接骨续筋法、舒筋活络法等。

（1）和营止痛法：属于"和法"，适用于损伤后，虽经消、下等法治疗，但气滞血瘀，肿痛仍未尽除，而继续运用攻下之法又恐伤正气者。常用方剂有和营止痛汤等。

（2）接骨续筋法：属于"续法"，适用于损伤中期，骨位已正，筋已理顺，筋骨已有连接但未坚实，尚有瘀血未去者。瘀血未去则新血不生，新血不生则骨不能合、筋不能续。主要采用接骨续筋药，佐以活血祛瘀药，常用方剂有续骨活血汤、新伤续断汤、接骨丹、接骨紫金丹等。

（3）舒筋活络法：属于"舒法"，适用于损伤中期瘀血凝滞，筋膜粘连，或兼有风湿，筋络发生挛缩、强直，关节屈伸不利者。主要使用活血药和祛风通络药，并加理气药，以宣通气血，消除凝滞，舒筋通络。常用方剂有舒筋活血汤、舒筋汤、蠲痹汤等。

3. 损伤后期 一般在伤后6周以后，由于气血耗损，筋骨不坚，肢体乏力，关节屈伸不利，虚证多见，故以补益气血、强壮筋骨为主。常用治法有补气养血法、补养脾胃法、补益肝肾法、温经通络法等。

（1）补气养血法：适用于平素气血虚弱或气血耗损过重，筋骨痿软或骨折延迟愈合者。无论外伤筋骨，内伤气血，还是长期卧床，日久必然气血亏虚，故宜采用补气养血法，气血旺盛，筋骨得以濡养。补气、补血各有重点，但亦不能截然划分，气虚可致血虚，血虚亦可致气损，故在治疗上常补气养血并用。常用方剂有八珍汤、十全大补汤等。使用补气养血法应注意，跌仆损伤而瘀血未尽，体虚不宜攻伐者，于补虚之中需酌用祛瘀药，以防留邪损正，积瘀为患。

（2）补养脾胃法：适用于损伤后期，耗伤正气，气血亏损，脏腑功能失调，或长期卧床缺少活动,而导致脾胃气虚,运化失职,饮食不消,四肢疲乏无力,肌肉萎缩,脉象虚弱无力等。因脾主四肢、肌肉,主运化,胃主受纳,补益脾胃可促进气血生化,充养四肢百骸。本法通过助生化之源而加速损伤筋骨的修复,为损伤后期常用之调理方法。常用方剂有补中益气汤、参苓白术散、归脾汤等。

(3)补益肝肾法:又称强壮筋骨法,适用于损伤后期,年老体虚、筋骨痿弱、肢体关节屈伸不利、骨折延迟愈合、骨质疏松等肝肾亏虚者。"肝主筋","肾主骨,主腰脚"。临床应用本法,应注意肝肾之间的相互联系及肾的阴阳偏盛。肝为肾之子,"虚则补其母",故肝虚者应注意补肾,养肝常兼补肾阴,以滋水涵木。常用方剂有壮筋养血汤、生血补髓汤等;肾阴虚用六味地黄汤或左归丸等;肾阳虚用金匮肾气丸或右归丸等。

(4)温经通络法:属于"温法",适用于损伤后期气血运行不畅,或因阳气不足,腠理空虚,风寒湿邪乘虚侵袭经络;或因筋骨损伤日久失治,气血凝滞,风寒湿邪滞留者。血气喜温而恶寒,寒则涩而不流,温则流行畅利。"寒者热之","劳者温之",本法主要使用温性、热性的祛风、散寒、除湿之品,并佐以调和营卫或补益肝肾之药,以求达到祛除留注于骨节经络之风寒湿邪,使血活筋舒、关节滑利、经络通畅的目的。常用方剂有麻桂温经汤、小活络丹等。

三期辨证用药以调和疏通气血、生新续损、强筋壮骨为主要目的,但三期用药没有绝对的时间界限。如一般骨折的治疗,按三期辨证内服中药,但骨折后肿胀不严重者,往往可以直接应用接骨续筋之法,佐以活血化瘀之药;开放性损伤失血过多者,开始即需用补气摄血法急固其气,防止虚脱,止血以后,仍需补而行之,而不是一味地按三期辨证用药。临证时须灵活变通,审慎辨证,正确施治。

另外,按损伤部位辨证用药也是骨伤科辨证用药的常用方法。如头部损伤瘀血阻窍者,选用通窍活血汤等;胸部蓄瘀者,选用血府逐瘀汤等;四肢损伤者,选用桃红四物汤等;两胁、上腹部损伤者,选用膈下逐瘀汤等。根据受伤部位的经络分布在基础方上加用引经药也是骨伤科辨证用药的特色之一,如上肢损伤加续断、桂枝等,下肢损伤加牛膝、木瓜等,头部损伤加防风、白芷等,背部损伤加威灵仙等,至今仍被广泛应用于临床。

(二)骨病内治法

骨病的发生与创伤有一定的相关性,但其病理变化与临床表现与创伤并不相同,故其治疗也有特殊性。《素问·至真要大论》说:"寒者热之,热者寒之……客者除之,劳者温之,结者散之。"骨病用药基本遵循上述原则。"温、清、补、舒、散"为骨病的常用治法,本部分主要补充介绍"温""散"两法。

1. 温阳祛寒法　属于"温法",用温阳通络的药物,使阴寒凝滞之邪得以驱散。适用于阴寒内盛之骨痨或附骨疽,流痰初起,患处漫肿酸痛,不红不热,形体恶寒,口不作渴,小便清利,苔白,脉迟等。代表方剂为阳和汤等。

2. 祛痰散结法　属于"散法",适用于骨病见无名肿块,痰浊留滞于肌肉或经隧之内者。骨病的癥瘕积聚均为痰滞交阻、气血凝留所致。此外,外感六淫或内伤情志,以及体质虚弱等,亦能使气机阻滞,液聚成痰。临床运用时要针对不同病因,与下法、消法、和法等配合使用,才能达到化痰、消肿、软坚之目的。常用方剂有二陈汤、温胆汤、苓桂术甘汤等。

二、外治法

外治法是针对损伤局部进行治疗的方法。外用药物是外治法的主要手段之一,在骨伤科治疗中占有重要的地位。一般可分为敷贴药、搽擦药、熏洗湿敷药和热熨药等。

(一)敷贴药

敷贴是将药物制剂直接敷贴在损伤局部,使药力发挥作用。《理瀹骈文》说:"切于皮肤,彻于肉里,摄于吸气,融于渗液。"故敷贴药吸收快,副作用小。常用的有药膏、膏药、药散3种。

1. 药膏 又称敷药、软膏,是将药碾成细末,选加饴糖、蜜、油、水、鲜草药汁、酒、醋或医用凡士林等,调匀如厚糊状,涂敷患处。按功用可将药膏分为6类。

(1)消瘀退肿止痛类:适用于骨折、筋伤初期肿胀疼痛剧烈者,可选用定痛膏、双柏膏等药膏外敷。

(2)舒筋活血类:适用于扭挫伤,肿痛逐步消减的中期患者,可选用三色敷药膏、舒筋活络药膏等外敷。

(3)接骨续筋类:适用于骨折整复后,位置良好、肿痛消退之中期患者,可选用接骨续筋药膏、驳骨散等。

(4)温经通络类:适用于损伤日久,复感风寒湿邪者,可选用温经通络膏外敷;或在舒筋活血类药膏内酌加温散风寒、利湿的药物外敷。

(5)清热解毒类:适用于伤后邪毒感染,局部红、肿、热、痛者,可选用金黄膏、四黄膏。

(6)生肌拔毒长肉类:适用于局部红肿已消退,但伤口尚未愈合者,可选用生肌玉红膏、红油膏等。

药膏在临床应用时,大小根据敷贴范围而定。摊好后在药上加叠1层敷料,以防药物烊化沾污衣服。根据伤情的变化、肿胀消退的程度及气温决定药膏的换药方案。对敷药及药膏过敏者,应及时停药,严重者可予抗过敏治疗。

2. 膏药 古称"薄贴",是将药物碾成细末配合香油、黄丹或蜂蜡等基质炼制而成。晋代葛洪所著《肘后备急方》中就有关于膏药制法的记载。膏药遇温烊化后能粘贴在患处,应用方便,药效持久,便于储存、携带,在骨伤科应用较为普遍。按功用可将膏药分为3类。

(1)治损伤类:适用于损伤者,如消肿止痛膏;适用于陈伤气血凝滞、筋膜粘连者,如化坚膏。

(2)治寒湿类:适用于风湿者,如狗皮膏、伤湿宝珍膏等;适用于损伤与风湿兼证者,如损伤风湿膏等。

(3)提腐拔毒生肌类:适用于创伤而有创面溃疡者,如太乙膏、陀僧膏等。一般常在创面另加药散,如九一丹、拔毒生肌散等。

膏药适用于多种伤病,新伤初起有明显肿胀者不宜使用。对含有丹类药物的膏药,X线不能穿透,所以做X线检查时应取下。膏药在使用时需要烊化,应避免温度过高,烫伤皮肤。

3. 药散 又称"掺药",是将药物碾成极细的粉末,收贮瓶内备用,使用时将药散直接擦于伤口处或置于膏药上烘热后贴于患处。按功用可将药散分为5类。

(1)止血收口类:适用于一般创伤出血,常用的有桃花散、花蕊石散、金枪铁扇散。近年来研制的不少止血粉,如云南白药等,都具有收敛止血的作用,对一般创伤出血掺止血粉加压包扎,即能止血。而对较大的动脉、静脉损伤导致的出血,需要采用其他措施止血,如手术等。

(2)祛腐拔毒类:适用于创面腐肉未去或肉芽过长的患者。常用的有九一丹、七三丹等,主药是升丹,但纯用升丹药效过于峻猛,往往加入熟石膏等药,如九一丹熟石膏与升丹之比为9:1,七三丹两者之比为7:3。对升丹过敏的患者,可用不含升丹的祛腐拔毒药。

(3)生肌长肉类:适用于脓水稀少、新肉难长的创面,常用的有生肌八宝丹等,也可与祛腐拔毒类散剂掺合在一起应用,具有促进新肉生长、创面收敛、伤口愈合的作用。

(4)温筋散寒类:适用于局部寒湿停聚、气血凝滞疼痛、损伤后期患者,常用的有丁桂散、桂麝散等,具有温经活血、散风逐寒的作用。

(5)活血止痛类:适用于损伤后局部瘀血结聚肿痛者,常用的有四生散等,具有活血止痛的作用。四生散对皮肤刺激较大,使用时要注意皮肤药疹的发生。

(二)搽擦药

搽擦药是将药物制成药液、药汁或油膏,直接涂擦于患处,或在施行理筋手法时配合使用,或在热敷熏洗后进行自我按摩时使用的一种外用药物剂型。常用的搽擦药有 2 种。

1. 酒剂 又称外用药酒或外用伤药水,是用药与白酒、醋浸制而成,也有单用酒浸者。具有活血止痛、舒筋活络、追风祛寒的作用。常用的有茴香酒、正骨水等。

2. 油剂与油膏 将香油和药物熬煎后去渣即成油剂,或加黄蜡或白醋收膏炼制而成油膏。具有温筋通络、消散瘀血的作用。适用于关节筋络寒湿冷痛等,也可配合手法及功能锻炼前后做局部搽擦。常用的有跌打万花油、伤油膏等。

(三)熏洗湿敷药

1. 热敷熏洗 古称"淋拓""淋洗""淋浴",是将药物置于锅或盆中加水煮沸后熏洗患处的一种方法。先用热气熏蒸患处,待水温稍减后用水浸洗患处,冬季气温低,可在患处加盖棉垫,以保持热度持久。每日 2 次,每次 15~30 分钟,每剂药可熏洗数次,药水因蒸发而减少时可增加适量水再煮沸熏洗。具有疏松关节筋络、疏导腠理、流通气血、活血止痛的功效。适用于关节强直拘挛、酸痛麻木或损伤兼夹风湿者,多用于四肢关节损伤,腰背部也可熏洗。对于新伤瘀血积聚者,常用散瘀和伤汤、海桐皮汤等方药;对于陈伤风湿冷痛、瘀血已初步消散者,常用八仙逍遥汤、上肢损伤洗方、下肢损伤洗方等方药。

2. 湿敷洗涤 古称"溻渍""洗伤"等,在《外伤精义》中有"其在四肢者溻渍之,其在腰腹背者淋射之,其在下部委曲者浴渍之"的记载。多用于创伤,将药物制成水溶液,供伤口或感染伤口湿敷洗涤用。常用的有野菊花煎水、2%~20% 黄柏溶液及蒲公英鲜药煎汁等。

(四)热熨药

热熨是选用温经散寒、行气活血止痛的药物,加热后用布包裹,通过物理热疗作用促进其吸收的一种局部治疗方法,适用于不宜外洗的腰脊躯体之新伤、陈伤等。主要剂型有下列几种:

1. 坎离砂 又称"风寒砂",利用氧化铁(坎离砂)与乙酸(醋酸)作用后生成乙酸铁时所放出的热能作为热源,热熨患处,适用于陈伤兼有风湿证者。现代工艺革新,采用还原铁粉加活性炭及中药,制成各种热敷袋,用手轻轻摩擦即能发热,使用更为方便。

2. 熨药 俗称"腾药",将药置于布袋中,扎好袋口放在蒸锅中加热后熨患处,适用于各种风寒湿证肿痛,能舒筋活络,消瘀退肿。常用的有正骨熨药等。

3. 其他 如用粗盐、黄砂、米糠、麸皮、吴茱萸等炒热后装入布袋中热熨患处,还有将葱、姜、豉、盐等炒热,布包罨脐上,适用于各种风寒湿型筋骨痹痛、腹胀痛及尿潴留等。

第二节 手 法

手法是术者用手或肢体其他部位,或借助器械,使用各种特定技巧动作,直接施加在患者体表特定的部位,用来治疗疾病的一种操作技术。其在骨伤科治疗中占有重要地位,与固定、中药疗法、功能锻炼并称为骨伤科四大治疗方法。按治疗作用和应用范围,可分为正骨手法、上髎手法、理筋手法三大类。

一、正骨手法

正骨手法又称接骨手法,主要用于骨折的复位和相关治疗。《医宗金鉴·正骨心法要旨》说:"夫手法者,谓以两手安置所伤之筋骨,使仍复于旧也。"还把骨伤科手法归纳为"摸、接、端、提、按、摩、推、拿"八种方法,并详细阐述了手法的适用证、作用及操作要领。

(一)正骨手法操作

1. **拔伸** 是正骨手法中的重要步骤,主要用于矫正患肢的重叠移位,恢复肢体的长度。按照"欲合先离,离而复合"的原则,开始拔伸时,肢体先保持在原来的位置,沿肢体的纵轴,由远近骨折端做对抗牵引,再按照整复步骤改变肢体的方向,持续牵引(图3-1)。牵引力的大小以患者肌肉强度为依据,要轻重适宜,持续稳妥。小儿、老年人及女性患者,牵引力不能太大;反之,青壮年男性患者,肌肉发达,牵引力应加大。对肌群丰厚的患肢,应结合骨牵引;但肱骨干骨折时,虽上臂肌肉发达,但在麻醉下骨折的重叠移位容易矫正,如果用力过大,常使断端分离,导致骨折不愈合。

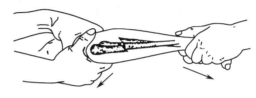

图 3-1 拔伸

2. **旋转** 主要用于矫正骨折断端的旋转畸形。单轴关节(只能屈伸的关节),只有将骨折远端连同与之形成一个整体的关节远端肢体共同旋向骨折近端所指的方向,畸形才能矫正,重叠移位也能较省力地克服。因此,骨折有旋转畸形时,术者手握其远端,在拔伸下围绕肢体纵轴向左或向右旋转,从而恢复肢体的正常生理轴线(图3-2)。

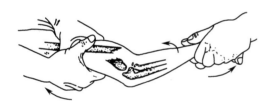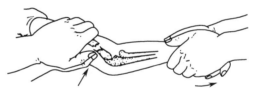

图 3-2 旋转

3. **屈伸** 术者一手固定关节的近端,另一手握住远端沿关节的冠状轴摆动肢体,以整复骨折脱位(图3-3)。如伸直型肱骨髁上骨折,须在牵引下屈曲肘关节;屈曲型肱骨髁上骨折则须在牵引下伸直肘关节。

若骨折端同时存在4种移位(重叠、旋转、成角、侧方移位),在拔伸牵引下,一般先矫正旋转及成角移位,即按骨折的部位、类型,明确骨折断端附着肌肉牵引的方向,利用其解剖特点,置于一定位置,将骨折远端旋转、屈伸,远近骨折端轴线才能相对,重叠移位能较省力地矫正。

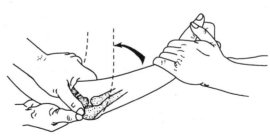

图 3-3 屈伸

4. **提按** 主要用于矫正骨折断端的前后移位。操作时,术者两手拇指按突出的骨折一端向下,两手四指提下陷的骨折另一端向上,使之复位(图3-4)。

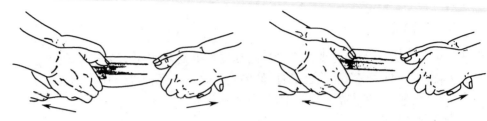

图 3-4 提按

5. 端挤 主要用于矫正骨折断端的内外侧移位。操作时,术者一手固定骨折近端,另一手握住骨折远端,四指向术者方向用力谓之端,拇指反向用力谓之挤(图 3-5)。手指用力要适当,方向要正确,部位要准确,着力点要稳固。术者手指要与患者皮肤紧密接触,通过皮下组织直接用力于骨折端,切忌在皮肤上来回摩擦,以免损伤皮肤。

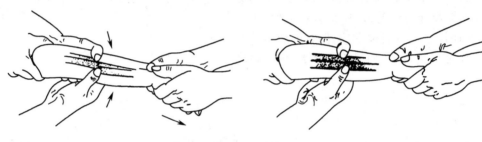

图 3-5 端挤

6. 摇摆 主要用于矫正横形、锯齿形骨折。经过上述整骨手法后,骨折基本复位,但横形、锯齿形骨折断端间可能仍有间隙。为了使骨折端紧密接触,增加稳定性,有利于骨折愈合,术者两手固定骨折部,由助手在维持牵引下轻轻地前后或左右方向轻轻摆动骨折远端,待骨折断端的骨擦音逐渐变小或消失,则骨折断端已紧密吻合(图 3-6)。

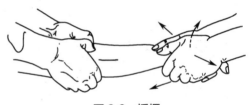

图 3-6 摇摆

7. 触碰 又称叩击手法,主要用于需使骨折端紧密嵌插者。横形骨折发生于干骺端时,骨折整复夹板固定后,一手固定骨折部的夹板,另一手轻轻叩击骨折远端,使骨折断端紧密嵌插,复位更加稳定(图 3-7)。

8. 分骨 主要用于矫正两骨并列部位的骨折,如尺桡骨干双骨折,胫腓骨、掌骨与跖骨骨折等。骨折端因受骨间膜或骨间肌的牵拉而呈相互靠拢的侧方移位。以尺桡骨干双骨折为例,整复骨折时,两手拇指及示、中、环三指由骨折部的掌背侧对向夹挤两骨间隙,使骨间膜或骨间肌紧张,靠拢的骨折端分开,远近骨折端相对稳定,并列的双骨折像单骨折一样一起复位(图 3-8)。

9. 折顶 主要用于横形或锯齿形骨折,肌肉发达、单靠牵引力量不能完全矫正重叠移位者。此法多用于前臂骨折。术者两手拇指抵于骨折突出的一端,其余四指重叠环抱于骨折下陷的另一端,在牵引下两拇指用力向下按压突出的骨折端,加大成角,依靠拇指的感

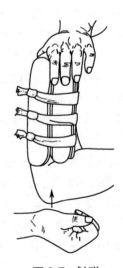

图 3-7 触碰

觉,估计骨折远近端骨皮质已经相顶时,骤然反折。反折时环抱于骨折另一端的四指将下陷的骨折端猛力向上提起,而拇指继续用力将突出的骨折端下压,这样较容易矫正重叠移位(图3-9)。

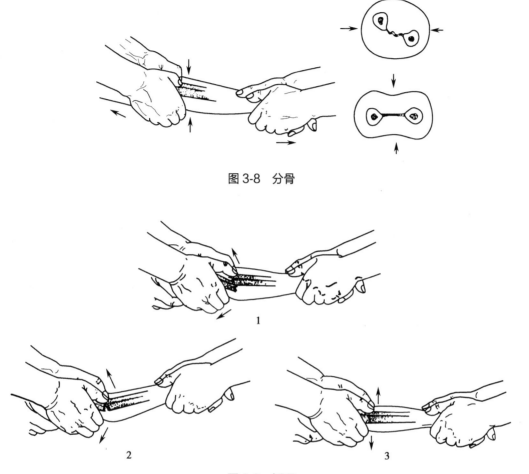

图3-8 分骨

图3-9 折顶
1.加大成角;2.断端相顶;3.反折对位

10. 回旋 主要用于矫正背向移位的斜形、螺旋形骨折,或有软组织嵌入的骨折。有软组织嵌入的横形骨折,须加重牵引,使骨折端分离,解脱嵌入骨折断端的软组织,而后放松牵引。术者分别握远近骨折端,按原来骨折移位的方向逆向回转,使断端相对,通过断端的骨擦音判断嵌入的软组织是否完全解脱(图3-10)。

图3-10 回旋
1.回旋前;2.回旋后

背向移位的斜形骨折,虽用大力牵引也难使断端分离,因此必须根据受伤的力学原理,判断背向移位的途径,以骨折移位的相反方向,施行回旋方法。操作时必须谨慎,两骨折端相互紧贴,以免损伤神经、血管等组织。若感到回旋时有阻力,应改变方向,使背向移位的骨折达到完全复位。

（二）正骨手法的注意事项

1. 明确诊断　复位之前，术者要充分了解病情，根据病史、受伤机制和 X 线检查结果做出明确诊断，同时分析骨折发生移位的机制，选择有效的整复手法。

2. 密切注意全身情况变化　对多发性骨折气血虚弱、严重骨盆骨折发生出血性休克，以及脑外伤重症等患者，均需暂缓整复，可采用临时固定或持续牵引等方法，待危重病情好转后再考虑骨折整复。

3. 掌握复位标准　对每一处骨折，整复都应争取达到解剖复位或接近解剖复位。若某些骨折不能达到解剖复位，也应根据患者的年龄、职业及骨折部位，达到功能复位。如老年患者，虽骨折对位稍差，肢体有轻度畸形，只要关节活动不受影响，生活自理无困难，疗效亦算满意。儿童骨折治疗时要注意肢体外形，不能遗留旋转及成角畸形，轻度的重叠及侧方移位，在发育过程中可自行矫正。

4. 抓住整复时机　只要全身情况允许，整复时间越早越好。骨折后半小时内，局部疼痛、肿胀较轻，肌肉尚未发生痉挛，最易复位。伤后 4~6 小时内，局部瘀血尚未凝结，复位也较易。一般成人伤后 7~10 天内可考虑手法复位，但时间越久复位难度越大。儿童伤后手法复位必须在 1 周内进行。

5. 选择适当的麻醉方法　根据患者具体情况，选择有效的止痛或麻醉方法。伤后时间不长且骨折不复杂，可用局部浸润麻醉；伤后时间较长，局部肿硬，骨折较为复杂，估计复位有一定困难者，上肢采用臂丛阻滞麻醉，下肢采用硬膜外麻醉或脊椎麻醉，必要时采用全身麻醉。

6. 做好整复前的准备

(1) 人员准备：确定术者与助手，并明确分工。

(2) 器材准备：根据骨折整复的需要准备物品，如纸板、石膏绷带、夹板、扎带、棉垫、压垫及牵引装置等。还需根据病情准备急救用品，以免在整复过程中发生意外。

7. 参加整复的人员注意力要集中　注意手下感觉，观察伤处外形的变化，注意患者的反应，以判断手法的效果，并防止意外事故的发生。

8. 切忌使用暴力　拔伸牵引须缓慢用力，恰到好处，勿太过或不及，不得施用暴力。整复时着力部位要准确，用力大小、方向应视病情而定，不得因整复而增加新的损伤。

9. 尽可能一次复位成功　多次反复地整复，易增加局部软组织损伤，加重肿胀，再复位难以成功，而且有造成骨折延迟愈合或关节僵硬之可能。

10. 避免 X 线伤害　为减少 X 线对患者和术者的损害，整复、固定尽量避免在 X 线直视下进行，若确实需要，应注意保护，尽可能缩短直视时间。在整复后常规拍摄正侧位 X 线片复查，以了解整复效果。

二、上骱手法

脱位又称"脱骱"，因此，把治疗脱位的手法称为上骱手法。当关节部位同时发生骨折和脱位时，上骱手法常常与正骨手法组合运用。脱位属于骨与关节位置的改变，与骨折断裂有性质上的区别，所以，上骱手法更重视牵引力量与手法灵巧性。本部分主要介绍与正骨手法不同的两种手法。

（一）上骱手法操作

1. 蹬顶　通常一个人操作，常用于肩、肘关节脱位及髋关节前脱位。以肩关节脱位为例，患者仰卧，术者立于患侧，双手握住患肢腕部，将患肢伸直并外展；术者脱去鞋子，足底蹬于患者腋下，足蹬手拉，缓慢用力拔伸牵引，在牵引的基础上，使患肢外旋、内收，同时足跟轻轻用力向外顶住肱骨头，即可复位（图 3-11）。

2. 杠杆 本法利用杠杆原理,力量较大,多用于难以整复的肩关节脱位或陈旧性脱位。采用长 1m、直径 4~5cm 的圆木棒,中间部位以棉垫包裹,置于患侧腋窝,两助手上抬患肢,术者双手握住腕部,并外展 40°向下牵引,解除肌肉痉挛,使肱骨头摆脱盂下的阻挡,即可复位。整复陈旧性脱位,外展角度需增大,各方面活动范围广泛,以松解肩部粘连。本法牵引力量较大,活动范围亦大,如有骨质疏松和其他并发症应慎用,并注意勿损伤神经及血管(图 3-12)。此外,尚有椅背复位法、梯子复位法等,均属杠杆法。

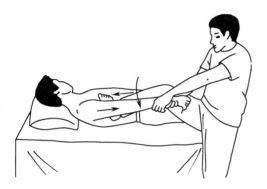

图 3-11 蹬顶

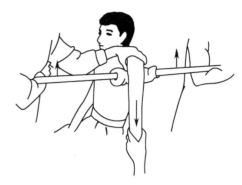

图 3-12 杠杆

(二)上骱手法的注意事项

1. 明确诊断 手法复位前要仔细阅读影像学图片,明确脱位的类型,判明是否合并骨折。

2. 早期复位 脱位的早期,局部肿胀不严重,整复容易,痛苦小,功能恢复快,效果好。若延迟整复,则复位困难,即使复位成功,日后功能恢复亦较慢。复位时要分工明确,尽量一次整复成功,严禁动作粗暴和反复复位,以防加重损伤。

3. 选择合适的麻醉方法 新鲜脱位,如果关节周围的肌肉不太丰富,一般不需麻醉即可复位成功,或仅予止痛药、镇痛药即可。对关节周围肌肉发达或属复杂性脱位者,为减轻疼痛、松弛痉挛的肌肉,便于整复成功,应选择适当的麻醉方法,如局部麻醉、臂丛阻滞麻醉、硬膜外麻醉或全身麻醉。

4. 使脱出骨端的杵骨头沿原路返回 复位手法要根据脱位关节的类型、脱位的病理部位和局部解剖,在拔伸牵引的基础上,运用屈伸收展、旋转回绕、提按端挤等手法,将脱位骨端的杵骨头灵巧地通过关节囊破裂口返回至原来的位置。避免关节周围组织再受损伤,对功能的恢复有重要的意义。

5. 先整复脱位再整复骨折 近关节的骨折脱位,一般先整复脱位,在多数情况下脱位整复后骨折亦随之复位。

三、理筋手法

理筋手法是治疗筋伤的主要手段之一,特别是针对筋离原位、筋出槽、骨错缝的病症,理筋手法具有不可替代的作用,往往作为首选的治疗方法。

(一)理筋手法操作

1. 按摩法 根据手法轻重,一般可分为浅层按摩法和深部按摩法两种。

(1)浅层按摩法

操作:单手或双手的手掌或指腹置于患处,用力轻柔缓慢地做直线往返或圆形环转的抚摸动作(图 3-13)。

适应证:在一般理筋手法开始和结束时应用,适合全身各部位,以胸、腹、胁肋损伤较为常用。

功效:消瘀退肿,镇静止痛,缓解肌肉紧张疼痛。

动作要领:动作要轻柔和谐、缓慢。

(2)深部按摩法

操作:用手指、掌根及全掌进行推

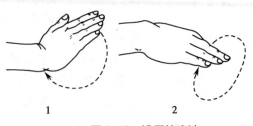

图3-13　浅层按摩法
1. 掌摩法;2. 指摩法

摩理筋,也可双手重叠操作,按摩力量较浅层按摩法大,要求力的作用直达深部软组织(图3-14)。

适应证:理筋手法开始后由浅层按摩法转入,或结合点穴进行,并可运用在各个手法中,是治伤最基本的手法之一。对肢体各部位的损伤、各种慢性劳损、风湿痹证等均可采用。

功效:舒筋活血,去瘀生新,消肿及缓解局部疼痛。可以解除痉挛,使粘连的肌腱、韧带、瘢痕组织软化分离。

动作要领:摩动的频率根据病情、体质而决定,动作要协调,力量要均匀。

深部按摩法还包括捋顺法和拇指推法。

1)捋顺法:由肢体的近端向远端推摩的手法称为捋顺法。俗称"推上去,捋下来",或"捋下去,推上来",手法力度与推摩相同,只有向心、离心方向的区别(图3-15)。

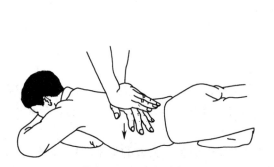

图3-14　深部按摩法

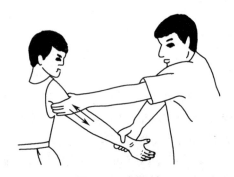

图3-15　捋顺法

2)拇指推法:又称一指禅推法,是由拇指单独进行的摆动性推法。拇指端罗纹面或桡侧着力于一定部位或经络穴位上,通过腕关节的摆动和第1掌指关节的屈伸活动,使力持续作用于患部或穴位,推动局部之筋肉(图3-16)。要求沉肩、垂肘、悬腕,单指操作力量集中,指感确切,作用深透。

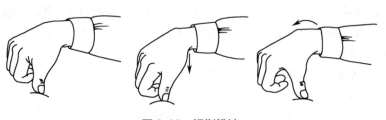

图3-16　拇指推法

56

2. 揉擦法 揉、擦是理筋常用的两种手法。

（1）揉法

操作：拇指或手掌在皮肤上做轻轻回旋揉动（图3-17）。揉动的手指或手掌一般不移开接触的皮肤，仅使该处的皮下组织随手指或手掌的揉动而滑动。

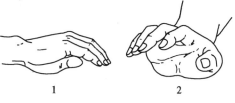

图3-17 揉法

1. 鱼际揉法；2. 掌根揉法

适应证：适用于肢体各部位损伤、慢性劳损、风湿痹痛等。

功效：舒筋通络，活血祛瘀，消肿止痛。

动作要领：动作要柔和，手指或手掌不要与皮肤摩擦，使皮下组织随手指或手掌滑动。

（2）擦法

操作：手掌、大小鱼际、掌根或手指在皮肤上往返摩擦（图3-18）。

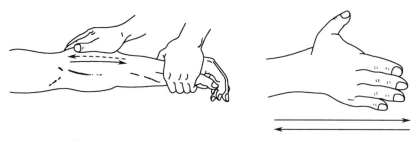

图3-18 擦法

适应证：适用于腰背部及肌肉丰厚部位的慢性劳损和风湿痹痛等。

功效：温经通络，松解粘连，软化瘢痕。

动作要领：用上臂带动手掌，力量大小而均匀，动作灵巧而连续不断，使皮肤有红热舒适感。操作时要用润滑剂，防止擦伤皮肤。

3. 㨰法

操作：肢体在被治疗部位以滚动运动的形式，形成滚压刺激（图3-19）。

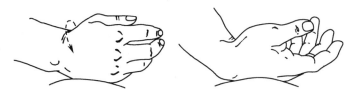

图3-19 㨰法

适应证：适用于陈伤及慢性劳损，肩颈、腰背、四肢等肌肉丰厚部位的筋骨酸痛、麻木不仁及肢体瘫痪等。

功效：疏通经络，解痉止痛。

动作要领：以小鱼际及第3~5掌指关节的背侧为支点，按于体表，沉肩，屈肘约120°，手呈半握拳状，手腕放松，利用腕力和前臂的前后旋转，反复滚动，沿肌肉走行方向自上而下或自左而右，按部位顺序操作，压力要均匀，动作要协调而有节律。

4. 击打法

操作：用拳捶击肢体的手法为捶击法，用手掌拍打患处的手法为拍打法，两法并用称为击打法；用手掌尺侧击打又称劈法；头部可用指尖及指间关节叩打（图3-20）。

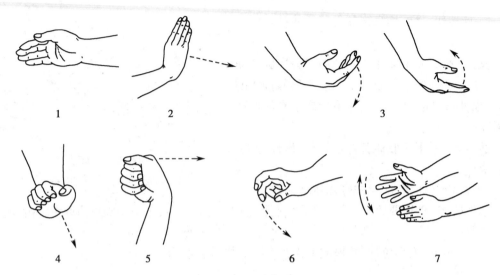

图 3-20 击打法

1. 掌拍法手形;2. 掌拍法;3. 手背拍法;4. 掌根击法;5. 手背击法;6. 手指叩击法;7. 劈法

适应证:击打法适用于胸背部因用力不当屏伤岔气,亦适用于腰背部、大腿及臀部等肌肉丰厚区域,对陈旧性损伤兼风寒湿证者有较好的疗效。

功效:疏通气血,消除瘀积。

动作要领:击打时要求蓄劲收提,即用力轻巧而有反弹感,避免产生震痛感。动作要有节奏,快慢适中,腕关节活动范围不宜过大,以免手掌接触皮肤时用力不均。

5. 拿捏法

操作:拇指与其余四指相对用力,一紧一松地拿捏,以挤捏肌肉、韧带等软组织(图3-21)。本法在临床上有很多变化,可与揉法相结合,兼有揉捏两种作用。

适应证:适用于急慢性筋伤而致痉挛或粘连者。

功效:缓解痉挛,松解粘连。

动作要领:腕部放松,手指罗纹面着力,逐渐用力内收,并做连续不断的揉捏动作,用力由轻到重,再由重到轻,不可突然用力。

6. 点压法

操作:又称穴位按摩,根据经络循行路线,选择适当穴位,用手指在经穴上点按(图3-22)。因用手指点压刺激经穴与针刺疗法颇为相似,故又称指针疗法。点压法的取穴与针刺取穴基本相同,在治疗外伤时,除"以痛为腧"的取穴方法外,还可以循经取穴。

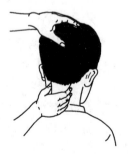

图 3-21 拿捏法

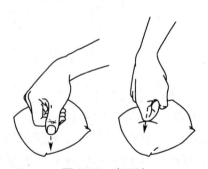

图 3-22 点压法

适应证:多用于胸腹部内伤、腰背部劳损、截瘫、神经损伤、四肢损伤及损伤伴有内证者。

功效:舒筋通络,宣通气血。

动作要领:本法包括以拇指为主的一指点法,拇、示、中三指点法,以及五指捏在一起呈梅花状的五指点法。应用点压法治疗时,应将自身的气力运到指上,以增强指力。指与患者的皮肤成 60°~90° 角。对重要脏器所在部位应慎用,若必须使用则力量适当减轻。

7. 搓抖法

(1)搓法

操作:双手掌面相对放置于患部两侧,用力做快速的搓揉,并同时做上下或前后往返移动(图 3-23)。

适应证:多用于四肢及肩、肘、膝关节,也可用于腰背、胁肋部筋伤。

功效:调和气血,舒筋活络。

动作要领:双手用力对称,搓动要快,移动要慢,动作要轻快、协调、连贯。

(2)抖法

操作:双手握住上肢或下肢的远端,稍微用力做连续、小幅度、快速的上下抖动,使关节有松动感(图 3-24)。

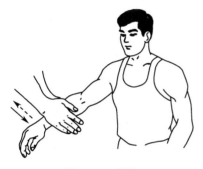

图 3-23　搓法

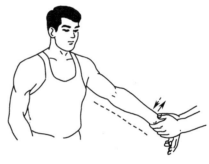

图 3-24　抖法

适应证:多用于四肢关节,以上肢为常用,常配合按摩与搓法,综合运用于理筋手法的结束阶段。

功效:舒筋活络。

动作要领:抖动幅度要小,频率要快,轻巧舒适,嘱患者充分放松肌肉。

8. 屈伸法

操作:针对有屈伸活动障碍的关节,做被动的屈伸活动。若内收、外展功能受限,可加用被动外展、内收手法(图 3-25)。

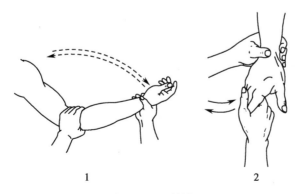

1

2

图 3-25　屈伸法

1. 屈伸法;2. 内收外展手法

59

适应证:适用于肩、肘、髋、膝、踝等关节伤后所致的功能障碍。

功效:松解粘连,解除痉挛。

动作要领:一手握肢体远端,一手固定关节部,缓慢、均匀、持续有力地做被动屈伸或外展、内收活动。在屈伸关节时,要稍微结合拔伸或按压力。在特殊情况下可做过度屈曲或收展手法来分离粘连,但应防止粗暴的推扳造成骨折等并发症,用力需恰到好处,刚柔相济。

9. 旋转摇晃法

操作:针对关节旋转功能障碍,做被动旋转摇晃活动,临床常与屈伸法配合使用(图3-26)。

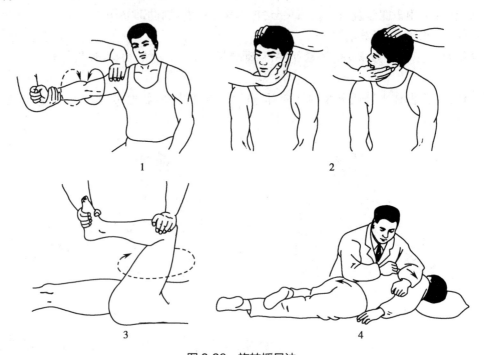

图 3-26　旋转摇晃法
1. 肩部摇晃法;2.颈部旋转扳法;3.髋部摇晃法;4.腰部斜扳法

适应证:多用于四肢关节及颈椎、腰椎的僵硬、粘连,以及小关节滑脱错位等。

功效:松解关节粘连,恢复关节功能。

动作要领:

四肢旋转摇晃法:操作时一手握住关节的近端,另一手握肢体的远端,做来回旋转及摇晃动作,要根据关节功能活动的范围掌握旋转及摇晃的幅度。动作轻柔,循序渐进,活动范围由小到大,以不引起剧痛为原则。

颈部旋转扳法:又称扳颈手法,操作时一手托下颌,另一手按扶头后,或一手托下颌,另一手按于颈椎患处棘突上,做旋转动作,可听到"格"的响声。充分注意患者安全,防止颈髓损伤。

腰部斜扳法:患者俯卧,操作时一手扳肩,一手扶臀,向相反方向用力,使腰部产生旋转。本法也可采用坐位。

10. 腰部背伸法　本法含有拔伸与背伸两种作用力,分立位、卧位两式。

操作:

立位法:又名腰部背伸法。术者略屈膝,背部紧贴患者背部,骶部抵住患者之腰部,与患者同时屈曲双肘反扣,将患者背起,使其双足离地,同时以臀部着力晃动牵引患者腰部

（图 3-27）。

卧位法：又名扳腿法或推腰扳腿法。患者俯卧，术者一手扳腿，一手推按于腰部，迅速向后扳腿而达到使腰部过伸的目的（图 3-28）。

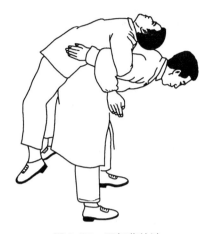
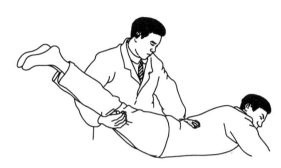

图 3-27　腰部背伸法　　　　　　　　图 3-28　扳腿法

适应证：用于急性腰扭伤、腰椎间盘突出症及稳定性腰椎压缩骨折。

功效：使腰部过伸，缓解肌紧张，使扭错的小关节复位，有助于腰椎间盘突出症状缓解，改善椎体压缩性骨折的楔形变。

动作要领：立位法臀部晃动要与两膝的屈伸协调。卧位法操作时要注意用力方向是沿脊柱纵轴两端拉伸用力，而不是盲目地反方向旋转用力。

11. 按压踩跷法

操作：

按压法：以拇指、手掌、掌根部，或双手重叠在一起向下按压，使力作用于患处。必要时，术者可前倾身体，用上半身的体重加强按压力（图 3-29）。在腰臀部肌肉丰厚处可用肘尖按压。如需要更大的按压力，可用踩跷法。

踩跷法：患者躯体下垫软枕，术者双足踏于患处，双手握于特制的木架上（以控制用力之轻重），嘱患者配合呼吸，随着踩跷的起落，张口一呼一吸，切忌屏气（图 3-30）。

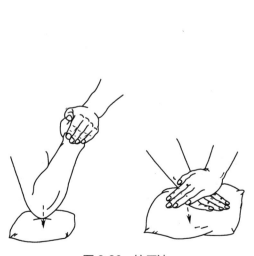
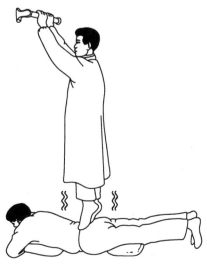

图 3-29　按压法　　　　　　　　图 3-30　踩跷法

适应证:适用于肢体麻木、酸痛、腰肌劳损及腰椎间盘突出症等。拇指按压法适用于全身各个穴位;掌握按压法适用于腰背部及下肢;肘尖按压法与踩跷法压力较大,适用于腰背、臀部等肌肉丰厚处。

功效:通络止痛,松解粘连。

动作要领:按压法常与揉法结合应用。拇指按压应握拳,拇指伸直,用指端或指腹按压。掌根按压以单掌或双掌掌根着力,向下按压,也可双掌重叠按压。肘尖按压时屈肘,以突出的鹰嘴按压。

（二）理筋手法的注意事项

1. 明确诊断　施行手法前要对病情及全身状况有充分的了解,才能做到使用正确的手法。

2. 明确手法的操作步骤　施行手法前要明确选用何种手法、如何进行、是否需要助手、患者的体位、能否合作、采用何种麻醉止痛方法、所需要的药物、固定器械等。

3. 合理应用手法　手法操作时要求动作轻重适当,熟练敏捷,尽量减少患者的痛苦。施用理筋手法先由轻到重,再由重到轻而结束。

4. 严格掌握手法适应证和禁忌证

（1）适应证:急性和慢性软组织损伤而无皮肤破损及肌腱、韧带完全断裂者;骨关节错缝;急性筋伤后或因治疗不当而引起关节僵硬者;骨折和脱位后期关节僵硬、屈伸不利及肌肉萎缩者;骨关节病及风寒湿痹引起的肢体疼痛、关节活动不利者。

（2）禁忌证:急性传染病、恶性肿瘤局部、皮肤病、脓肿和脓毒血症、骨关节结核、血友病、妇女妊娠期、老年骨质疏松及脊椎滑脱等。

第三节　固　　定

为了维持损伤整复后的良好位置和稳定性,防止骨折、脱位再移位,保证损伤组织正常愈合,在复位后必须予以固定。其目的一是维持复位,二是保障愈合,三是利于关节早期活动。此外,固定还有助于镇痛、解除肌肉痉挛等。常用的固定方法有外固定与内固定两大类。

一、外固定

外固定指损伤后用于体外的一种固定方法。骨科外固定是相对骨科内固定而言的,骨科外固定通过最小局部的坚强、稳定的固定和尽可能短时间的制动,便于骨骼及肌腱、韧带、血管、神经等组织修复,利于控制伤口或创面感染,使肢体及躯干的各关节在不影响组织修复的情况下能够尽早进行活动锻炼。

常用的外固定方法有夹板固定、石膏固定、牵引固定及外固定器固定等。

（一）夹板固定

骨折复位后选用不同的材料,根据肢体的形态加以塑形,制成适用于各部位的夹板,并用扎带扎缚,以固定垫配合保持复位后的位置,这种固定方法称为夹板固定。夹板固定利用扎带对夹板的约束力、固定垫对骨折端防止或矫正成角畸形和侧方移位的效应力,并充分利用肢体肌肉收缩活动所产生的内在动力,使骨折断端复位后保持稳定。因此,夹板固定是治疗骨折的良好固定方法。

晋代葛洪是第一个提出夹板固定治疗骨折的骨伤医学专家,他在《肘后备急方》中首次记载了用竹片夹板固定骨折。8 世纪,唐代蔺道人在《仙授理伤续断秘方》中对夹板制作和使用展开进一步论述:"凡夹缚用杉木皮数片,周回紧夹缚,留开皆一缝,夹缚必三度,缚必要紧。"随着外固定技术的发展,我国著名骨伤科专家方先之、尚天裕等博采众长,研制出新的夹板外固定器具。

1. 夹板固定的作用机制

(1)扎带、夹板、压垫的外部作用力:扎带的约束力是局部外固定力的来源,它通过夹板、压垫和软组织传导到骨折段或骨折端,以对抗骨折发生侧方、成角移位,如三垫固定的挤压杠杆力可防止骨折发生成角移位,两垫的固定挤压剪切力可防止骨折发生侧方移位。合并持续骨牵引能防止骨折端发生重叠移位。

(2)肌肉收缩的内在动力:夹板只固定骨折的局部和一个关节,一般不超上下关节,这样既有利于关节屈伸及早期进行功能活动,又不妨碍肌肉的等张收缩活动,使骨折端产生纵向挤压力,加强骨折端紧密接触,增加稳定性;另一方面,由于肌肉收缩时周径随之增大,从而对压垫、夹板产生挤压作用力,而骨折端亦承受了由夹板、压垫产生的同样大小的反作用力,从而加强了骨折断端的稳定性,并有矫正骨折端残余移位的作用。因此,根据骨折的类型和移位情况,在相应的位置放置恰当的压力垫,并保持扎带适当的松紧度,可把肌肉收缩不利因素转化为骨折愈合的有利因素。但肌肉收缩活动必须在医护人员的指导下进行,否则可引起骨折再移位。

2. 夹板固定的适应证和禁忌证

(1)适应证:①四肢闭合性骨折(包括关节内及近关节处骨折)经手法整复成功者;股骨干骨折因肌肉发达收缩力大,须配合持续牵引;②四肢开放性骨折,创面小或经处理闭合伤口者;③陈旧性四肢骨折运用手法整复者。

(2)禁忌证:①较严重的开放性骨折;②难以整复的关节内骨折;③难以固定的髌骨、股骨颈、骨盆等骨折;④肿胀严重伴有水疱者;⑤患肢远端脉搏微弱,末梢血液循环较差,或伴有血管损伤者。

3. 夹板的材料与制作要求　夹板的材料应具备以下性能:

(1)可塑性:能根据肢体各部的形态塑形,以适应肢体生理弧度的要求。

(2)韧性:具有足够的支持力而不变形、不折断。

(3)弹性:能适应肌肉收缩和舒张时所产生的肢体内部的压力变化,保持持续固定复位作用。

(4)吸附性和通透性:利于肢体表面散热,防止发生皮炎和毛囊炎。

(5)质地轻:过重则增加肢体的重量,增加骨折端的剪力和影响肢体功能锻炼。

(6)X线穿透性:利于X线检查。

常用的夹板材料有杉树皮、柳木板、竹板、厚纸板、胶合板、塑料板等。

夹板长度应视骨折的部位不同而异,分不超关节固定和超关节固定两种。不超关节固定适用于骨干骨折,夹板的长度等于或接近骨折肢体的长度,以不妨碍关节活动为度;超关节固定适用于关节内或近关节处骨折,夹板通常超出关节处2~3cm,以能捆住扎带为度。夹板固定一般为4~5块,总宽度相当于所需要固定肢体周径的4/5或5/6,每块夹板间要有一定的间隙;夹板不宜过厚或过薄,一般来说,竹板为1.5~2.5mm,木板为3~4mm,纸板为1~2mm;在夹板内面衬以0.5cm厚毡垫或棉花,如夹板增长时,其厚度也应相应增加。

4. 固定垫　又称压垫,一般安放在夹板与皮肤之间。利用固定垫所产生的压力或杠杆力,作用于骨折部,以维持骨折断端在复位后的良好位置。固定垫必须质地柔软,并具有一定的韧性和弹性,能维持一定的形态,有一定的支持力,能吸水,可散热,对皮肤无刺激。可选用毛头纸、棉花、棉毡等材料制作。固定垫的形态、厚薄、大小应根据骨折的部位、类型、移位情况而定。其形状必须与肢体外形相吻合,以维持压力平衡。压垫安放的位置必须准确,否则会起相反作用,使骨折端发生再移位。

(1)固定垫的种类:常用的固定垫有以下几种(图3-31):

1)平垫:适用于肢体平坦部位,多用于骨干骨折。呈方形或长方形,宽度可稍宽于该侧夹板,以扩大与肢体的接触面;长度根据部位而定,一般4~8cm;厚度根据局部软组织厚薄而定,常为1.5~4cm。

2)塔形垫:适用于肢体关节凹陷处,如肘关节、踝关节。中间厚,两边薄,状如塔形。

3)梯形垫:一边厚,一边薄,形似阶梯。多用于肢体有斜坡处,如肘后、踝关节等。

4)高低垫:为一边厚一边薄的固定垫。用于锁骨骨折或复位后固定不稳的尺桡骨干双骨折。

5)抱骨垫:呈半月状,最好用绒毡剪成。适用于髌骨及尺骨鹰嘴骨折。

6)葫芦垫:厚薄一致,两头大、中间小,形如葫芦。适用于桡骨头骨折或脱位。

7)横垫:为长条形厚薄一致的固定垫,长6~7cm,宽1.5~2cm,厚约0.3cm。适用于桡骨远端骨折。

8)合骨垫:中间薄、两边厚的固定垫。适用于桡尺远侧关节分离。

9)分骨垫:以一根铅丝为中心,外用棉花或纱布卷成(不宜过紧),直径为1~1.5cm,长6~8cm。适用于尺桡骨干双骨折、掌骨骨折、跖骨骨折等。

10)大头垫:用棉花或棉毡包扎于夹板的一头,呈蘑菇状。适用于肱骨外科颈骨折。

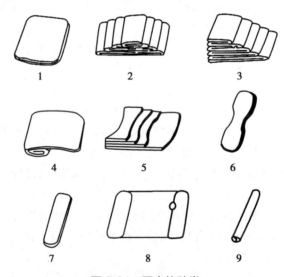

图3-31 固定垫种类
1.平垫;2.塔形垫;3.梯形垫;4.高低垫;5.抱骨垫;6.葫芦垫;7.横垫;8.合骨垫;9.分骨垫

(2)固定垫的使用方法:根据骨折的类型、移位情况确定固定垫位置。常用的固定垫放置法有一垫固定法、两垫固定法及三垫固定法(图3-32)。

1)一垫固定法:主要压迫骨折部位,多用于肱骨内上髁骨折、肱骨外髁骨折、桡骨头骨折及脱位等。

2)两垫固定法:用于有侧方移位的骨折。骨折复位后,将两垫分别置于两骨端原有移位的一侧,以骨折线为界,两垫不能超过骨折端,以防止骨折再发生侧方移位。

3)三垫固定法:用于有成角畸形的骨折。骨折复位后,一垫置于骨折成角突出部位,另两垫分别置于靠近骨干两端的对侧,三垫形成杠杆力,防止骨折再发生成角移位。

笔记栏

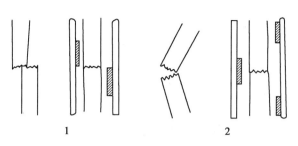

图 3-32 固定垫放置方法
1. 两垫固定法；2. 三垫固定法

5. 扎带 扎带的约束力是夹板外固定力的来源，捆扎时松紧要适宜。过松则固定力不够，过紧则引起肢体肿胀，压伤皮肤，重则发生肢体缺血坏死。临床常用宽 1~2cm 布带，将夹板安置妥后，依次捆扎中间、远端、近端，缠绕 2 周后打活结于夹板的前侧或外侧。捆扎后要求能提起扎带在夹板上上下移动 1cm，此松紧度较为适宜。

6. 夹板固定的操作步骤 各部位及不同类型的骨折，其固定方法亦不一样。以长骨干骨折局部夹板固定为例，说明其操作步骤。根据骨折的部位、类型及患肢情况，选择合适的夹板(经过塑形后)，并将所需的固定材料准备齐全。整复完毕后，助手维持牵引，如需外敷药者则将药膏摊平敷好，将压垫安放于适当的位置，用胶布贴牢，将棉垫或棉纸包裹于患处，勿使其有皱褶，将夹板置于外层，排列均匀，板间距以 1~1.5cm 为宜，夹板两端勿超过棉垫，骨折线最好位于夹板之中央。由助手扶持夹板，术者依次捆扎系带，两端扎带距板端 1~1.5cm 为宜，防止滑脱。固定完毕后，如需附长板加固者，可置于夹板的外层，以绷带包缠。

7. 夹板固定后的注意事项

(1)抬高患肢，以利肿胀消退。

(2)密切观察患肢的血液循环情况，特别是固定后 3~4 天内更应注意观察肢端皮肤颜色、温度、感觉及肿胀程度。如发现肢端肿胀、疼痛、温度下降、颜色紫暗、麻木、屈伸活动障碍并伴剧痛者，应及时处理，否则有发生缺血坏死的危险。

(3)注意询问骨骼突出处有无灼痛感，如持续疼痛，则应解除夹板固定进行检查，防止压迫性溃疡发生。

(4)注意经常调节扎带的松紧度。一般在整复后 4 天内，因复位继发性损伤，局部出现损伤性炎症反应，夹板固定后静脉回流受阻，组织间隙内压有上升的趋势，可适当放松扎带。待组织间隙内压下降，血液循环改善，扎带松弛时应及时调整松紧度，保持 1cm 的正常移动度。

(5)定期进行 X 线检查，了解骨折是否再发生移位，特别在 2 周内，要经常检查，如有移位及时处理。

(6)指导患者进行合理的功能锻炼，并将固定后的注意事项及功能锻炼方法向患者及家属交代清楚，取得患者的合作。

(7)夹板固定的时间应根据骨折临床愈合的具体情况而定，达到骨折临床愈合标准即可解除夹板固定。

(二) 石膏固定

医用石膏系脱水硫酸钙($2CaSO_4 \cdot H_2O$)，由天然结晶石膏($CaSO_4 \cdot 2H_2O$)煅制而成。将天然石膏粉碎，碾成细末，加热至 100~200℃，使其失去水分，即变成白色粉末状的熟石膏。使用时，熟石膏粉吸水后又变成结晶石膏而凝固，凝固时间随温度和石膏纯度而异，在 40~42℃温水中，10~20 分钟即凝固。

石膏绷带是将熟石膏的细粉末撒在特制的细孔绷带上,吸水结晶后硬结成形,十分坚固,是临床十分常见的一种外固定方法。常用的石膏绷带有石膏托、石膏夹板、石膏管型、躯干石膏等。

1. 石膏绷带用法　使用时将石膏绷带卷平放在30~40℃温水桶内,待气泡出净后取出,以手握其两端,挤去多余的水分即可使用。石膏在水中不可浸泡过久,或从水中取出后放置时间过长,因石膏很快硬固,如勉强使用,各层石膏绷带将不能互相凝固成为一个整体,因而影响固定效果。

2. 石膏绷带衬垫　为了保护骨突处的皮肤和其他软组织不受压致伤,包扎石膏前必须先放衬垫。常用的衬垫有棉纸、棉垫、棉花等。根据衬垫的多少,可分为有衬垫石膏和无衬垫石膏。有衬垫石膏衬垫较多,即将整个肢体先用棉花或棉纸自上而下全部包好,然后外面包石膏绷带。有衬垫石膏多用于手术后及手法复位后。无衬垫石膏也需在骨突处放置衬垫,其他部位不放。无衬垫石膏固定效果较好,石膏绷带直接与皮肤接触,比较服贴切实。但骨折后因肢体肿胀,容易影响血液循环或压伤皮肤。

3. 石膏绷带操作步骤

(1)体位:将患肢置于功能位(或特殊要求体位)。如患者无法持久维持这一体位,则需有相应的器具,如牵引架、石膏床等,或有专人扶持。

(2)保护骨突部位:放置棉花或棉纸。

(3)制作石膏条:在包扎石膏绷带时,先做石膏条,放在肢体一定的部位,加强石膏绷带某些部分的强度。其方法是在桌面上或平板上,按所需要的长度和宽度,往返折叠6~8层(图3-33),每层石膏绷带必须抹平,切勿形成皱褶。也可不用石膏条,在包扎过程中,可在石膏容易折断处或需加强部,按肢体的纵轴方向往返折叠数层,以加强石膏的坚固性。

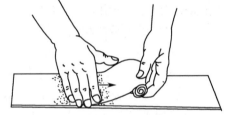

图3-33　制作石膏条

(4)石膏托应用:将石膏托置于需要固定的部位,在关节处,为避免石膏皱褶,可将其横向剪开1/2或1/3,呈重叠状,而后迅速用手掌将石膏托抹平,使其紧贴皮肤。对单纯石膏托固定者,按肢体形态加以塑形。此时,内层先用石膏绷带包扎,外层则用纱布绷带包扎。包扎时一般先在肢体近端缠绕2层,再一圈压一圈地依序缠绕达肢体的远端。在关节弯曲部勿包过紧,必要时应横向将绷带剪开适当宽度,以防边缘处的条索状绷带造成压迫。对需双石膏托固定者,依前法再做一石膏托,置于前者相对的部位。纱布绷带缠绕两者之外。

(5)包扎石膏的基本方法:环绕包扎时,一般由肢体的近端向远端缠绕,且以滚动方式进行,切不可拉紧绷带,以免造成肢体血液循环障碍。在缠绕的过程中,必须保持石膏绷带的平整,尤其在第一、二层更应注意。由于肢体远近两端粗细不等,当需向上或向下移动绷带时,要提起绷带的松弛部并向肢体的后方折叠,不可翻转绷带(图3-34)。操作要迅速、敏捷、准确,两手互相配合,即一手缠绕石膏绷带,另一手朝相反方向抹平,使每层石膏紧密贴合,勿留空隙。石膏的上下边缘及关节部要适当加厚,以增强其固定作用。整个石膏的厚度,以不致折裂为原则,上肢为8~12层,下肢为12~16层。最后将石膏绷带表面抹平,并按肢体的外形或骨折复位的要求加以塑形。因石膏易于硬固成形,必须在硬固成形前数分钟内完成。对超过固定范围的部分和影响关节活动的部分(不需固定关节),应加以修削。边缘处如石膏嵌压过紧,可将内层石膏托起,并适当切开。对髋人字石膏、蛙式石膏,应在会阴部留有较大空隙。最后用色笔在石膏显著位置标记诊断及日期。有创面者应将创面的位置标明,以备开窗。

4. 石膏固定后的注意事项

(1)石膏定形后,可待其自然干燥变硬,亦可用电吹风烘干加速硬化。

(2)在石膏干燥前不要搬动患者,以免石膏折断或变形,可用手托起石膏,但忌用手指捏压。

(3)抬高患肢,注意有无受压症状,随时观察指(趾)皮肤颜色、温度、肿胀、感觉及运动情况。如果有变化,立即将石膏管型纵行切开。

(4)手术后及有伤口者,如发现石膏被血液或脓液浸透,应及时处理。

(5)注意冷暖,寒冷季节注意外露肢体保温;炎热季节,对包扎大型石膏者,要注意通风,防止中暑。

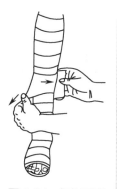

图 3-34 包扎石膏

(6)注意保持石膏清洁,勿使尿、便等浸湿污染。翻身或改变体位时,应保护石膏原形,避免折裂变形。

(7)如因肿胀消退或肌肉萎缩致石膏松动者,应立即更换石膏。

(8)患者未下床前,须帮助其翻身,并指导患者做石膏内的肌肉收缩活动,情况允许时,鼓励下床活动。

(9)注意畸形矫正。骨折或因畸形做截骨术的患者,X 线复查发现骨折或截骨处对位尚好,但有成角畸形时,可在成角畸形部位的凹面横行切断石膏周径的 2/3,以石膏凸面为支点,将肢体的远端向凸面方向反折,即可纠正成角畸形。然后用木块或石膏绷带条填塞石膏之裂隙中,再以石膏绷带固定。

5. 石膏固定的优缺点

(1)石膏固定的优点:①操作简便;②良好的塑形能力,固定作用确实可靠;③有一定的矫形作用,如石膏管型,用于楔形切开矫正骨折残存成角畸形,以及三点加压纠正成角畸形。

(2)石膏固定的缺点:①不便调整,创伤后肢体进行性肿胀时易压迫致血液循环障碍,肿胀消退时石膏过松易致骨折再移位;②开放性骨折及感染伤口,伤口护理困难;③沉重、舒适性差,不利于患者锻炼、行走及日常调护;④有出现缺血性肌挛缩、压迫性溃疡、皮炎、关节僵硬等并发症的危险。

(三)牵引固定

牵引固定是通过牵引装置,利用悬垂之重量为牵引力,身体重量为反牵引力,以缓解肌肉紧张和强烈收缩,整复骨折、脱位,预防和矫正软组织挛缩,以及对某些疾病术前组织松解和术后制动的一种治疗方法,多用于四肢和脊柱。有皮肤牵引、骨牵引及布托牵引等,临床根据患者的年龄和体质、骨折的部位和类型、肌肉发达的程度和软组织损伤情况选用。牵引重量根据短缩移位程度和患者体质而定,应随时调整,牵引力过大易使骨折端发生分离,造成骨折延迟愈合和不愈合;牵引力不足,则达不到复位固定的目的。

1. 皮肤牵引 是通过对皮肤的牵拉使牵引力到达患处,并使其复位、固定的方法。此法对患肢基本无损伤,痛苦少,无穿针感染之危险。由于皮肤本身承受的力量有限,同时皮肤对胶布粘着不持久,故适用范围有一定的局限性。

(1)适应证与禁忌证

1)适应证:需要持续牵引,但又不需要强力牵引或不适于骨牵引、布托牵引的骨折。如小儿股骨干骨折、小儿轻度关节挛缩、老年股骨转子间骨折及肱骨髁上骨折等。

2)禁忌证:皮肤对胶布过敏者;皮肤有损伤或炎症者;患肢有血液循环障碍者,如静脉曲张、慢性溃疡、血管硬化及栓塞等;骨折严重移位需要强力牵引方能矫正畸形者。

(2)牵引方法:备皮,皮肤涂安息香酊,根据肢体粗细和长度,将胶布剪成相应宽度,两端按三等分或二等分撕成叉状,长度一般为一侧胶布全长的1/3~1/2。将扩张板粘于胶布中央,并在扩张板中央处钻孔,穿入牵引绳,于板之内侧面打结,防止牵引绳滑脱。在助手的协助下,骨突处放置纱布,术者先持胶布较长的一端平整地贴于患肢外侧,并使扩张板与足底保持两横指的距离,然后将胶布的另一端贴于患肢内侧,注意两端长度一致,以保证扩张板处于水平位置。用绷带缠绕,将胶布平整地固定于肢体上(图3-35),勿过紧以防影响血液循环。将肢体置于牵引架上,根据骨折对位要求调整滑轮的位置及牵引方向。牵引重量根据骨折类型、移位程度及肌肉发达情况而定,小儿宜轻,成人宜重,但不能超过5kg。

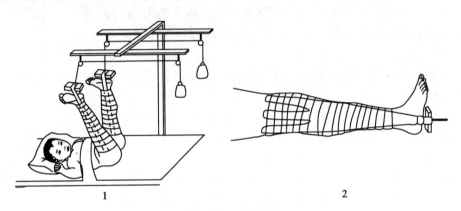

图3-35　皮肤牵引
1. 悬吊皮肤牵引;2.水平皮肤牵引

　　(3)注意事项:注意牵引重量是否合适,太轻不起作用,过重胶布易滑脱或引起皮肤水疱;注意有无皮炎发生,特别是小儿,皮肤柔嫩,对胶布反应较大,若有不良反应,应及时停止牵引;注意胶布和绷带是否脱落,滑脱者应及时更换;腘窝及跟腱处应垫棉垫,切勿悬空;特别注意检查患肢血液循环及足趾(手指)活动情况。牵引时间不要超过4~6周。

📖 知识拓展

皮 套 牵 引

　　皮套牵引是在皮肤牵引的基础上发展而来的,优点为不用粘连皮肤,可避免皮肤过敏、皮炎及皮肤损伤等,患者感觉舒适,其适应证与皮肤牵引相同,目前临床应用较多(图3-36,图3-37)。

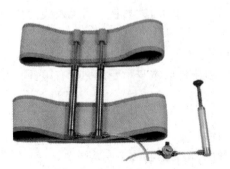

图3-36　腰部牵引皮套

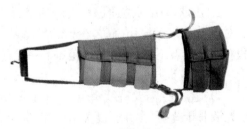

图3-37　下肢牵引皮套

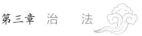

2. 骨牵引　是利用骨圆针或牵引钳穿过骨质,使牵引力直接通过骨骼而抵达损伤部位起到复位固定作用的治疗方法。骨牵引可以承受较大的牵引重量,阻力较小,从而有效地克服肌肉紧张,纠正骨折重叠或脱位造成的畸形。而且牵引后便于检查患肢,牵引重量可根据需要增加,不引起皮肤水疱、压迫性坏死或循环障碍。牵引后配合夹板固定,在保持骨折端不移位的情况下,可以加强患肢功能锻炼,防止关节僵直、肌肉萎缩,以促进骨折愈合。但骨圆针直接通过皮肤穿入骨质,有针孔感染、神经血管及儿童骨骺损伤等危险。

(1)适应证:①成人肌力较强部位的骨折;②不稳定骨折、开放性骨折;③骨盆骨折、髋臼骨折及髋关节中心性脱位;④学龄儿童股骨干不稳定骨折;⑤颈椎骨折与脱位;⑥皮肤牵引无法实施的短小管状骨骨折,如掌骨、指(趾)骨骨折;⑦关节挛缩畸形;⑧其他需要牵引治疗而不适于皮肤牵引者。

(2)禁忌证:①牵引处有炎症或开放创伤污染严重者;②牵引局部骨骼有病变及严重骨质疏松者;③牵引局部需要切开复位者。

(3)操作方法

1)颅骨牵引:适用于颈椎骨折脱位。患者仰卧,头下枕一沙袋,剃光头发,用肥皂及清水洗净,擦干,用甲紫溶液在头顶正中画一矢状线,将头顶分为左右两半,再以两侧外耳孔为标记,经头顶画一额状线,两线在头顶相交为中点。张开颅骨牵引弓两臂,使两臂的钉齿落于距中点两侧等距离的额状线上,该处即为颅骨钻孔部位。另一方法是由两侧眉弓外缘向颅顶画两条平行的矢状线,两线与上述额状线相交的左右两点,为钻孔的位置。以甲紫溶液标记,常规消毒,铺无菌巾,局部麻醉后,用尖刀在两点处各做一长约1cm小横切口,深达骨膜,止血,用带安全隔板的钻头在颅骨表面斜向内侧约45°角,以手摇钻钻穿颅骨外板(成人约4mm,儿童为3mm)。注意防止穿过颅骨内板伤及脑组织。然后将牵引弓两钉齿插入骨孔内,拧紧牵引弓螺丝,使牵引弓钉齿固定牢固,缝合切口并用酒精纱布覆盖伤口。牵引弓系牵引绳并通过滑轮,抬高床头进行牵引(图3-38)。牵引重量一般第1~2颈椎用4kg,以后每下一椎体增加1kg。复位后维持牵引重量一般为3~4kg。为了防止牵引弓滑脱,于牵引后第1~2天内,每天将牵引弓的螺丝加紧一扣。

2)尺骨鹰嘴牵引:适用于难以复位或肿胀严重的肱骨髁上骨折和肱骨髁间骨折、移位严重的肱骨干斜形骨折或开放性骨折。患者仰卧,屈肘90°,前臂中立位,常规皮肤消毒、铺巾,在尺骨鹰嘴下2cm、尺骨嵴旁一横指处标记,即为穿针部位。局麻后,将克氏针自内向外刺入,直达骨骼,注意避开尺神经,用手摇钻将克氏针垂直钻入并穿出对侧皮肤,使外露克氏针两侧长度相等,以酒精纱布覆盖针孔处,安装牵引弓进行牵引(图3-39)。儿童患者可用大号巾钳代替克氏针直接牵引。牵引重量一般为2~4kg。

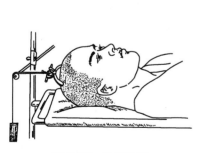

图 3-38　颅骨牵引

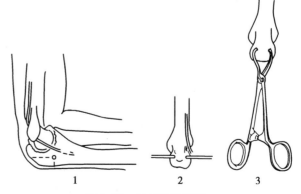

图 3-39　尺骨鹰嘴牵引

1. 尺骨鹰嘴进针部位;2. 克氏针牵引法;3. 巾钳牵引法

3）股骨髁上牵引：适用于股骨干骨折、股骨转子间骨折、髋关节脱位、骶髂关节脱位、骨盆骨折向上移位和髋关节手术前需要松解粘连者。患者仰卧，患肢置于牵引架上，膝关节屈曲40°，常规消毒铺巾，局部麻醉后，在内收肌结节上2cm处标记穿针部位，此点应在股骨髁上前后之中点。向上拉紧皮肤，以斯氏针穿入皮肤，直达骨质，掌握进针方向，当穿过对侧骨皮质时，同样向上拉紧皮肤，以手指压迫针孔周围皮肤，穿出钢针，使两侧钢针长度相等，以酒精纱布覆盖针孔，安装牵引弓，进行牵引（图3-40）。穿针时一定要从内向外进针，以免损伤神经、血管。穿针的方向应与股骨纵轴垂直，否则钢针两侧负重不平衡，易造成骨折断端成角畸形。牵引重量一般为体重的1/8~1/6，维持重量为3~5kg。

4）胫骨结节牵引：适用于股骨干骨折、伸直型股骨髁上骨折等。将患肢置于牵引架上，穿针的部位在胫骨结节最高点垂直向后1.25cm再向下2cm处。标记后消毒铺巾，局部浸润麻醉后，斯氏针由外侧向内侧进针，以免伤及腓总神经。斯氏针穿出皮肤后，使两侧钢针长度相等，以酒精纱布保护针孔，安置牵引弓进行牵引（图3-41）。牵引重量为7~8kg，维持量3~5kg。

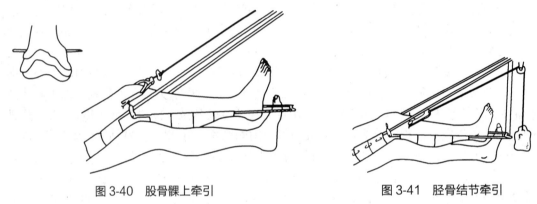

图3-40 股骨髁上牵引   图3-41 胫骨结节牵引

5）跟骨牵引：适用于胫骨髁骨折、胫腓骨不稳定骨折、踝部粉碎性骨折、跟骨骨折向后上移位和膝关节屈曲挛缩畸形等。将患肢置于牵引架上，小腿远端垫一沙袋使足跟抬高，助手一手握足，另一手握小腿下段，维持踝关节中立位，内踝尖与足跟后下缘连线的中点为穿针部位。标记后，常规消毒铺巾，局部麻醉后，克氏针自内侧钻入，直达骨质。注意穿针的方向，胫腓骨干双骨折时，克氏针与踝关节面呈15°角，即进针处低，出针处高，有利于恢复胫骨的正常生理弧度。骨针穿出后以酒精纱布覆盖针孔，安装牵引弓，进行牵引（图3-42）。牵引重量为3~5kg。

3. 布托牵引　用厚布或皮革按局部形态制成各种兜托，托住患部，再用牵引绳通过滑轮连接兜托和重量进行牵引。常用的有以下几种：

（1）枕颌带牵引：适用于无截瘫的颈椎骨折脱位、颈椎间盘突出症和颈椎病等。目前使用的枕颌带一般为工厂加工成品，分为大号、中号、小号，也可自制，将两条布带按适当角度缝在一起，长端托住下颌，短端牵引枕后，两带之间以横带固定，以防牵引带滑脱，布带两端以金属横梁撑开提起，并系牵引绳，通过滑轮连接重量砝码，进行牵引（图3-43）。牵引重量为3~5kg。此法简便易行，便于更换，不需特别装置。但牵引重量不宜过大，否则影响张口进食，局部压迫产生溃疡，甚至滑脱至下颌部压迫颈部血管及气管，引起缺血窒息。

（2）骨盆悬吊牵引：适用于耻骨联合分离、骨盆环骨折分离、髂骨翼骨折向外移位和骶髂关节分离等。布兜以长方形厚布制成，两端各穿一木棍。患者仰卧，用布兜托住骨盆，以牵引绳分别系住横棍两端，通过滑轮进行牵引（图3-44）。牵引重量以能使臀部稍离开床面即可，一侧牵引重量为3~5kg。

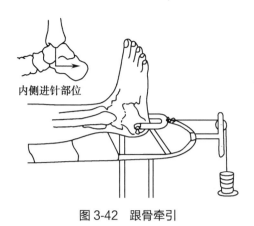

内侧进针部位

图 3-42　跟骨牵引

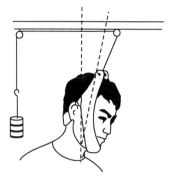

图 3-43　枕颌带牵引

（3）骨盆牵引带牵引：适用于腰椎间盘突出症、神经根受压和腰椎小关节紊乱症。用两条牵引带，一条固定胸部，并系缚在床头上，另一条固定骨盆，再以两根牵引绳分别系于骨盆牵引带两侧扣眼，通过床尾滑轮进行牵引（图 3-45）。一侧牵引重量为 5~15kg。

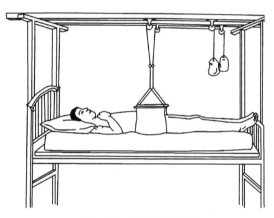

图 3-44　骨盆悬吊牵引

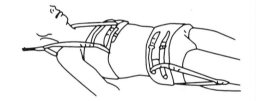

图 3-45　骨盆牵引带牵引

4. 注意事项

（1）牵引装置安置完毕后将牵引针两端多余部分剪去，并套上小瓶，以防止针尖造成损伤。

（2）注意牵引针两侧有无阻挡，如有阻挡应及时调整，以免减低牵引力。

（3）经常检查针孔处有无感染，为防止感染，隔日向针孔处滴 75% 酒精 2~3 滴。如感染明显且无法控制，应将牵引针拔出，并根据病情采用他法。

（4）注意牵引针有无滑动或皮肤有无破损，此种情况多见于克氏针，应及时调整或更换牵引弓。

（5）注意肢体有无压迫性溃疡。

（6）鼓励患者及时进行肌肉运动和指（趾）功能锻炼。

（7）每天测量患肢长度并与健侧比较，及时调整牵引重量和方向。

（8）及时进行 X 线透视或摄片，以便及时了解骨折对位情况。

（四）外固定器固定

应用骨圆针或螺纹针穿入骨折远近两端骨干，外用固定器使骨折复位并固定，称为外固定器固定。

1. 外固定器的类型　临床常用的有单边架、双边架、三角形架、半圆形架、环形架、梯形架、平衡固定牵引架及组合式外固定架等,根据骨折类型选用。

2. 外固定器的适应证

(1)严重的开放性骨折伴广泛的软组织损伤,需行血管、神经、皮肤修复者;或需维持肢体的长度,控制骨感染的二期植骨者,如小腿开放性骨折等。

(2)各种新鲜不稳定骨折,如股骨、胫骨、髌骨、肱骨、尺桡骨干双骨折等。

(3)软组织损伤、肿胀严重的骨折。

(4)多发性骨折及骨折后需要多次搬动的患者。

(5)长管骨骨折畸形愈合、延迟愈合或不愈合,手术后亦可使用外固定器。

(6)关节融合术、畸形矫正术均可用外固定器加压固定。

(7)下肢短缩需要延长者。

3. 外固定器的注意事项

(1)加强护理,避免针孔感染。

(2)合理设计使用钢针,避免置入关节内及发生断针或针道骨折。

(3)合理选用外固定器,恰当操作,预防骨折延迟愈合及骨不连。

(4)进针时注意避开神经、血管,避免损伤。

(5)密切观察肢体血液循环情况,防止皮肤受压迫而致坏死。

(6)尽早进行功能锻炼。

二、内固定术

内固定术是采用切开或闭合复位的方法整复骨折后,使用内固定器材固定骨折端的方法。临床有两类方法:一类是开放复位内固定术,即切开复位后置入内固定物;另一类是闭合复位内固定术,即在 X 线透视下,手法复位或针拨复位后,闭合将钢针等内固定物插入加以固定。内固定材料必须具有足够的力学强度和抗疲劳性,符合耐腐蚀、无毒性、无致癌及无过敏等要求,常用内固定器材有螺钉、钢板、髓内钉、钢丝等。

在中国传统医学中,隋唐时期就已应用开放复位内固定术于临床,如《诸病源候论·金疮伤筋断骨候》记载:"若被疮截断诸解、身躯、肘中,及腕、膝、髀若踝际,亦可连续,须急及热,其血气未寒,即去碎骨便更缝连,其愈后直不屈伸。"对于骨折,巢元方提出了早期采用丝线"缝连"内固定,以后历代沿用。《世医得效方》叙述了用刀、剪、凿、铁钳等器械进行切开复位,如该书卷十八载:"诸骨碎骨折出血者,每服(麻药)二钱,好红酒调下,麻倒不识痛处,或用刀割开,或用剪去骨锋者,以手整顿骨节归原,端正,用夹夹定,然后医治。或箭镞入骨不出,亦可用此麻之,或用铁钳拽出,或用凿凿开取出,后用盐汤或盐水与服,立醒。"然而,行内固定术必须掌握手术指征,具体见本章第四节。

第四节 手 术

手术是医师使用手术器械治疗疾病的一种外治法。骨伤科的某些骨折或脱位由于非手术治疗不当或错过了非手术治疗的时机,或某些骨关节与软组织疾病目前尚不能通过非手术治疗解决,可行手术解决。如开放性损伤的清创,某些关节内骨折复位不良可能影响功能者,神经、血管断裂的修补缝合,必须通过手术来完成。但在实施时必须严格掌握手术指征,并在有一定的设备条件和技术力量下进行。

中医手术疗法有悠久历史,远在石器时代就已经有石制的手术器械,并用于治疗实践中。《黄帝内经》有应用砭石、钵针等器械切开患处治疗疾病的记载,这是中医手术疗法的萌芽。到汉代,已有麻醉、手术、术后观察等一整套医疗方法,华佗被誉为中医外科鼻祖。隋代《诸病源候论》载有骨折的手术复位内固定术。此后,相关手术疗法得到不断完善与发展,成为治疗骨伤科疾病的重要方法。现代中医骨伤科学应用最新医疗手段,使中医手术疗法趋向成熟。随着骨科的发展,手法整复、固定技术不断提高,大多数骨折能通过非手术方法治愈,但有些复杂骨折及合并损伤采用非手术治疗效果不佳,仍有手术复位内固定的必要(图 3-46)。

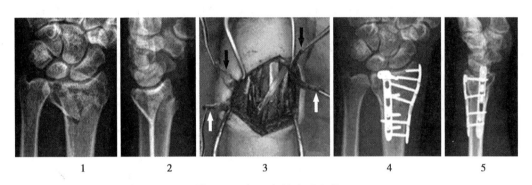

图 3-46 切开复位内固定术

患者,男性,28 岁。1、2. 术前正侧位 X 线片显示背侧移位;3. 切开复位内固定;
4、5. 术后正侧位 X 线片显示术后锁定钢板固定

一、骨科手术原理的发展

人们对健康及美学等方面的更高要求,迫使传统的手术观念和方法发生了改变,医学模式向生物 - 心理 - 社会模式转变,使中医整体治疗观念与现代科学技术相结合,促进了骨科手术观念和手术技术的更新。在过去的几十年里,骨科手术原理和技术出现了巨大的发展。骨科手术治疗在这种新的医学模式和多学科相互交叉中向微创化、个体化、智能化方向发展。

骨科内固定治疗的近代观念发生了两次重大转变。从早期偏重简单外固定到 20 世纪中期开始广泛通过手术达到解剖复位和坚强内固定,再到现在逐渐为人们所接受的生物学固定理念。这不仅仅是手术方式的转变,更是对骨折愈合过程的再认识和对影响骨折愈合与功能恢复条件的重新权衡。第一次转变大大提高了骨折的治愈率,减少了因长期制动造成的失用性肌萎缩、骨量丢失、关节僵硬等并发症的发生,但并没有杜绝诸如骨折不愈合、延迟愈合、感染、再骨折等情况的发生。特别是对于严重的粉碎性骨折,广泛的剥离与内固定手术并不一定能带来满意的骨折愈合与功能恢复。这引起了人们的重新思考。通过实验发现,接骨板造成的板下缺血和进而导致的骨坏死,是引起哈佛系统加速重塑的主要原因。供血不足不仅影响骨折愈合与塑形,而且导致局部免疫能力下降,使感染难于治愈,且容易形成死骨。由此引发了以保护血供为主的生物学固定理论体系的形成。它强调采用闭合或间接复位,不要求以牺牲局部血供为代价的精确复位,不要求固定物与骨之间的紧密接触,不要求骨折端间的绝对稳定,这为微创技术在骨折治疗领域的应用提供了理论和实践基础。同时人们也意识到,内固定对骨折部的应力遮挡作用,虽有利于防止骨折移位,但也导致了局部骨质疏松,这对内固定的材料与设计提出了力学相容性方面的要求。

微创治疗采用对全身和局部造成尽可能小的创伤的方法,以达到治愈病损的目的。它不是单纯地追求更小的手术切口,而是注意对病损和 / 或其周围组织的保护,避免全身性反

笔记栏

应或使其最小化,减少并发症的发生,缩短康复时间。关节镜的问世和微创经皮接骨术是体现微创概念的代表。此外,借助关节镜或影像导航系统进行骨折复位固定,使手术可视化,无需完全暴露骨折部位即可准确完成骨折复位和精确固定。近年来,计算机导航辅助下行骨科手术技术已开始应用,可以预见,随着该技术的日益成熟,其适用范围将不断扩展。

二、手术的基本原则

骨折手术应达到解剖复位,有效固定,促进骨折愈合,还要符合生物力学和医学原理。如接骨板(包括张力带钢丝、克氏针和接骨板)以张力带加以固定,形成坚固的力学系统,进行内力分配,对抗和转化张力为压力,使骨折端密切接触,增加接触面压力(图 3-47)。选择合理刚度和强度的器材,摒弃片面的内固定越坚强越好的原则,避免出现过大的应力遮挡效应。总之,其原则是能维持骨折的稳定性,达到合理的应力重分配;能保持重建中的血液循环,使新骨跨越骨折间隙,促使骨折愈合。

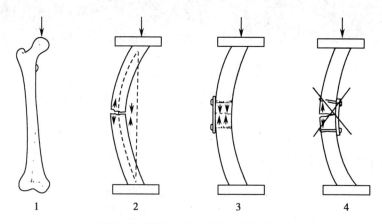

图 3-47 股骨干骨折的张力侧为外侧

1. 骨的偏心负荷造成一侧为张力负荷,另一侧为压力负荷;2. 在偏心负荷下间隙将首先在张力侧张开;3. 钢板应用到骨的张力侧将防止畸形,当负荷增加时,钢板承受张力,钢板对侧的骨皮质将产生压力;4. 如果钢板用在压力下的凹槽,在负荷下唯一抵抗畸形的是钢板的刚度

三、手术的适应证

骨科手术必须严格掌握适应证,因手术本身就是一次较大的创伤,操作过程中将不同程度地破坏骨本身的血供,影响骨折愈合。若掌握不当,则可发生手术并发症而导致手术失败。手术适应证有:

1. 手法复位与外固定未能达到功能复位的标准,而影响肢体功能者。

2. 骨折端有肌肉、肌腱、骨膜或神经、血管等软组织嵌入,手法复位失败者。

3. 某些血供较差的骨折,手法复位与外固定不能稳定维持复位后的位置,应采用内固定,以利于血管长入血供不佳的碎段,促进骨折愈合。如用加压螺钉内固定治疗股骨颈骨折。

4. 有移位的关节内骨折,手法不能达到满意复位,估计以后将影响关节功能者。如肱骨外髁翻转骨折、胫骨髁间粉碎性骨折等。

5. 撕脱骨折,多因强大肌群牵拉而致,外固定难以维持其对位。如移位较大的髌骨骨折、尺骨鹰嘴骨折等。

6. 血管、神经复合损伤。骨折合并主要神经、血管损伤者,须探查神经、血管进行修复,同时内固定骨折。如肱骨髁上骨折合并肱动脉损伤。

7. 开放性骨折,在6~8小时之内需要清创。如伤口污染较轻且清创彻底,可直接采用内固定。

8. 多发骨折和多段骨折。为预防严重并发症和便于患者早期活动,对多发骨折某些重要部位可选择内固定;多段骨折难以复位与外固定,移位严重者应采用内固定。

9. 畸形愈合和骨不连造成功能障碍者。

10. 骨折伴有脱位,闭合复位未成功者。

11. 肌腱和韧带完全断裂者。

🔍 知识拓展

内固定物的材料及种类

不论采用何种材料,用于人体的内固定物都必须与人体组织相容,能抗酸抗碱,无磁性,无电解作用等。这就要求材料设计合理,制作精细,否则会发生弯曲折断,产生骨折再移位,甚至发生迟缓愈合和不愈合。常用的材料有镍钼不锈钢、钴合金钢、钛合金钢、钴铬钼合金钢等。根据手术部位的不同,采用的内固定术式也不同,需准备相应的内固定器材。常用的内固定物有不锈钢丝、钢板、螺钉、克氏针、斯氏针,以及各种类型的髓内钉、加压螺钉等。还须准备手术所用的特殊器械,如电钻、三叉固定器、螺丝刀、持钉器、持骨器、骨撬等。

第五节 功 能 锻 炼

功能锻炼古称"导引",是通过自身锻炼防治疾病、增进健康、促进肢体功能恢复的一种疗法。

患肢关节活动与全身功能锻炼能促进损伤部位气血流通和加速祛瘀生新,改善血液与淋巴液循环,促进血肿、水肿的吸收和消散,加速骨折愈合,使关节、经筋得到濡养,对于筋肉萎缩、关节僵硬、骨质疏松等皆有一定的治疗作用。

一、分类

(一) 按锻炼的部位分类

1. 局部锻炼　指导患者进行患肢主动活动,使功能尽快恢复,防止组织粘连、关节僵硬、肌肉萎缩。如肩关节损伤,练习耸肩、上肢前后摆动、握拳等;下肢损伤,练习踝关节背伸、跖屈,以及股四头肌舒缩活动、膝关节伸屈活动等。

2. 全身锻炼　指导患者进行全身锻炼,可加快气血运行,促进脏腑功能恢复。全身锻炼不但可以防病治病,而且能弥补方药之不及,促使患者迅速恢复劳动能力。

(二) 按有无辅助器械分类

1. 有器械锻炼　采用器械进行锻炼的目的主要是加强患肢力量,弥补徒手锻炼之不足,或利用杠杆作用,或用健侧带动患侧。如用大竹管搓滚舒筋,蹬车活动锻炼下肢各关节功能,搓转胡桃或小铁球等进行手指关节锻炼,滑轮拉绳锻炼肩关节功能。

2. 无器械锻炼 不应用任何器械,依靠自身进行功能锻炼。这种方法简单方便,随时可用,如太极拳、八段锦等。

二、功效

功能锻炼治疗骨关节及软组织损伤,对提高疗效、减少后遗症有重要的意义。其功效可归纳为以下几点:

(一) 活血化瘀,消肿定痛

由于损伤后瘀血凝滞、络脉不通,导致疼痛、肿胀,局部锻炼与全身锻炼有促进血液循环、活血化瘀的作用,通则不痛,从而达到消肿定痛的目的。

(二) 濡养患肢关节经筋

损伤后期及肌筋劳损,局部气血不充,筋失所养,酸痛麻木,功能锻炼后血行通畅,化瘀生新,舒筋活络,经筋得到濡养,关节滑利,伸屈自如。

(三) 促进骨折愈合

功能锻炼既能活血化瘀,又能生新;既能改善气血之道不得宣通的状态,又有利于续骨。在夹板固定下功能锻炼,不仅能保持良好的对位,而且可使骨折的轻度残余移位逐渐得到矫正,使骨折愈合与功能恢复同时并进,缩短疗程。

(四) 防治筋肉萎缩

骨折或较严重的筋伤可导致肢体失用,故骨折、扭伤、劳损、筋伤及不完全断裂都应积极进行功能锻炼,使筋伤修复快、愈合坚、功能好,减轻或防止筋肉萎缩。

(五) 避免关节粘连和骨质疏松

关节粘连、僵硬强直及骨质疏松的原因是多方面的,但其主要的原因是患肢长期固定和缺乏活动锻炼,所以积极、合理地进行功能锻炼,可以促使气血通畅,避免关节粘连、僵硬强直和骨质疏松,是保护关节功能的有效措施。

三、注意事项

(一) 内容和运动强度

确定功能锻炼的内容和运动强度,制定锻炼计划,首先应辨明病情,估计预后,因人而异,因病而异,根据骨伤科疾病的病理特点,选择适宜各个时期的功能锻炼方法,尤其对骨折患者,更应分期、分部位对待。

(二) 医患合作

向患者说明功能锻炼的目的、意义及必要性,取得配合,充分发挥其主观能动性,增强信心和耐心,从而自觉地进行积极的锻炼。

1. 上肢 上肢功能锻炼的主要目的是恢复手的功能。上肢各部位的损伤,均应注意手部各指间关节、掌指关节的早期功能锻炼,特别要保护各关节的灵活性,以防发生关节功能障碍。

2. 下肢 下肢功能锻炼的主要目的是恢复负重和行走功能,保持各关节的稳定性。在机体的活动中,尤其需要依靠强大而有力的臀大肌、股四头肌和小腿三头肌,才能保持正常的行走。

(三) 循序渐进

严格遵循循序渐进的原则,是防止加重损伤和出现偏差的重要措施。功能锻炼时动作应逐渐增加,次数由少到多,动作幅度由小到大,锻炼时间由短到长。

（四）随访

定期复查不仅可以了解病情和功能恢复的程度,还可随时调整功能锻炼的内容和运动强度,修订锻炼计划。

（五）其他注意事项

1. 功能锻炼时应思想集中,全神贯注,动作缓而慢。

2. 功能锻炼一般每日 2~3 次。

3. 功能锻炼过程中,对骨折、筋伤患者,可配合热敷、熏洗、搓擦外用药、理疗等方法。

4. 功能锻炼过程中,要顺应四时气候的变化,注意保暖。

四、全身各部位功能锻炼法

（一）颈项部功能锻炼法

坐位或站立,站时双足分开与肩同宽,双手叉腰进行深呼吸做以下动作:

1. 前屈后伸 吸气时颈部前屈,下颌前探,拉伸项部肌肉;呼气时颈部后伸,下颌上提,拉伸颈部肌肉,重复 6~8 次(图 3-48)。

2. 左右侧屈 吸气时头向左屈,呼气时头部还原正中位,吸气时头向右屈,呼气时头还原,左右交替,重复 6~8 次(图 3-49)。

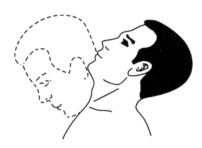

图 3-48 颈部前屈后伸

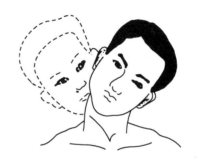

图 3-49 颈部左右侧屈

3. 左右旋转 深吸气时头向左转,呼气时头部还原正中位,深吸气时头向右转,呼气时头部还原正中位,左右交替,重复 6~8 次(图 3-50)。

4. 颈椎环转 头颈部向左右缓慢而有限度地环形转动,两个方向各 3 圈,此法实为上述活动的综合(图 3-51)。

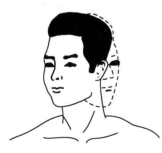

图 3-50 颈部左右旋转

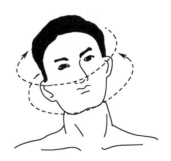

图 3-51 颈椎环转

（二）腰背部功能锻炼法

1. 前屈后伸 双足分开与肩同宽站立,双下肢保持伸直,双手叉腰,尽量放松腰肌,腰部做前屈后伸活动,重复 6~8 次(图 3-52)。

2. 左右侧屈 双足分开与肩同宽站立,双下肢保持伸直,腰部向左侧屈,左手沿左下肢外侧尽量向下,还原;以同样的方式向右侧屈,重复6~8次(图3-53)。

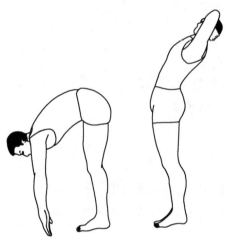
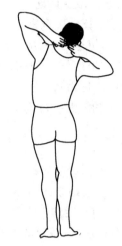

图 3-52 腰部前屈后伸   图 3-53 腰部左右侧屈

3. 左右回旋 双足分开与肩同宽站立,双手叉腰,腰部按顺时针及逆时针方向各旋转1次,然后由慢到快、由小到大地顺逆交替回旋6~8次(图3-54)。

4. 五点支撑 仰卧位,双侧屈肘、屈膝,以头、双足、双肘五点作支撑,双掌托腰用力将腰拱起,重复多次(图3-55)。

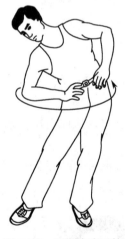
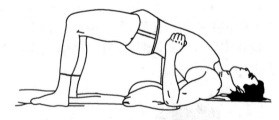

图 3-54 腰部左右回旋   图 3-55 五点支撑

5. 飞燕点水 俯卧位,双上肢伸直置于身体两侧,头、肩并带动双上肢向后上方抬起;或双下肢直腿向后上抬高;进而两个动作合并同时进行呈飞燕状,重复多次(图3-56)。

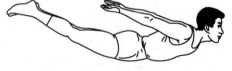

图 3-56 飞燕点水

(三) 肩、肘部功能锻炼法

1. 前后摆臂 双足分开与肩同宽站立,弯腰,两上肢交替前后摆动,幅度由小至大,直至最大幅度(图3-57)。

2. 弯腰画圈 双足分开与肩同宽站立,向前弯腰90°,患侧上肢下垂,做顺时针、逆时针方向画圈回环动作,幅度由小至大,速度由慢到快(图3-58)。

78

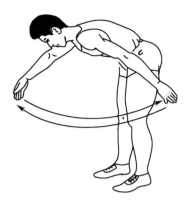

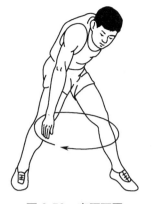

图 3-57 前后摆臂　　　　　　　　　图 3-58 弯腰画圈

3. 叉手托上　双足分开与肩同宽站立,两手手指交叉,两肘伸直,掌心向前,健肢用力带动患臂左右摆动,同时逐渐向上举起,以患处不太疼痛为度。亦可双手手指交叉于背后,掌心向上,健肢用力带动患臂左右或上下摆动,以患处不太疼痛为度(图 3-59)。

4. 手指爬墙　双足分开与肩同宽站立,正面及侧身对向墙壁,患侧手指沿墙徐徐向上爬行,至上肢高举到最大限度,再沿墙向下爬行返回,重复多次(图 3-60)。

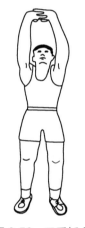

图 3-59 叉手托上

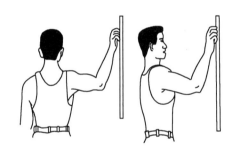

图 3-60 手指爬墙

5. 弓步云手　双下肢前后分开成弓步站立,用健手托扶患肢前臂使身体重心后移,双上肢屈肘,前臂靠在胸前,身体重心移向前,同时带动患肢前臂在同水平上做顺时针或逆时针方向弧形伸出,前后交替,重复多次(图 3-61)。

6. 肘部伸屈　坐位,患肘放在桌面的枕头上,手握拳,用力徐徐屈肘、伸肘,重复多次(图 3-62)。

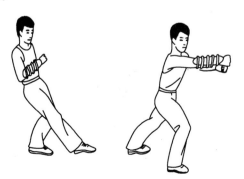

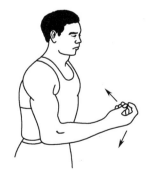

图 3-61 弓步云手　　　　　　　　　图 3-62 肘部伸屈

7. 手拉滑车　安装滑轮装置,患者在滑轮下,坐位或站立,两手持绳之两端,以健肢带动患肢,徐徐来回拉动绳子,重复多次(图3-63)。

(四)前臂、腕、手部功能锻炼法

1. 前臂旋转　上臂贴于胸侧、屈肘90°,手握棒,前臂做旋前旋后活动,重复多次(图3-64)。

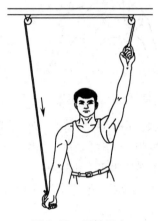

图 3-63　手拉滑车

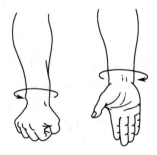

图 3-64　前臂旋转

2. 抓空握拳　五指用力张开,再用力抓紧握拳,重复多次(图3-65)。

3. 背伸掌屈　用力握拳,腕关节做背伸、掌屈活动,重复多次(图3-66)。

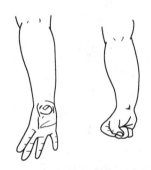

图 3-65　抓空握拳

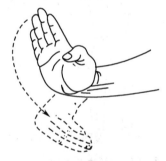

图 3-66　背伸掌屈

4. 手滚圆球　手握两个圆球,手指活动,使圆球滚动或变换两球位置,重复多次(图3-67)。

(五)下肢功能锻炼法

1. 举屈蹬腿　仰卧,下肢伸直徐徐举起,然后尽量屈髋屈膝、踝关节背伸,再向前上方伸腿蹬出,重复多次(图3-68)。

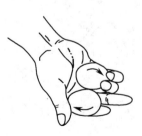

图 3-67　手滚圆球

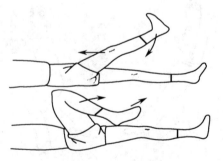

图 3-68　举屈蹬腿

2. 侧卧展腿　健侧卧,下肢伸直,患侧大腿尽力外展,然后还原;继之患侧卧,做健侧下肢外展运动(图3-69)。

3. 旋转摇膝　两足并拢站立,两膝稍屈曲半蹲,两手分别放在膝上,膝关节做顺时针、逆时针方向旋转活动,由伸直到屈曲,再由屈曲到伸直,重复多次(图3-70)。

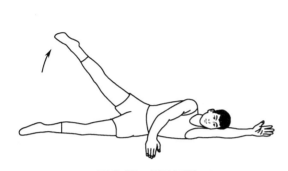

图 3-69　侧卧展腿

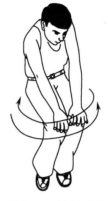

图 3-70　旋转摇膝

4. 踝部伸屈　卧位、坐位均可,踝关节背伸至最大限度,然后跖屈到最大限度,重复多次(图3-71)。

5. 足踝旋转　卧位、坐位均可,踝关节按顺时针、逆时针方向交替旋转,重复多次(图3-72)。

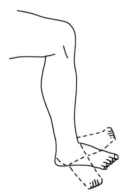

图 3-71　踝部伸屈

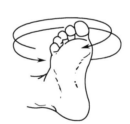

图 3-72　足踝旋转

6. 搓滚舒筋　坐位,患足蹬踏圆棒前后滚动,使膝关节及踝关节做伸屈活动,重复多次(图3-73)。

7. 蹬车活动　坐在特制的功能锻炼车上,练习足踏车,以锻炼下肢肌肉及关节,重复多次(图3-74)。

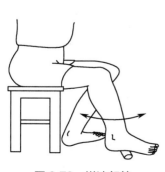

图 3-73　搓滚舒筋

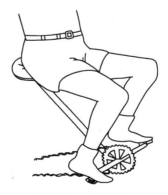

图 3-74　蹬车活动

笔记栏

第六节 物理疗法

物理疗法是利用各种物理因子(冷、热、磁、光、电等)作用于机体,引起局部组织的生物物理及生物化学的直接变化,或通过体液改变、神经反射、经络穴位而发挥间接作用,从而调节、增强或恢复各种生理功能,达到康复目的一种疗法。

一、物理疗法的主要作用

对于急慢性炎症,物理疗法可以改善局部血液循环,降低局部小血管的渗透性,提高白细胞和巨噬细胞吞噬能力,从而逆转局部组织的被动充血及瘀血状态,消除组织水肿,促进血肿吸收,消除炎症反应。

对于急慢性疼痛,根据疼痛的部位和性质,选用合适的物理疗法,可以提高痛阈,消除致痛因素,从而达到镇痛的作用。

物理疗法可减少胶原纤维的形成和玻璃样变性,也可减轻瘢痕组织水肿,改善局部组织血供和营养,从而减少瘢痕和粘连的形成。同时,也可缓解瘢痕瘙痒、瘢痕疼痛等症状。对关节功能障碍和肌肉萎缩,运用物理疗法可止痛和改善局部血液循环,有利于肌肉获得较充分的活动和血液的濡养,避免关节僵硬、肌肉萎缩等后遗症。

二、物理疗法的种类及适应证

物理疗法主要包括电疗法、冷疗法、激光疗法、温热疗法、光疗法、磁疗法、超声波疗法等。

(一) 电疗法

主要包括直流电疗法、低频脉冲电疗法、中频脉冲电疗法和高频电疗法等。适用于周围神经损伤、脊髓损伤、瘢痕增生及粘连、弛缓性麻痹、失用性肌萎缩、扭挫伤、失用性关节强直、腰肌劳损、肩周炎、神经痛及创伤后期的积液或瘀血吸收不良、控制急性炎症等。心力衰竭、有出血倾向、对直流电过敏、局部有广泛或严重皮肤损伤及植入心脏起搏器者禁用。

(二) 冷疗法

应用比人体皮肤温度低的物理因子(冷水、冰等)刺激作为治疗和康复的手段,多用于镇痛、降低肌张力及减轻炎症反应。有周围血管疾病及皮肤感觉障碍者不宜做冷敷。

(三) 激光疗法

主要通过热效应、机械效应、光化学效应和电磁效应4个方面发挥治疗作用,适用于伤口及其感染、皮肤黏膜溃疡、扭挫伤等。

(四) 温热疗法

具有温热和机械的综合作用,常用的温热疗法有温泉热疗法、石蜡疗法、蒸汽浴疗法、砂浴疗法、中药热熨法等,常用于较表浅组织的慢性劳损、扭伤等。

(五) 光疗法

主要包括红外线疗法、紫外线疗法。红外线疗法的主要作用是温热效应,适用于较表浅组织的慢性劳损、扭伤和炎症、严重的伤口与溃疡等。紫外线疗法在临床上常用于灭菌、抗炎、镇痛和促进伤口愈合等。

此外,磁疗法、超声波疗法在组织损伤的修复、瘢痕组织软化及镇痛方面应用较多。

(齐鹏坤 郑志永 蒋涛)

扫一扫
测一测

复习思考题

1. 骨伤科疾病治疗的基本原则是什么?
2. 内治法三期辨证用药中各期分别有哪些治法?
3. 骨伤科外用药物有哪些分类?
4. 试述夹板和石膏固定骨折的原理、适应证、禁忌证及注意事项。
5. 试述常用骨牵引进针点的选择、进针方向及牵引重量。
6. 手术疗法的适应证有哪些?
7. 常用正骨手法有哪些? 各自适应证是什么? 理筋手法操作时有哪些注意事项?
8. 试述功能锻炼的分类及注意事项。
9. 常用的物理疗法有哪些?

第四章

创 伤 急 救

学习目标

掌握急救技术的原则与意义、清创术的手术步骤与方法、创伤性休克的治疗方法；熟悉骨-筋膜室综合征、挤压综合征与头部损伤的诊断与治疗。

第一节 急 救 技 术

创伤是各种物理、化学和生物等致伤因素作用于机体，造成组织结构完整性损害或功能障碍。创伤急救是骨伤科学的重要组成部分，是提高伤员存活率、减少伤残的首要环节。创伤急救的目的是挽救伤者的生命，避免继发性损伤和防止伤口污染，减少痛苦，有效控制创伤的危害，创造运送条件，妥善、安全、及时地将患者转移到有救治条件的医疗机构。

创伤急救过程中处理临床问题的原则是：①评估伤者的基本生命指征，判断有无生命危险，如果有生命危险要立即抢救；②无论是否能够即刻做出诊断，切记最重要的是评估伤情的严重程度；③根据伤情及时采取相应的急救措施；④在救治过程中密切观察伤情的变化，重复评估治疗效果，及时合理地调整治疗方案。

创伤急救的关键在于及时、准确、全面地现场评估，对伤情的严重程度做出准确判断。现场急救人员应快速了解伤员的生命体征，对伤者的循环、意识、呼吸等一般情况做出准确判断。如通过观察伤者脉搏的频率、节律，以及测量血压和心脏听诊判断有无心搏骤停；通过观察瞳孔变化、眼球运动及神经反射情况了解伤者的意识状况；通过观察伤者有无发绀，呼吸的频率、节律及肺部听诊等判断有无呼吸道梗阻、呼吸衰竭等状况。院前创伤评分有助于医护人员准确把握伤情，临床常用的有创伤指数(TI)及 CRAMS 评分。

创伤指数(TI)：包括创伤部位、创伤类型、循环、呼吸、神志 5 组参数，分别以 1、3、4、6 四个数值判断创伤的严重性。累计评分 0~7 分为轻伤，不需住院，留急诊观察；8~16 分为重伤，一般不致命，需住院治疗；17~20 分为严重创伤，死亡率高，需及时救治；21 分及以上为危重伤，死亡率极高。具体评分方法见表 4-1。

CRAMS 评分：根据循环、呼吸、腹部、运动、语言 5 个参数判断伤情的严重程度。该评分每组参数分别记以 2 分、1 分、0 分，累计评分 ≤ 6 分为重伤，死亡率较高，需送创伤中心急救；≥ 7 分为轻伤，死亡率较低，密切观察妥善处理即可。具体评分方法见表 4-2。

医护人员做出及时、准确、全面的现场评估和诊断后，针对随时有生命危险的危重伤者，应当在现场采取及时有效的抢救措施，以保证伤者安全转移到有救治条件的医疗机构，从而获得后续诊疗。在处理复杂伤情时，应优先解除危及生命的情况，使病情得到初步控制，然后进行后续处理,并尽量稳定伤情,为转运和后续治疗创造条件。若伤后出现呼吸、循环障碍,应立即实行抢救。呼吸障碍常见原因有上呼吸道梗阻、胸部损伤、颈髓损伤及膈疝等;循环障碍常见原因是失血性休克和心脏压塞等。

表 4-1 创伤指数(TI)

创伤指数	1	3	4	6
创伤部位	四肢	躯背	胸或腹	头或颈
创伤类型	切割伤或挫伤	刺伤	钝挫伤或穿刺伤	钝性打击伤或枪弹伤
循环	正常	BP<13.6kPa P>100 次/min	BP<10.6kPa P>140 次/min	BP=0 P<55 次/min
呼吸	胸痛	呼吸困难	发绀	呼吸暂停
神志	倦睡	嗜睡	半昏迷	昏迷

(引自:童培建.创伤急救学.北京:人民卫生出版社,2012.)

表 4-2 CRAMS 评分

参数	程度	评分
循环	毛细血管充盈良好或血压 >13.3kPa(收缩压)	2
	毛细血管充盈缓慢或血压 11.3~13.3kPa(收缩压)	1
	无毛细血管充盈或血压 <11.3kPa(收缩压)	0
呼吸	正常	2
	不正常(呼吸减弱或困难或 >35 次/min)	1
	无	0
胸腹部	腹和胸部无压痛	2
	腹和胸部有压痛	1
	腹肌紧张,连枷胸或胸腹部穿透伤	0
运动	正常	2
	仅对疼痛有反应	1
	无反应或体位固定	0
语言	正常	2
	语无伦次,答非所问	1
	无语音或单音节发音	0

注:该评分正常为 2 分,轻度伤为 1 分,重度异常为 0 分。

(引自:童培建.创伤急救学.北京:人民卫生出版社,2012.)

现代急救医学将复苏、通气、止血、包扎、固定、搬运称为现场创伤急救的 6 项技术。

一、复苏

复苏主要指"心肺复苏",即针对呼吸和循环骤停所采取的抢救措施,以人工呼吸替代患者的自主呼吸,以心脏按压形成暂时的人工循环并诱发心脏的自主搏动。

二、通气

呼吸道阻塞可以在很短时间内使伤员窒息死亡。因此，对呼吸道阻塞的伤员，必须迅速以最简单有效的方式予以通气。

首先使伤员仰卧，解开衣领、腰带等妨碍呼吸的约束物。颌面部伤所致的口腔内呼吸道阻塞者，应及时清除口、鼻、咽喉中的分泌物、血凝块等异物，保持呼吸道通畅。颅脑伤舌后坠及深度昏迷而窒息者，应用双手抬起两侧下颌角，必要时可将舌拉出，用别针或丝线穿过舌尖固定于衣服上。呼吸道通畅后，应将头偏向一侧或取侧卧位，可插入口咽通气管或鼻咽通气管，或行环甲膜切开插管、用粗针头穿刺环甲膜通气、气管内插管及气管切开插管。

三、止血

大出血是创伤导致死亡的重要原因之一，所以必须及时止血。急救常用的止血方法有指压法、加压包扎法、填塞法和止血带法等。

（一）指压法

适用于头部和四肢的动脉出血。用手指压在出血的近心端，将动脉压迫在骨面上，阻断血流，达到迅速和临时止血的目的。如头颈部大出血，可压迫一侧颈总动脉、颞动脉或上颌动脉；上臂出血，可根据伤部压迫腋动脉或肱动脉；下肢出血，可压迫股动脉等。因四肢动脉有侧支循环，故指压法效果有限且难以持久，只能作为止血的暂时应急措施。

（二）加压包扎法

最为常用，一般小动脉和静脉损伤出血均可用此法止血。先将无菌纱布或敷料填塞或置于伤口，外加纱布垫压，再以绷带或三角巾加压包扎。包扎的压力要均匀，以能止血而肢体远端仍有血供为度。包扎范围应足够大，以超出伤口2~3横指为宜，使用绷带时要从肢体远端向近端包扎。包扎后将患肢抬高，以增加静脉回流和减少出血。

（三）填塞法

适用于颈部、臀部或其他部位较大而深、难于加压包扎的伤口，以及实质性脏器的广泛渗血等。先用1~2层大的无菌纱布铺盖伤口，以纱布条或绷带充填其中，再加压包扎。一般术后3~5天开始慢慢取出填塞纱布，过早可能发生再出血，过晚则易引起感染。此法止血不够彻底，且可能增加感染机会。此外，在清创去除填塞物时，由于凝血块可能随填塞物被取出，又出现较大出血。

（四）止血带法

一般用于四肢大血管出血且加压包扎无法止血的情况。常用止血带有橡胶型和充气型两种，紧急情况下，也可使用三角巾、绷带等代替，但禁用细绳索或电线等。恰当使用止血带可挽救一些大出血伤员的生命，使用不当则可带来严重的并发症，以致引起肢体坏死、肾衰竭，甚至死亡。因此，要严格掌握其使用方法和注意事项。

1. 操作方法 首先确定使用止血带的部位，上肢缚于上臂上1/3处，下肢缚于大腿中上1/3处，距离伤口上方10~15cm，前臂和小腿禁用止血带。然后在扎止血带的部位垫纱布、毛巾或衣物，将患肢抬高，尽量使静脉血回流。若用橡皮管止血，以左手拇、示、中指拿止血带头端，右手拉紧止血带绕肢体2圈，将止血带末端放入左手示指、中指间拉回固定；若用气压止血带，缚后充气直至有效止血。

2. 注意事项 使用止血带不必缚扎过紧，以能止血为度；每隔1小时放松2~3分钟，松开时伤口处加压，以减少出血，且使用时间一般不超过4小时。缚扎止血带的伤员必须有显著标志，并注明启用时间；松解止血带前，应先输液或输血，补充血容量，打开伤口，准备好止血用器械,再松止血带;严重挤压伤和远端肢体严重缺血者,慎用或忌用止血带。

四、包扎

包扎可以保护伤口、减少污染、协助止血、固定关节、减少疼痛,以及固定敷料和夹板等。常用的材料是绷带、三角巾等。

（一）包扎方法

1. 绷带包扎法 最普遍的一种伤口包扎法,包括环形包扎、螺旋反折包扎(图4-1)、8字形包扎(图4-2)和回返包扎(图4-3)等。包扎要掌握"三点一走行",即绷带的起点、止点、着力点(多在伤处)和走行方向。

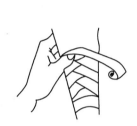
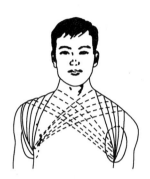
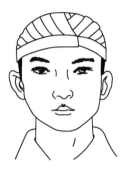

图 4-1　螺旋反折包扎法　　　　图 4-2　8 字形包扎法　　　　图 4-3　回返包扎法

2. 三角巾包扎法 使用简单、方便、灵活,可用于身体不同部位的包扎(图4-4,图4-5),也可用于较大面积创伤的包扎,但不便加压,也不够牢固。

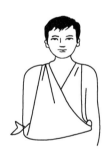
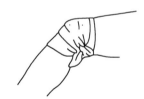

图 4-4　三角巾托臂包扎法　　　　　　图 4-5　三角巾下膝部包扎法

3. 便捷材料包扎 就地取材,如毛巾、手绢、衣服等,利用最便捷的方法,采用最快的速度,对伤口或伤肢进行包扎。

（二）包扎的要求及注意事项

动作要轻、快、准、牢,尽量不要在伤口上打结。包扎范围应超出伤口边缘5~10cm。松紧要适度,既要保证敷料固定和压迫止血,又不影响肢体血供。四肢包扎时,要露出指(趾)末端,以便随时观察肢端血液循环情况。遇有外露污染的骨折断端或腹内脏器,不可轻易回纳。若腹腔组织脱出,应先用干净的器皿保护后再包扎,不要将敷料直接包扎在脱出的组织上。

五、固定

现场急救中,临时固定一般用于骨关节损伤及较重的软组织损伤。固定可以限制受伤部位的活动范围,减轻痛苦,避免再损伤,并有利于防治休克和搬运转运。

固定时应尽可能牵引伤肢和矫正畸形,将伤肢固定于适当的位置,固定范围应包括骨折远端和近端2个关节。固定物多采用夹板、木棒及树枝等,如缺乏固定材料,可用自体固定法,如将上肢固定于胸壁,将受伤的下肢固定于健肢上。固定物与肢体之间要加衬垫,以防皮肤压伤。固定既要牢固又不可过紧,固定四肢时要露出指(趾)末端以便观察血液循环情况。开放性损伤应先止血、包扎,再固定。

六、搬运

伤员经初步处理后,需从现场送到救护站或医院进行治疗。正确的搬运可避免伤情加重。搬运方法多种多样,一般多采用徒手或担架搬运。徒手搬运包括扶行法、背负法、拖行法、双人拉车式等。担架搬运方法:急救人员2~4人一组,将伤者水平托起,平稳放在担架上,脚在前,头在后,以便观察。抬担架的步调、行动要一致,平稳行进。向高处抬时,前面的人要放低担架,后面的人要抬高担架,向低处走时则相反,以使患者保持在水平状态。担架员应边走边观察伤员的生命体征,病情变化时应立即停下抢救,先放脚,后放头。

疑有脊柱骨折的患者应尽量减少不必要的活动,以免引起或加重脊髓损伤。应由3人采取平卧式搬运法,如人员不够可采取滚动式搬运法。如采用软担架则宜取俯卧位,以保持脊柱平直,禁止弯腰。颈椎损伤应有专人牵引伤员头部,颈下须垫一小软垫,使头部与身体在同一水平位置,颈部两侧用沙袋固定或使用颈托,肩部略垫高,防止头部左右扭转和前屈、后伸。骨盆骨折的患者,除包扎骨盆部外,臀部两侧也要用软垫或衣物垫好,并用布带将身体绑在担架上,以降低震动和减少疼痛。颅脑损伤者,头部要加以固定,防止因摇动而加重伤情。颌面伤者应采取健侧卧位或俯卧位,便于口内血液和分泌物流出,保持呼吸道通畅。开放性气胸患者,搬运过程中采取半卧位并斜向伤侧,同时要用敷料严密地堵塞伤口。昏迷伤员应采用半卧位或俯卧位,防止分泌物和舌后坠阻塞呼吸道。离断肢体采用干燥冷藏法(2~4℃)保存,即将断肢用清洁敷料包好,放入塑料袋中,再置于加盖的容器内,外周加冰块保存,断肢不能与冰块接触,防止冻伤,也不能用任何液体浸泡。

第二节　清　创　术

创伤造成的开放性伤口常有污染,应行清创术。清创术的目的是通过外科手术方式,使开放污染的伤口转变为清洁伤口,从而为组织愈合创造良好的条件。

一、清创的时间

清创时间越早越好,伤后6~8小时内清创一般可达到一期愈合。超过6~8小时,可根据伤口的污染程度,在感染尚未形成时,酌情推迟清创时间。超过24小时的污染伤口,已有细菌侵袭深部组织,应予以清创,建立引流,待二期处理。

二、清创术的步骤与要点

(一)准备

在麻醉下进行伤口的清洗和消毒。麻醉成功后,先用无菌敷料覆盖伤口,剃去伤口周围毛发,用无菌刷和肥皂液由伤口向四周清洗周围皮肤3次。冲洗液不应流入伤口内,以防加重污染。去除敷料后取出明显可见的异物、血块及脱落的组织碎片,用生理盐水反复冲洗伤口,必要时结合3%过氧化氢溶液冲洗。常规消毒,铺无菌巾。

（二）清创

使用刀、剪等器械切除受污染及失去生命力的组织。清创要彻底，必须按一定顺序，由一点开始，逐渐扩大手术范围，由浅及深，仔细操作。

伤后时间短和污染轻的伤口，若清创彻底可予以一期缝合。如伤口污染较重或时间已超过 8~12 小时，但尚未发生明显的感染，皮肤缝线暂不结扎，伤口内留置引流条，24~48 小时后伤口仍无明显感染者，可将缝线结扎使创缘对合。缝合时不能留死腔，否则易积液感染；缝合要保持一定的张力，但不宜过密、过紧，以伤口边缘对合为度。

（三）术后处理

术后予以包扎并定期更换敷料，必要时制动固定。抬高患肢与心脏位于同一水平，既有利于消肿，又不会导致组织缺血。密切观察肢体远端血液循环和神经功能，防止发生骨-筋膜室综合征。早期使用破伤风抗毒素，预防破伤风发生，合理使用抗生素。如果出现感染，及早进行细菌培养及药敏试验，选用敏感抗生素治疗，并拆开缝线，充分引流、冲洗和换药。

第三节　创伤性休克

创伤性休克是机体受到严重创伤后发生的，因有效循环血量下降、微循环灌注不足，引起器官缺血、缺氧和红细胞代谢障碍为主要表现的一种复杂的临床综合征。创伤性休克是严重创伤的常见并发症，临床表现有血压下降、面色苍白、出冷汗、脉搏频弱、尿量减少和神情淡漠等。

一、病因及分类

根据创伤后休克的病因可分为以下 5 种，以创伤性低血容量性休克最为常见。

1. 创伤性低血容量性休克
2. 创伤性心源性休克
3. 创伤性血管源性休克
4. 创伤性神经源性休克
5. 创伤后感染性休克

休克的病理过程可分为代偿期、失代偿期（代偿衰竭期）和休克晚期（严重期）3 个阶段。如休克不能及时纠正，常可产生弥散性血管内凝血（DIC），使微循环衰竭更加严重，预后甚差。

二、临床表现

休克的临床表现与其严重程度有关。

（一）意识与表情

轻度休克，患者表现为兴奋、烦躁、焦虑或激动，随着休克的加重，患者由表情淡漠或意识模糊到神志不清与昏迷等。

（二）皮肤

面色苍白，发绀，皮肤湿冷。严重时有瘀斑，四肢厥冷。表浅静脉不充盈，毛细血管充盈时间延长。

（三）脉搏

脉率增快，常可超过 120 次/min。当出现心力衰竭时，脉搏变缓慢且微细欲绝。

（四）血压

上肢收缩压 <12.0kPa（90mmHg）且舒张压 <8.0kPa（60mmHg）即认为发生了休克，但在

休克早期或代偿期,由于周围毛细血管收缩,血压波动不大,随着休克加重,血压下降。当血压下降超过基础血压的 30%,脉压 <30mmHg 时,要考虑休克的发生。

(五) 呼吸

常有呼吸困难和发绀。

(六) 尿量

尿量减少是休克早期的征象。若每小时尿量少于 25ml,有休克存在。

三、辅助检查

(一) 血红蛋白及血细胞比容测定

此 2 项指标升高,常提示血液浓缩,血容量不足。

(二) 电解质测定

可发现水钠代谢紊乱、钾异常及其他电解质紊乱。

(三) 血小板计数、凝血酶原时间和纤维蛋白原含量测定

如 3 项均异常,则提示休克可能已进入 DIC 阶段。

(四) 血气分析

用于判断机体是否存在酸碱平衡失调及缺氧和缺氧程度等。

(五) 中心静脉压(CVP)

正常值 5~12cmH$_2$O,休克患者通常低于 5cmH$_2$O。

(六) 心电图

心电图是目前最常用的非损伤性监测方法,休克患者主要表现为心律改变、ST-T 改变。

四、诊断依据

根据创伤病史、临床表现和相关辅助检查可做出诊断。

五、治疗

创伤性休克除按一般休克治疗原则救治外,还应注意以下几点:

(一) 控制活动性出血

导致创伤性休克最主要的原因是活动性大出血,故首要任务是快速有效止血。

(二) 处理创伤

伴开放性创伤的患者,经抗休克治疗病情稳定后,应尽快手术清创缝合,闭合伤口,防治感染,争取一期愈合。开放性创伤休克难以纠正者,应在积极抗休克的同时,进行手术清创缝合。对于骨折与脱位,要进行复位和适当的固定;对危及生命的张力性或开放性气胸与连枷胸,应紧急处理。

(三) 补充与恢复血容量

在止血的情况下,补充与恢复血容量是治疗创伤性休克的根本措施。

此外,还应注意维持水电解质和酸碱平衡、恢复血管活性、抗感染与防治并发症等。

第四节 骨 - 筋膜室综合征

骨 - 筋膜室综合征又称筋膜间隔综合征,各种原因导致骨筋膜室内组织压升高从而使血管受压,血液循环障碍,肌肉和神经供血不足,甚至缺血坏死,产生的一系列临床症状和体征,称为骨-筋膜室综合征。

一、病因

(一)骨筋膜室容积减少

长时间的挤压或包扎过紧等肢体外部受压所致。

(二)骨筋膜室内组织体积增大

血管损伤出血、肢体骨折内出血、组织缺血后毛细血管通透性增加和肌肉过度活动后引起的酸中毒、水肿等导致肢体内部组织肿胀。

由于骨筋膜室内组织压升高并超过微循环灌注压,或长时间缺血、再灌注损伤时,引起血管通透性异常,导致血管周围渗出或水肿(图4-6)。如果组织内压升高造成的微循环损伤持续存在,则由缺氧造成的严重不可逆神经肌肉损伤将导致肌肉坏死和神经脱髓鞘。通常缺血30分钟,即发生神经功能异常;完全缺血4~12小时后,肢体发生永久性功能障碍。

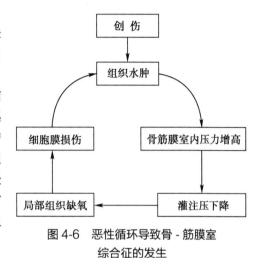

图4-6 恶性循环导致骨-筋膜室综合征的发生

二、临床表现

患肢深部出现广泛而剧烈的进行性灼痛,局部组织张力增高,触碰会产生疼痛、被动牵拉痛,受累区域感觉过敏或迟钝;晚期因神经功能丧失反而无疼痛。两点分辨觉的消失和轻触觉异常出现较早,较有诊断意义。患肢肌力减弱、功能逐渐丧失。早期脉搏和毛细血管充盈一般正常,骨筋膜室内组织压持续升高超过收缩压后可致无脉。但大部分患者即使出现骨-筋膜室综合征,脉搏依然可触及,因为血压正常的患者骨筋膜室内组织压很少能超过收缩压。

在四肢创伤中,骨-筋膜室综合征可发生在任何部位,但上臂和大腿为单骨且肌肉丰厚,筋膜薄而富有弹性,故不易发生骨-筋膜室综合征。前臂和小腿有双骨及骨间膜,筋膜厚韧而缺乏弹性,肌肉肿胀不易扩散,易发生骨-筋膜室综合征。各骨筋膜室压力升高后的表现如下:

(一)前臂

前臂有浅层屈肌、深层屈肌和伸肌3个骨筋膜室。

1. 发生在背侧时,局部压痛、组织紧张,伸拇、伸指无力,被动屈拇、屈指均可引起疼痛。

2. 发生在掌侧时,局部压痛、组织紧张,屈拇、屈指无力,被动伸拇或伸指可引起疼痛,尺神经与正中神经支配区域皮肤感觉异常。

(二)小腿

小腿有4个骨筋膜室。

1. 胫前骨筋膜室 小腿前侧压痛、组织紧张、时有红肿,趾伸肌及胫前肌无力,被动屈踝、屈趾引起疼痛,腓深神经支配区域皮肤感觉异常。

2. 腓骨肌骨筋膜室 小腿外侧压痛、组织紧张,腓骨肌无力,内翻踝关节引起疼痛,足背皮肤感觉异常。此间隙受压少见,应首先考虑腓总神经损伤。

3. 胫后浅骨筋膜室 小腿后方肿胀及压痛,比目鱼肌及腓肠肌无力,背伸踝关节引起疼痛,呈僵直性马蹄足畸形。多因股动、静脉或腘动、静脉损伤,仅修复了动脉而没有修复静脉造成。

4. 胫后深骨筋膜室 小腿远端内侧,跟腱与胫骨之间组织紧张,有压痛;趾屈肌及胫后肌无力,伸趾时引起疼痛;胫后神经支配区域皮肤感觉异常。

三、诊断依据

(一) 病史

有肢体长时间受挤压、受严重碾轧、外固定不当等病史。

(二) 症状体征

早期或发病先兆可见:①与创伤不相称的疼痛,患者多次要求服止痛药时应注意骨-筋膜室综合征的发生;②非骨折部位的骨筋膜室远端按压仍有剧烈疼痛,提示骨筋膜室压力增高;③肢体远端被动牵拉痛。

骨-筋膜室综合征的临床表现可归纳为5"P"征:疼痛(pain)或由疼痛转为无痛(painless);皮肤苍白(pallor);感觉异常(paresthesia);麻痹(paralysis);无脉(pulselessness)。

(三) 辅助检查

可通过测量组织内压来辅助诊断。

四、治疗

首先去除肢体覆盖物(石膏、绷带、衣物等),抬高患肢至心脏水平。

(一) 切开减压

早期彻底切开以使骨筋膜室迅速减压,使毛细血管床再灌注从而改善局部血液循环,是防止肌肉和神经发生坏死及永久性功能损害的唯一有效办法。

(二) 切口处理

切口开放,延迟闭合,远期通过减张缝合或植皮闭合伤口。严重损伤后神经与骨周围组织的解剖关系有可能改变,切开时必须十分小心。创面可用凡士林纱布或10%高渗盐水纱布覆盖,必须严格无菌操作,预防破伤风及气性坏疽。

(三) 其他治疗措施

除合理应用抗生素预防感染外,还可联合应用对症治疗药物,如甘露醇、呋塞米、维生素C及地塞米松等,这些药物具有脱水、消肿、降低骨筋膜室内压等作用。此外,高压氧也可作为一种辅助治疗方法。如出现肢体坏死,可考虑清除局部坏死组织,必要时可行截肢术。

第五节 挤压综合征

挤压综合征是四肢或躯干肌肉丰厚部位,遭受重物长时间挤压,解除压迫后,发生的以肌红蛋白尿、高钾血症、酸中毒和氮质血症等为特点,以急性肾衰竭为主要表现的综合征。

一、病因病理

挤压综合征多见于灾害性事件致建筑物倒塌、交通事故等意外伤害造成的挤压伤中。昏迷与手术的患者,肢体长时间被自身体重压迫也可偶见。

其病理变化归纳为:

(一) 肌肉缺血坏死

由于肌肉受压缺血产生的类组胺物质可使毛细血管通透性增加,从而引起肌肉缺血性水肿,肌内压上升,肌肉血液循环障碍,形成缺血 - 水肿恶性循环,最后使肌肉、神经发生缺血性坏死。

(二)急性肾损害

由于肌肉缺血坏死,大量血浆渗出,造成低血容量性休克,肾血流量减少;休克和严重损伤诱发应激反应,释放亲血管活性物质,使肾的微血管发生强而持久的痉挛收缩,致肾小管缺血甚至坏死。肌肉坏死产生大量肌红蛋白、肌酸、肌酐和钾、磷、镁离子等有害的代谢物质,同时肌肉缺血缺氧和酸中毒可使钾离子从细胞内大量逸出,导致血钾浓度迅速升高。外部压力解除后,有害的代谢物质进入体内血液循环,又可加重创伤后机体的全身反应。在酸中毒和酸性尿状态下,大量的有害代谢物质沉积于肾小管,加重对肾的损害,最终导致急性肾衰竭的发生。

二、临床表现

(一)局部表现

伤部压力解除后,局部可能暂时正常,受力最大的部位可有压迹,伤部边缘出现红斑,邻近健康皮肤出现水疱,这是挤压伤最早的表现。之后患肢局部肿胀僵硬、皮下瘀血、冰冷、苍白发绀,远端动脉搏动明显减弱或消失,伤肢麻木或瘫痪。

(二)全身表现

1. 肌红蛋白尿　是诊断挤压综合征的一个重要条件,也是与单纯创伤后急性肾衰竭的重要区别点。伤肢压力解除后,24 小时内出现褐色尿或自述血尿,同时尿量减少,比重升高,后尿比重逐渐下降,1~2 天后恢复正常。

2. 高钾血症　肌肉坏死,细胞内的钾大量进入血液循环,加之肾衰竭排钾困难,在少尿期,血钾可迅速上升,甚至 24 小时内升至致命水平。高血钾同时伴有高血磷、高血镁及低血钙,可以加重血钾对心肌的抑制和毒性作用。

3. 酸中毒及氮质血症　肌肉缺血坏死后,大量磷酸根、硫酸根释出,使体液 pH 降低,导致代谢性酸中毒。严重创伤后组织分解代谢旺盛,大量中间代谢产物积聚体内,非蛋白氮与尿素氮迅速升高,可出现神志不清、呼吸深大、烦躁口渴、恶心等酸中毒与尿毒症的一系列临床表现。

4. 休克　部分患者早期可不出现休克,或休克期短暂而未被发现。大多数患者由于挤压伤剧痛的刺激,组织被广泛破坏,血浆大量渗出,而迅速发生休克。

三、诊断依据

(一)病史

有严重创伤史或肢体长时间受挤压史。

(二)症状体征

局部表现及肌红蛋白尿等典型的全身反应。

(三)辅助检查

血、尿常规检查提示有代谢性酸中毒、高钾血症、肌红蛋白血症、肌红蛋白尿与肾功能损害;谷草转氨酶(GOT)、乳酸脱氢酶(LDH)、肌酸激酶(CK)等肌肉缺血所释放的酶,可反映肌肉坏死程度及其规律。

四、治疗

挤压综合征一旦发生,死亡率较高。因此,对有挤压伤的患者,早预防、早诊断、早治疗是非常重要的。

（一）急救及预防措施

强调现场急救的重要性，妥善处理受伤部位。主要措施有补液、解除压迫、镇静止痛、碱化尿液、补充血容量、患肢良好固定。严禁抬高或按摩热敷，防止再灌注损伤的发生。

（二）患肢处理

1. 切开减压　有明显挤压伤史，尿隐血或肌红蛋白试验阳性，患肢明显肿胀，局部张力高或有水疱发生及有相应的运动和感觉障碍者，应早期切开减压。

切开可使骨筋膜室内组织压下降，改善静脉回流，恢复动脉血供，防止或减轻挤压综合征的发生或加重。如肌肉已坏死，彻底清除坏死组织，同时引流，可减轻中毒症状，减少感染的发生或减轻感染程度。切开后伤口包扎不能加压，同时要保证全身营养供给，防治低蛋白血症。

2. 截肢　其适应证是：①患肢无血供或严重血供障碍，即使保留肢体也确无功能；②全身中毒症状严重，经切开减压等处理仍不能缓解，已危及生命；③患肢合并特异性感染，如气性坏疽等。

（三）保护肾功能

挤压综合征急性肾衰竭时血尿素氮和钾离子上升速度较一般急性肾衰竭快。因此提倡及早进行透析治疗，迅速清除体内过多的代谢产物，减少心血管并发症的发生，以免肾功能发生不可逆改变。

（四）其他治疗

注意维持水电解质和酸碱平衡，正确应用抗生素防治感染。此外，中医辨证论治可改善全身和局部情况，高压氧治疗有助于改善组织血供，降低组织压。

第六节　头部损伤

头部损伤是因外界暴力作用于头部而引起的伤害，与西医学颅脑损伤相类似。自外向内依次为头皮损伤、颅骨骨折和脑损伤。头皮损伤包括头皮血肿、头皮裂伤和头皮撕脱伤；颅骨骨折主要分为颅盖骨折和颅底骨折；脑损伤则包括脑震荡、脑挫裂伤和颅内血肿等。

一、头皮血肿

头皮血肿多因钝器伤所致，按血肿出现于头皮的层次可分为皮下血肿、帽状腱膜下血肿和骨膜下血肿 3 种。皮下血肿一般体积小，有时因血肿周围组织肿胀隆起，中央反而凹陷，易误认为凹陷性颅骨骨折，必要时可做 X 线检查鉴别。帽状腱膜下血肿因该层组织疏松可蔓延至全头部，小儿及体弱者可导致休克或贫血。骨膜下血肿的特点是以骨缝为界，局限于某一颅骨范围内，质地较硬，见于颅骨受损之后，如新生儿产伤等。

较小的头皮血肿 1~2 周可自行吸收，巨大的血肿可能需 4~6 周才能吸收。局部适当加压包扎，有利于防止血肿的扩大。

二、头皮裂伤

头皮裂伤系外力引起头皮破裂者。因锐器所致者，称为割裂伤；由钝器挫伤引起者，称为挫裂伤。由于头皮血管丰富，可引起失血性休克。处理时必须检查有无颅骨骨折和脑损伤，对头皮裂伤除压迫止血、清创缝合外，还应注意检查伤口深处有无骨折或碎骨片，如发现脑脊液或脑组织外溢,须按开放性脑损伤处理。头皮血供丰富,其一期缝合的时限允许放宽至 24 小时。

三、头皮撕脱伤

头皮撕脱伤多因发辫受机械力牵扯,使大块头皮自帽状腱膜下层或连同颅骨骨膜被撕脱所致,可导致失血性或疼痛性休克。应在压迫止血、防治休克、清创、抗感染的前提下,行中厚皮片植皮术;对骨膜已撕脱者,需在颅骨外板上多处钻孔至板障,待肉芽组织生长后植皮。条件允许时,应采用显微外科技术行小血管吻合、头皮原位缝合。

四、颅骨骨折

颅骨骨折指颅骨受暴力作用导致的颅骨结构破坏。颅骨骨折的存在提示受伤暴力较重,合并脑损伤概率较高。根据局部症状及 X 线检查可明确颅骨骨折的部位和类型。颅底骨折根据骨折部位不同可出现眼、耳、鼻、咽等处瘀血或出血。如骨折线跨越脑膜血管沟或静脉窦时,有发生硬脑膜外血肿的可能。凹陷性骨折可直接损伤脑组织而出现相应的症状。

单纯线形骨折及颅底骨折本身无需特别治疗,重点在于观察有无脑损伤。开放性骨折易引起颅脑损伤,要注意预防颅内感染。对开放性颅骨骨折应及时采取手术清创,凹陷性骨折必要时需手术治疗。

五、脑震荡

脑损伤后立即出现短暂的意识障碍或昏迷,但短时间内即清醒,称为脑震荡。主要症状是受伤当时立即出现短暂的意识障碍,可为神志不清或完全昏迷,常持续数秒或数分钟,一般不超过半小时。清醒后大多不能回忆受伤当时乃至伤前一段时间内的情况,称为逆行性遗忘。较重者在意识障碍期间可有皮肤苍白、出汗、血压下降、心动徐缓、呼吸减慢、各种生理反射迟钝或消失等表现,但随着意识的恢复很快趋于正常。清醒后可能出现头痛、头昏、恶心、呕吐等症状,短期内可自行好转。神经系统检查无阳性体征,脑脊液检查无红细胞,CT 检查颅内无异常发现。

脑震荡大多可自愈,无需特殊处理。症状较重者,可行药物治疗以缩短其昏迷时间。

六、脑挫裂伤

脑挫裂伤指主要发生于大脑皮质的损伤。脑组织遭受破坏较轻,软脑膜尚完整者为脑挫伤;软脑膜、血管和脑组织同时有破裂,伴有外伤性蛛网膜下腔出血者为脑裂伤。两者常同时并存,临床上又不易区别,故常合称为脑挫裂伤。其主要表现为:伤后昏迷在半小时以上,出现局灶症状和体征,颅内压增高表现,脑脊液呈血性改变,CT 检查可见脑挫伤区有点片状高密度或高低混杂密度影。

严重者昏迷期以抢救生命为先,西医对症治疗为主,配合中药开窍醒神;清醒期以中药调理和针灸治疗为主。颅内继发性血肿或有难以控制的高颅压者,需手术治疗。

七、颅内血肿

颅脑损伤时常引起颅内出血,当血液积聚形成血肿,造成脑压迫时,称为颅内血肿。其严重性在于可引起颅内压增高而导致脑疝,若抢救不及时可危及生命。按血肿的来源和部位可分为硬脑膜外血肿、硬脑膜下血肿及脑内血肿等。基于颅内血肿有溢血不止的倾向,为继发形成,因此临床表现有迟发性和进行性的变化,主要症状是再昏迷和瘫痪进行性加重。

笔记栏

CT 检查血肿区呈高密度表现,并能明确定位,计算出血量等,具有决定性诊断意义。颅内血肿诊断一经确立,应立即进行手术抢救,力求在脑疝形成前施行急诊手术。

●(曾展鹏)

扫一扫
测一测

复习思考题

1. 创伤急救应根据哪些情况及时、准确、全面地现场评估伤情?
2. 止血有哪些方法及操作? 对应的适应证是什么?
3. 包扎的要求及注意事项有哪些?
4. 清创术的步骤与要点有哪些?
5. 什么是创伤性休克? 按病因分类有哪些类型?
6. 创伤性休克的诊断依据有哪些?
7. 创伤性休克除应按一般休克治疗原则救治外,还应怎样处理?
8. 简述骨 - 筋膜室综合征与挤压综合征的区别与联系。
9. 简述头部损伤的临床分型。

下篇

骨伤科疾病各论

◆◆◆ 第五章 ◆◆◆

骨 折

📝 学习目标

掌握各部位骨折的诊断依据及其并发症、骨折的治疗原则；熟悉各部位骨折的定义、病因及分类；了解各部位骨折的常见治疗方法。

❤ 思政元素

讳疾忌医

人的思想和作风有了毛病，也必须抓紧治。如果讳疾忌医，就可能小病拖成大病，由病在表皮发展到病入膏肓，最终无药可治，正所谓"禁微则易，救末者难"。

——2013 年 6 月 18 日，习近平在党的群众路线教育实践活动工作会议上的讲话

第一节 上 肢 骨 折

一、锁骨骨折

锁骨骨折是常见的上肢骨折之一，多见于儿童及青壮年。

(一) 解剖特点

锁骨为弯曲的长管状骨，是肩胛带和上肢与躯干的唯一骨性联系。其位置表浅，呈"~"形，内侧前凸，外侧后凸，由于其弯曲形态，以及不同横切面的不同形态(图 5-1)，易在中外 1/3 交界处形成应力上的弱点而发生骨折。锁骨后方为臂丛神经及锁骨下血管经过处。

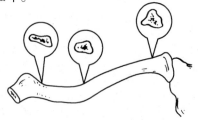

图 5-1 锁骨不同横切面的形态

(二) 病因病机

锁骨骨折多为间接暴力所致，常见于跌倒时手掌或肩部先触地，冲击力上传至锁骨而发生，以短斜形或横形骨折常见。断端内侧段由于胸锁乳突肌的牵拉而向后向上移位，外侧段由于受上肢重力及胸大肌、斜方肌、三角肌的牵拉而向前向下移位(图 5-2)。直接暴力多引起横形骨折或粉碎性骨折，甚至穿破皮肤造成开放性骨折，临床较少见。

(三) 临床表现

患侧肩部往往向前、向内倾斜，以健侧手托患侧肘部，头歪向患侧，下颌斜向健侧，以减

轻肌肉牵拉带来的疼痛(图 5-3)。完全移位者可摸到移位的骨折端,伴有骨擦音和异常活动。幼儿缺乏自述能力,尤其是青枝骨折,多无明显移位及畸形,但在活动患肢或压迫锁骨时会因疼痛加重而啼哭。

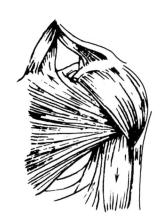

图 5-2　锁骨骨折的典型移位

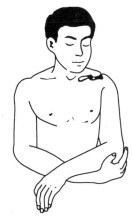

图 5-3　锁骨骨折患者姿态

(四) 诊断依据

1. 病史　有明确的外伤史。

2. 症状　锁骨局部疼痛,上肢活动时疼痛加重。

3. 体征　锁骨局部压痛、肿胀明显,或可见皮下瘀斑,锁骨上、下窝变浅或消失,上臂活动障碍,可闻及骨擦音、触及异常活动。

4. 辅助检查　正斜位 X 线片可显示骨折的类型与移位方向。

(五) 合并伤与并发症

锁骨骨折,尤其是粉碎性骨折严重移位时,骨折片有时会压迫和刺伤锁骨下神经和血管,甚至刺破胸膜或肺尖造成气胸、血胸。

(六) 辨证论治

大多数锁骨骨折采用非手术方法治疗。幼儿无移位骨折、青枝骨折可用三角巾悬吊患侧上肢,有移位骨折可按照以下方法治疗:

1. 整复　患者坐位,挺胸抬头,双手叉腰,术者膝部顶住患者背部正中,握其两肩外侧向背侧牵引,使之挺胸伸肩,骨折移位即可复位或改善(图 5-4,图 5-5)。如仍有移位,可用提捺手法矫正。

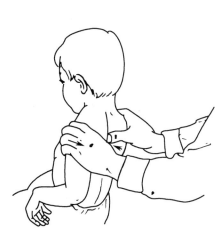

图 5-4　幼儿锁骨骨折复位法

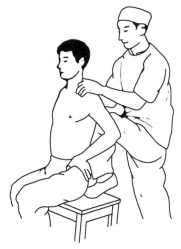

图 5-5　膝顶复位法

2. 固定 双肩"∞"字绷带固定法：将棉垫置于两腋下，用绷带从患侧肩后绕过肩前上方，横过背部经对侧肩前上方，绕回背部至患侧腋下，包绕8~12层，用三角巾悬吊患肢于胸前(图5-6)。亦可用斜"∞"字、双圈固定法(图5-7，图5-8)。

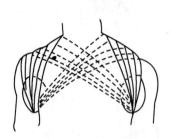

图 5-6 "∞"字绷带固定法

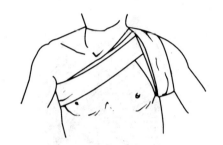

图 5-7 斜"∞"字固定法

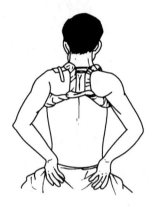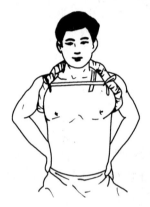

图 5-8 双圈固定法

3. 药物治疗 按照骨折三期辨证原则进行药物治疗。

4. 手术治疗 对于开放性、多发性或严重移位的锁骨骨折，合并神经、血管损伤者，应进行手术治疗；对于骨折不愈合等情况，可采用克氏针、钢板或螺钉等固定。

5. 功能锻炼 早期可做腕关节、肘关节屈伸活动和用力握拳；中后期逐渐做肩部外展和旋转运动，防止肩关节固定时间过长而致功能受限。

(七) 预防与调护

睡眠需平卧去枕，肩胛间垫高以保持双肩后伸。固定期间如发现上肢神经或血管受压症状或绷带松动，应及时调整绷带松紧度。

二、肱骨外科颈骨折

肱骨外科颈骨折较常见，多发生于老年人，也可发生于儿童和青壮年。

(一) 解剖特点

肱骨外科颈位于解剖颈下2~3cm处，相当于肱骨大小结节下缘与肱骨干的交界处，为松质骨与密质骨的交界，易发生骨折。肱骨外科颈内侧有腋神经、臂丛神经、腋动静脉通过，骨折严重移位时可能合并神经、血管损伤。

(二) 病因病机

肱骨外科颈骨折多为间接暴力所致，常因跌倒时手掌或肘部先触地，暴力传达至肱骨外科颈而引起骨折，偶有因直接暴力打击肩部而引起骨折。肱骨外科颈骨折可分为5种类型(图5-9)。

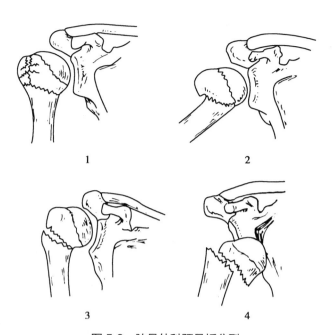

图 5-9 肱骨外科颈骨折分型

1. 裂缝骨折；2. 外展型骨折；3. 内收型骨折；4. 骨折合并脱位

1. 裂缝骨折 肱骨外科颈部遭受较小暴力，仅产生外科颈裂缝或肱骨大结节粉碎性骨折，多为骨膜下损伤，骨折常无移位。

2. 嵌插骨折 受较小的传达暴力，仅造成断端间的互相嵌插，而无其他移位。

3. 外展型骨折 骨折端外侧嵌插而内侧分离或断端重叠移位，骨折远端位于近端的内侧，两骨折端可形成向内、向前成角畸形，常伴有肱骨大结节撕脱骨折。

4. 内收型骨折 骨折端内侧嵌插而外侧分离或重叠移位，骨折远端位于骨折近端的外侧，两骨折端可形成向外、向前突起成角。

5. 肱骨外科颈骨折合并肩关节脱位 患肢在外展、外旋位遭受较严重的暴力，引起外展嵌插型骨折，若肱骨头冲破关节囊，可合并肩关节脱位。

（三）临床表现

伤后肩部剧烈疼痛、肿胀，患肢抬举活动受限，上臂内侧出现瘀斑，伤处有时可触及移位的骨折块或肱骨头，伴有骨擦感。外展型骨折下方稍呈凹陷状，但肩部仍保持丰隆，与肩关节脱位"方肩"畸形相鉴别。

（四）诊断依据

1. 病史 有明确的外伤史。

2. 症状 肩部肿胀，肩关节活动障碍。

3. 体征 肩部环形压痛和纵向叩击痛明显，非嵌插骨折可触及成角畸形并伴有异常活动或骨擦感。

4. 辅助检查 正位、穿胸侧位或外展侧位 X 线片可明确诊断及显示骨折类型。

（五）辨证论治

无移位的裂缝骨折或嵌插骨折，仅用三角巾悬吊患肢 1~2 周即可；有移位骨折采取相应手法复位，夹板固定。

1. 整复 患者坐位或卧位，屈肘 90°，一助手用布带绕过腋窝向上提拉，另一助手握肘部向下牵拉，先矫正重叠移位（图 5-10）。

(1)外展型骨折:术者双手握骨折部,两拇指按于骨折近端的外侧,其余四指抱骨折远端的内侧向外捺正,助手同时在牵引下内收上臂即可复位(图5-11)。

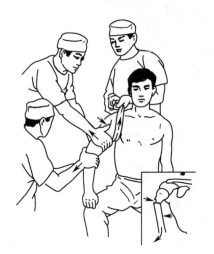

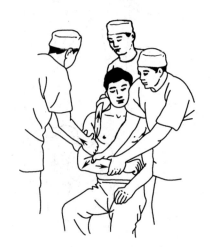

图 5-10   纵轴牵引   图 5-11   外展型肱骨外科颈骨折整复方法

(2)内收型骨折:术者两拇指压住骨折部向内推,其余四指使远端外展,助手在牵引下将上臂外展,使之复位。成角畸形过大时,助手可继续将上臂上举过头顶,术者拇指压住骨折远端,四指挤按成角突出处,如有骨擦感,断端相互抵触,则表示成角畸形矫正(图5-12)。

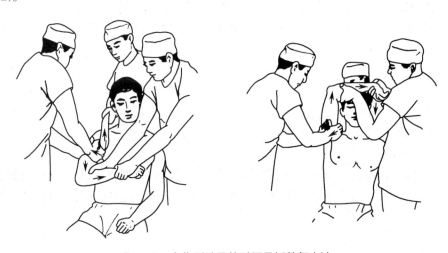

图 5-12   内收型肱骨外科颈骨折整复方法

(3)合并肩关节脱位:可先整复骨折,然后用手法推送肱骨头;也可先持续牵引使盂肱间隙加大,纳入肱骨头后再整复骨折(图5-13)。

2. 固定   上臂超肩关节固定法:选用长夹板3块,上端超过肩部,下端达肘部,短夹板1块,由腋窝下达肱骨内上髁以上,夹板的一端用棉花包裹,呈"蘑菇头"状(图5-14)。

固定时将3~4个棉垫根据骨折类型放于骨折部周围,短夹板放在患肢内侧。内收型骨折,夹板大头垫放在肱骨内上髁的上部;外展型骨折,夹板大头垫应顶住腋窝部;有成角畸形者,在成角突起处放一平垫(图5-15)。3块长夹板分别放在上臂外侧,将夹板绑紧,用长布条穿过夹板顶端做环状结扎,再用长布带固定(图5-16)。

3. 药物治疗   按照骨折三期辨证原则进行药物治疗。

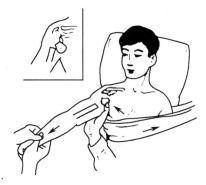

图 5-13 肱骨外科颈骨折合并肩关节脱位复位法

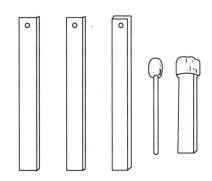

图 5-14 夹板类型

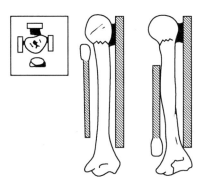

图 5-15 加垫部位

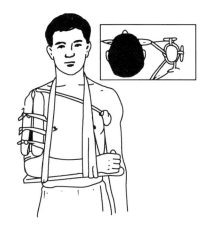

图 5-16 夹板固定方法

4. 手术治疗　粉碎性骨折、骨折移位严重、骨折累及重要血管和神经,经手法复位不成功,或治疗较晚不能手法复位者,可选用经皮穿针交叉固定、切开复位钢板内固定术等。

5. 功能锻炼　初期可握拳,屈伸肘关节、腕关节,以舒缩上肢肌肉。3 周后练习肩关节的活动,活动范围应循序渐进,每日练习 10 余次。4 周左右解除夹板固定。

（六）预防与调护

夹板固定后,注意观察患肢血液循环和手指活动情况,及时调整绑带松紧度。睡眠时仰卧,在患肢肘后部垫枕,维持肩关节于前屈 30° 位。本病后期容易引起肩关节囊粘连,导致肩关节活动障碍,应及早进行功能锻炼。

三、肱骨干骨折

肱骨干骨折在临床上较为常见,多见于青壮年。

（一）解剖特点

肱骨干是位于肱骨外科颈下 1cm 至内外髁上 2cm 处的长管状坚质骨,其上部较粗,自中 1/3 逐渐变细,至下 1/3 渐成扁平状,并稍向前倾。肱骨干中下 1/3 交界处后外侧有桡神经通过,骨折后容易造成桡神经损伤。

（二）病因病机

肱骨干的上 1/3、中 1/3 骨质较为坚硬,骨折常因直接暴力所致,多为横形或粉碎性骨折。肱骨干下 1/3 较为薄弱,骨折多由间接暴力引起,多为斜形或螺旋形骨折。

肱骨干上 1/3 骨折(三角肌止点以上)时,骨折近端因胸大肌、背阔肌和大圆肌的牵拉而向前、向内移位;远端因三角肌、喙肱肌、肱二头肌和肱三头肌的牵拉而向上、向外移位(图 5-17)。

肱骨干中 1/3 骨折(三角肌止点以下)时,骨折近端因三角肌和喙肱肌的牵拉而向外、向前移位;远端因肱三头肌及肱二头肌的牵拉而向上移位(图 5-18)。

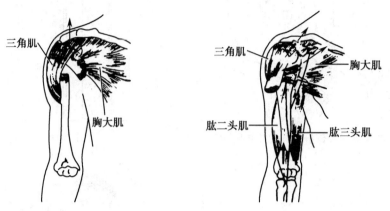

图 5-17　肱骨干上 1/3 骨折　　　　图 5-18　肱骨干中 1/3 骨折

肱骨干下 1/3 较为薄弱,骨折多由间接暴力(投掷、掰腕等)引起,多为斜形或螺旋形骨折。移位可因暴力的方向、前臂和肘关节的位置而异,多为成角、内旋移位。

(三) 临床表现

骨折后除患肢疼痛、肿胀明显外,有时会出现上臂短缩、畸形、异常活动和骨擦音,检查时还应注意有无神经或血管损伤。无移位肱骨干骨折因疼痛和异常活动不明显,通常需要拍摄 X 线片明确诊断。

(四) 诊断依据

1. 病史　有明确的外伤史。

2. 症状　上臂疼痛、肿胀、活动障碍。

3. 体征　局部环形压痛明显,纵向叩击痛。有移位骨折,上臂可有短缩、成角或旋转畸形,以及异常活动和骨擦音。如腕部下垂,掌指关节不能伸直,虎口背侧感觉消失,提示桡神经损伤。

4. 辅助检查　正侧位 X 线片可明确骨折类型和移位情况。

(五) 辨证论治

无移位或移位不明显骨折仅用夹板或石膏固定 3~4 周,有移位骨折宜及时行手法整复和夹板固定。

1. 整复　患者坐位或仰卧位,一助手用布带绕过腋窝向上提拉,另一助手握持前臂向下沿上臂纵轴拔伸牵引,待矫正重叠移位后,根据骨折移位情况进行复位。

(1)上 1/3 骨折:术者两拇指抵住骨折远端后外侧,其余四指环抱近端前内侧,将近端托起向外而纠正复位,术者捏住骨折部,助手徐徐放松牵引,使断端互相接触,轻轻摇摆远端以矫正成角(图 5-19)。

(2)中 1/3 骨折:术者两拇指抵住骨折近端外侧推向内,其余四指环抱远端内侧拉向外,使骨折断端内侧平齐,并微向外成角,两拇指再向内推,矫正成角,使两断端复位。放松牵引,使断端互相接触,微微摇摆远端或从前后内外侧两手掌相对挤压骨折处,矫正侧方移位,若断端骨擦音逐渐减小,直至消失,骨折处平直,表明已基本复位(图 5-20)。

(3)下 1/3 骨折:复位时仅需轻微力量牵引,骨折断端可留少许重叠,术者用按捺手法矫正成角畸形,将断端挤紧捺正。

2. 固定　夹板长度视骨折部位而定。上 1/3 骨折要超过肩关节,下 1/3 骨折要超过肘

104

关节,中 1/3 骨折则不超过上、下关节。侧方移位及成角畸形矫正后,可在骨折处前后、内外各放置固定垫,以防移位。若仍有侧方移位或成角时,可采用两点加压法或三点加压法放置固定垫。若粉碎性骨折的碎骨片不能满意复位,也可用固定垫将其逐渐压回。但应注意,固定垫厚度要适中,防止局部皮肤压迫性溃疡和坏死。在桡神经沟部不要放置固定垫,以防桡神经受压而麻痹。肘关节屈曲 90°,以带柱托板或三角巾悬吊于胸前,适当延长(图 5-21)。

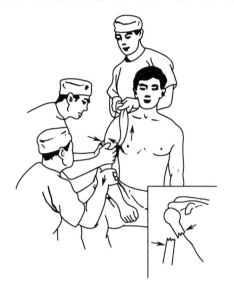 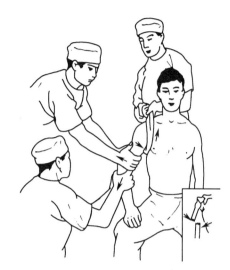

图 5-19 肱骨干上 1/3 骨折整复方法　　　　图 5-20 肱骨干中 1/3 骨折整复方法

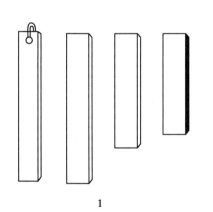 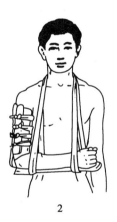 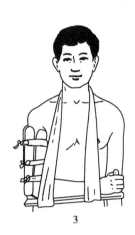

1　　　　　　　　　　2　　　　　　　　　　3

图 5-21 肱骨干骨折夹板固定法

1.夹板类型;2.肱骨干中 1/3 骨折固定法,不超关节;3.肱骨干下 1/3 骨折固定法,超肘关节

3. 药物治疗　按照骨折三期辨证原则进行药物治疗。

4. 手术治疗　开放性骨折合并桡神经、血管损伤者,可手术切开,桡神经或血管断裂者可吻合修补。骨折切开复位可选用钢板、髓内钉等内固定。

5. 功能锻炼　固定后即可做伸屈指间关节、掌指关节、腕关节和耸肩活动。中期应逐渐进行肩关节、肘关节活动,骨折愈合后,应加大肩关节、肘关节活动范围,并配合药物熏洗、按摩等,促进功能恢复。

(六) 预防与调护

肿胀消退后,做上臂肌肉舒缩活动,以加强骨折端在纵轴上的挤压力。若发现骨折断端再分离,应及时处理。肱骨干中下段骨折容易损伤桡神经,损伤后易出现垂腕等并发症,应予注意。

案例分析

王某,男,45岁。

主诉:左上臂疼痛、肿胀、活动障碍半小时。

病史:患者于半小时前被棍棒打击后,当即感觉左上臂中段剧烈疼痛,活动障碍,明显肿胀,故来就诊。

专科检查:左上臂中段弯曲畸形,肿胀明显,局部压痛,可查到骨擦音与异常活动,左手感觉、血供、运动均好。

X线检查:肱骨中段横形骨折,余未见异常。

诊断:左肱骨干中1/3骨折。

治疗:

(1)复位:患者坐位或仰卧位。第一助手用布带绕过腋窝向上提拉,第二助手握患者前臂在中立位,沿肱骨纵轴方向牵拉(用力不宜过大,避免断端分离移位)。纠正重叠畸形后,术者在维持牵引下,两拇指按于骨折近端外侧向内挤按,其余四指抱骨折远端内侧向外端提。纠正移位后,术者捏住骨折部,第二助手渐渐放松牵引,使断端互相接触,微微摇摆骨折远端或从前后内外以两手掌相对挤压骨折处,可感到断端骨擦感逐渐减小,直至消失,骨折处平直,表示基本复位。

(2)固定:于屈肘前臂中立位用夹板固定上臂,托板悬吊患肢。骨折部前后及侧方各放置1个长方形大固定垫,前后内外各置1块夹板,不超过上下关节,前夹板不可压迫肘窝。固定后,肘关节屈曲90°,木托板将前臂置于中立位,悬吊患肢于胸前。

(3)固定时间:一般需6~8周。

(4)药物治疗:内服药物按照骨折三期辨证用药。

分析:肱骨干骨折为临床常见骨折之一。本例患者被棍棒击伤左上臂,为直接暴力导致肱骨干骨折,骨折后骨干失去支撑作用,加之上臂肌肉收缩的影响,导致其移位并见骨折端成角畸形。由于骨折断端与软组织出血,故局部肿胀。桡神经从臂丛神经分出后,经腋窝走行于上臂的后内侧,约至上臂中下1/3处贴肱骨干转向前方,绕过桡骨头后分为桡神经深支和浅支。故肱骨干中下段骨折更易发生桡神经损伤。所以在临床治疗过程中,对肱骨干中1/3骨折应检查有无合并桡神经损伤,并应尽早手法复位,给予有效固定,骨折早期应用活血化瘀法,中后期加强补益气血、补益肝肾、强筋壮骨,以获得较好的临床疗效。

四、肱骨髁上骨折

肱骨髁上骨折是肱骨内外髁以上2cm范围内的骨折,以小儿多见,占儿童肘部骨折的30%~40%,好发年龄为5~12岁。

(一)解剖特点

肱骨髁上部处于松质骨与密质骨交界处,前有冠状窝,后有鹰嘴窝,该处前后扁薄而内外宽,呈鱼尾状,为应力弱点,加上肱骨内外髁稍前屈并与肱骨纵轴形成30°~50°的前倾角(图5-22),故易在此处发生骨折。前臂完全旋后肘关节伸直时,上臂与前臂纵轴成5°~15°携带角(图5-23),骨折移位可使此角改变从而形成肘内翻或肘外翻畸形。肱二头肌腱膜下有肱动脉和正中神经通过,桡神经在肘窝前外方分成深浅两支进入前臂。肱骨髁上骨折易损伤血管和神经,严重者出现缺血性肌挛缩。

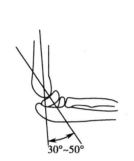

图5-22　肱骨内外髁前倾角

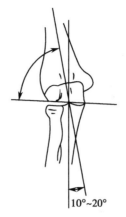

图5-23　携带角

(二)病因病机

1. 伸直型　最为多见,占90%以上。跌倒时肘关节在半屈曲位或伸直位,手掌先触地,暴力经前臂传达至肱骨远端,骨折远端向后移位,近端向前移位,骨折线由前下斜向后上方。严重移位时,骨折近端常刺伤肱前肌损伤正中神经和肱动脉。跌倒时除了接受前后暴力外,还可能伴有侧方暴力,按移位情况又分尺偏型和桡偏型(图5-24)。

2. 屈曲型　较少见。常由于肘关节处于屈曲位跌倒,外力从后下方向前上方撞击尺骨鹰嘴,鹰嘴撞击肱骨髁部,髁上部发生骨折。骨折远端向前移位,近端向后移位,骨折线常为前上方斜向后下方,与伸直型相反(图5-25)。

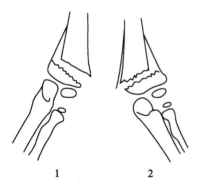

图5-24　肱骨髁上骨折侧方移位类型
1.尺偏型;2.桡偏型

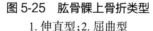

图5-25　肱骨髁上骨折类型
1.伸直型;2.屈曲型

3. 粉碎型　多见于成年人。此型骨折多属肱骨髁间骨折,尺骨半月切迹向肱骨远端劈裂成内外髁两部分,可分为"T"型和"Y"型或粉碎型。

(三)临床表现

无移位骨折者,肘部疼痛肿胀,肱骨髁上有环形压痛,肘关节功能障碍。有移位骨折者,肘部疼痛肿胀较明显,严重者出现张力性水疱,肱骨髁上有骨擦音和异常活动,但肘后三角(肘关节屈曲时肱骨内外髁与鹰嘴构成的等腰三角形)关系正常,这与肘关节后脱位相鉴别。还应注意骨折移位严重时,可能合并神经、血管损伤,若患肢血液循环障碍伴有剧痛、麻痹、苍白、桡动脉搏动消失等征象,是缺血性挛缩的表现。

（四）诊断依据

1. 病史　有明确的外伤史。

2. 症状　肘部肿胀疼痛,活动时加重。

3. 体征　肘关节周围可见瘀斑、青紫,肱骨髁上部压痛,肿胀明显,甚至出现张力性水疱。移位明显的伸直型骨折呈靴状畸形,可触及骨擦感及异常活动。肘后三角关系正常,此点可与肘关节脱位做鉴别。

4. 辅助检查　正侧位 X 线片可显示骨折的类型和移位方向,但应注意与肱骨远端全骨骺分离相区别。

（五）辨证论治

无移位的青枝骨折、裂缝骨折,或有轻度前后成角但无侧方移位的骨折可不必整复,置患肢于肘关节屈曲 90° 位,用颈腕带悬吊 2~3 周。有移位骨折应手法整复及固定治疗。

1. 整复　该骨折复位要求较高,复位时应注意矫正尺偏移位,防止肘内翻畸形。

（1）伸直型:患者仰卧位,一助手固定上臂,另一助手握住前臂远端及腕部并使掌心向前,以矫正骨折远端旋转,顺势拔伸牵引 3~5 分钟。如没有尺偏或桡偏,术者双拇指抵于鹰嘴后侧向前推,余指环抱骨折近端前侧向后提拉,并嘱助手在牵引下徐徐屈曲肘关节,常可感到骨折复位时的骨擦感;如为尺偏型,术者一手握住骨折近端向内推,另一手握住骨折远端及肘部向外扳,先矫正骨折远端的尺偏移位,然后矫正前后移位;如为桡偏型,不必刻意整复骨折远端桡偏移位,只需上下对抗牵引,即可利用携带角自动矫正桡偏移位,然后按前法矫正前后移位(图 5-26)。

（2）屈曲型:牵引同伸直型,术者双拇指抵于骨折远端前侧肘窝向后压,余指交环抱骨折近端后侧向前托,交叉用力,让骨折端向前成角对位后,助手在牵引下使肘关节屈曲 90°(图 5-27)。

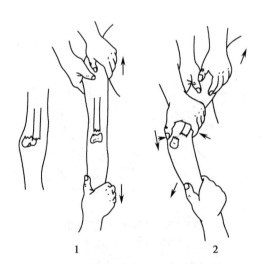

图 5-26　伸直型肱骨髁上骨折整复方法
1.先矫正侧方移位;2.再矫正前后移位

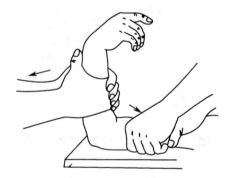

图 5-27　屈曲型肱骨髁上骨折整复方法

2. 固定

（1）夹板固定:夹板长度应上达三角肌中部水平,内外侧夹板下达或超过肘关节,前侧夹板下至肘横纹,后侧夹板远端向前弧形弯曲。伸直型固定肘关节于屈曲 90°~110° 位约 3 周,尺偏型可在骨折近端外侧及远端内侧分别加塔形垫(图 5-28);屈曲型固定肘关节于屈曲 40°~60° 位约 2 周,以后逐渐将肘关节屈曲至 90° 位置固定 1~2 周。夹缚后用颈腕带悬吊。

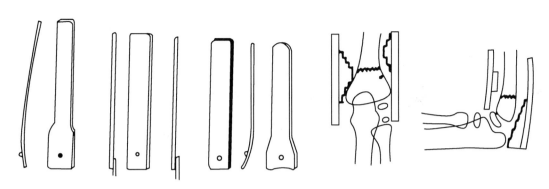

图 5-28　伸直型肱骨髁上骨折的夹板固定

（2）石膏固定：骨折轻度移位或青枝骨折，可于屈肘 90° 位单用石膏托固定；移位严重者，复位后用石膏前后托固定。固定期间注意观察患肢末端血液循环情况。

3. 药物治疗　按照骨折三期辨证原则进行药物治疗。

4. 手术治疗　肱骨髁上骨折一般不需要手术治疗，但对于骨折后出现缺血性痉挛、合并肘关节内翻畸形、陈旧性肱骨髁上骨折前后移位过大影响肘关节功能活动者，应考虑手术。

5. 功能锻炼　整复固定后即可开始功能锻炼，在肘关节、肩关节不活动的前提下做握拳、腕关节屈伸活动，中后期可加大运动力度。屈曲型不能做过多伸展活动，粉碎型应 1 周后在固定下开始练习肘关节屈伸活动，肘关节活动受限者严禁暴力被动活动。

（六）预防与调护

整复固定后要定期调整外固定物松紧度，密切观察患肢血液循环、感觉和运动状况。另外，伸直型在换药、调整松紧度或拍 X 线片时都不可使患肘伸直，否则容易引起骨折再移位；屈曲型早期不可做屈肘动作，应定期拍 X 线片检查复位情况，有移位者应该尽早纠正。本病远期容易并发肘内翻畸形，在治疗时需加以注意，如严重影响功能，可做截骨矫形术。

五、肱骨外髁骨折

肱骨外髁骨折是肘部常见的关节内骨折，常见于 6~10 岁儿童，其发生率仅次于肱骨髁上骨折。

（一）解剖特点

儿童肘关节有 6 个骨骺：肱骨远端 4 个骨骺（肱骨小头骨骺、2 个滑车骨骺、内上髁骨骺）、桡骨头骨骺和鹰嘴骨骺（图 5-29）。肱骨外髁包括非关节面（包括外上髁）和关节面两部分。

（二）病因病机

肱骨外髁骨折多由间接暴力所致，跌倒时手部先触地，外力从手部传到桡骨近端，桡骨头向上撞击肱骨外髁而引起骨折；前臂伸肌群附着于肱骨外髁，强烈收缩时可造成肱

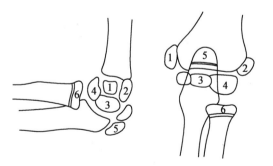

图 5-29　肱骨外髁骨骺

肱骨外髁各骨骺出现及消失的时间

骨外髁撕脱骨折。也有少数病例为直接暴力所致，暴力由后外方向前内方撞击肱骨外上髁而发生骨折，骨折线由内下向外上、后延伸。根据骨折移位情况，可将肱骨外髁骨折分为无移位骨折、轻度移位骨折和翻转移位骨折 3 种（图 5-30）。

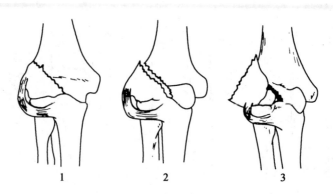

图 5-30 肱骨外髁骨折类型
1. 无移位骨折;2. 轻度移位骨折;3. 翻转移位骨折

（三）临床表现

肘关节呈半屈曲位,活动障碍,肘外侧肿胀,并逐渐扩散。局部瘀斑、青紫、疼痛,肘外侧明显压痛,甚至可发生肱骨远端周围压痛。有移位骨折可在肘外侧触及骨擦感及活动骨块,可发生肘外翻畸形,肘部增宽,肘后三角关系改变,肘关节活动丧失,但在骨折早期可因肿胀掩盖畸形。晚期可能出现骨折不愈合、进行性肘外翻和牵拉性尺神经麻痹。

（四）诊断依据

1. 病史 有明确的外伤史。

2. 症状 肘关节疼痛肿胀,外侧明显,活动时加重。

3. 体征 肘关节外侧局限性压痛,如为有移位骨折,可触及骨擦感及活动骨块。

4. 辅助检查 X线片可显示骨折的移位情况。

（五）辨证论治

在儿童,肱骨远端是肱骨生长的重要部位,因而临床需获得解剖复位。对于无移位骨折,仅用上肢直角夹板固定,屈肘 90°,前臂悬吊胸前即可,固定 2~3 周。轻度移位和翻转移位骨折需手法整复后固定。

1. 整复

（1）轻度移位骨折:患者屈曲肘关节,前臂旋后位,切忌牵引,以防止骨折块翻转。术者用拇指将骨折块向内上方推压,必要时嘱患者做肘内翻以加大肘外侧的间隙后再将骨折块推向内上方复位,同时做肘外展、内收的摇晃,使骨折端的齿状突起互相咬合。

（2）翻转移位骨折:先辨清移位的方向、翻转和扭转的程度,确定翻转移位的类型,如果是前翻转移位,应先将骨折块向后推按,使之变为后翻转移位,然后按以下方法整复（以右肱骨外髁骨折为例）:患者坐位或仰卧位,术者立于患者右侧,左手置于肘外侧,右手握住腕部,置肘关节于屈曲 45°、前臂旋后位,左手拇指按住肱骨外上髁端,先将骨折块平行向后方推移,再将滑车端推向后内下方,将肱骨外上髁端推向外上方以矫正残余的移位。

2. 固定 对于有移位骨折,闭合整复后,肘关节伸直、前臂旋后位,在肱骨外髁放 1 个固定垫,在肘关节尺侧上、下各放 1 个固定垫,4 块夹板上达上臂中上段、下达前臂中下段,用 4 条布带缚扎,先使肘关节伸直而稍外翻位固定 2 周,再变为屈曲 90° 固定 1 周。也可用 4 块夹板固定肘关节于屈曲 60° 位约 3 周,骨折临床愈合后即可解除固定。

3. 药物治疗 按照骨折三期辨证原则进行药物治疗。

4. 手术治疗 对于严重翻转移位骨折、局部肿胀明显或软组织嵌入影响手法复位、陈旧性移位骨折影响肘关节功能活动者,应考虑手术治疗。

5. 功能锻炼 有移位骨折在复位 1 周内可做手指轻微活动,不宜做强力前臂旋转、腕关节屈伸活动和握拳动作。1周后可逐渐加大手指、手掌和腕关节的活动范围。解除固定后,可开始进行肘关节屈伸、前臂旋前旋后和腕、手的功能活动。

（六）预防与调护

整复固定后应注意观察患肢血液循环状况,必要时调节夹板松紧度。固定期间限制强力伸腕,防止骨折块移位。

六、尺骨鹰嘴骨折

尺骨鹰嘴骨折属关节内骨折,多见于老年人和成年人,儿童较少见。

（一）解剖特点

尺骨鹰嘴呈弯曲状突于尺骨近端,鹰嘴突与冠状突相连而构成半月切迹,这是一个较深的关节面,尺骨半月切迹关节面与肱骨滑车关节面构成肱尺关节,是肘关节屈伸的枢纽。尺骨鹰嘴为松质骨,是肱三头肌的附着处。

（二）病因病机

直接暴力、间接暴力均可导致尺骨鹰嘴骨折,但以间接暴力为主。间接暴力系跌倒时,肘关节突然屈曲处于半伸位,掌心触地,重力及反作用力集中于尺骨半月切迹,同时肱三头肌迅速强烈收缩,造成尺骨鹰嘴撕脱骨折,骨折近端被肱三头肌牵拉向上移位(图5-31),骨折线为横形或斜形。直接暴力系跌倒时肘关节屈曲,肘后部触地直接撞击鹰嘴造成骨折,常发生粉碎性骨折,但多无明显移位。

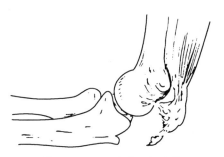

图 5-31 尺骨鹰嘴骨折移位

（三）临床表现

外伤后肘部疼痛、压痛明显,局限性肿胀,活动障碍。分离移位时,肘关节不能主动伸直或对抗重力。关节内有积血时,鹰嘴两侧凹陷处隆起。严重粉碎性骨折或骨折脱位,可伴有肘后皮肤挫伤或开放性损伤或尺神经损伤。

（四）诊断依据

1. 病史　有明确的外伤史。

2. 症状　肘部肿胀疼痛,屈肘时疼痛加重,活动受限。

3. 体征　肘后部压痛,可见鹰嘴向上突起,扪及骨擦感。若关节内有积血,鹰嘴两侧凹陷隆起。

4. 辅助检查　肘关节正侧位X线片可协助了解骨折的类型和移位程度。

（五）辨证论治

无移位骨折、老年人粉碎性骨折移位不显著者,仅需短期夹板固定制动,外敷药物,早期进行功能锻炼即可。有分离移位者,必须进行手法整复。尺骨鹰嘴骨折多为关节内骨折,整复应力求达到解剖复位,避免发生创伤性关节炎。

1. 整复　肿胀严重关节内积血较多者,难于摸清骨折近端,整复前应在无菌操作下抽出关节内积血,然后进行手法整复。患者仰卧位或坐位,肘关节屈曲30°~45°,助手握住患肢前臂,术者站于患肢外侧,面向患肢远端,双拇指分别按压移位的尺骨鹰嘴近端的内外侧,使骨折近端向远端靠拢,余指使肘关节慢慢伸直,两拇指再将骨折端轻轻摇晃,使骨折近远端紧密嵌合。术者紧推骨折近端,嘱助手缓慢轻度地屈伸肘关节数次,使半月切迹关节面平复如故。

2. 固定　无移位骨折或移位不大的粉碎性骨折,肘关节屈曲20°~60°位夹板固定,上臂

笔记栏

后侧夹板超肘,固定3周。有移位骨折,手法整复后,在尺骨鹰嘴近端加抱骨垫于肘关节屈曲0°~20°位夹板固定,前后夹板超肘,固定约3周,以后逐渐改为屈肘90°位固定,约1~2周。

3. 药物治疗 按照骨折三期辨证原则进行药物治疗。

4. 手术治疗 对于横形、斜形骨折和少数大块粉碎性骨折,可用克氏针交叉固定法、接骨板内固定法、钢丝内固定法等进行固定。

5. 功能锻炼 3周内只做手指、腕关节和肩关节的活动,如抓空增力、耸肩等,禁止做肘关节的屈伸活动,第4周才可逐步做肘关节的屈伸运动。严禁暴力被动屈肘。

(六)预防与调护

保持肘关节伸直位固定,逐渐屈曲肘关节,捆扎带松紧应适中,注意观察患肢血液循环状况。

七、桡骨头骨折

桡骨头骨折包括桡骨头、颈部骨折和桡骨头骨骺骨折,主要见于中老年人,也可见于儿童。临床上桡骨头骨折易被漏诊或误诊,若未能及时治疗,将造成前臂旋转功能障碍或引起创伤性关节炎。

(一)解剖特点

桡骨头关节面呈凹陷型,与肱骨小头构成肱桡关节。桡骨头尺侧缘与尺骨的桡切迹构成桡尺近侧关节。桡骨头下部为较细的桡骨颈,约4/5被桡骨环状韧带包绕。桡骨的旋转轴位于桡骨颈中央,桡骨头中心同样位于此轴线上,与前臂的正常旋转密切相关。

(二)病因病机

桡骨头骨折多由间接暴力造成,跌倒时,肘关节伸直并在肩关节外展位手掌触地,使肘关节置于强度的外翻位,导致桡骨头猛烈地撞击肱骨小头,引起桡骨头骨折。在儿童则发生桡骨头骨骺分离。根据桡骨头骨折的发生部位、程度和移位情况,分为青枝骨折、裂缝骨折、劈裂骨折、嵌插骨折、倾斜骨折、粉碎性骨折(图5-32)。

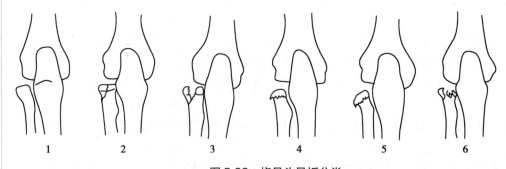

图5-32 桡骨头骨折分类

1.青枝骨折;2.裂缝骨折;3.劈裂骨折;4.嵌插骨折;5.倾斜骨折;6.粉碎性骨折

(三)临床表现

受伤后肘部疼痛,肘外侧局限性肿胀和压痛(若血肿被关节囊包裹,可无明显肿胀),肘关节屈伸、旋转活动受限,尤以旋转前臂时桡骨头处疼痛加重。

(四)诊断依据

1. 病史 有明确的肘部外伤史。

2. 症状 肘部疼痛,肘外侧局限性肿胀。

3. 体征 肘关节屈伸活动或前臂旋转活动受限,肘外翻挤压试验阳性。

4. 辅助检查 肘关节正侧位 X 线片可明确骨折的类型和移位程度。5 岁以下儿童,该骨骺尚未出现,只要临床表现符合,即可诊断,不必完全依赖 X 线片。

（五）辨证论治

桡骨头骨折属于关节内骨折,应及时治疗,临床上根据骨折的类型采用相应的治疗方法。治疗的主要目的是恢复肘关节的屈伸和前臂的旋转活动功能。

1. 整复

（1）推挤复位:患者仰卧或坐位,术者站于患侧,整复前先用手指在桡骨头外侧触摸,准确地摸出移位的桡骨头。复位时,助手固定上臂,术者一手牵引前臂在肘关节伸直内收位来回旋转,另一手拇指将桡骨头向上、向内挤按,使其复位（图 5-33）。

（2）撬拨复位:对于软组织肿胀较严重的患者,在肘后由尺骨鹰嘴、桡骨头、肱骨小头组成的肘后窝进行穿刺,抽吸关节内积血后再注入一定量的麻醉药以减轻疼痛,然后在 X 线透视下用克氏针直接顶住桡骨头外侧部向内上方撬拨,使骨折块复位。撬拨时注意避开桡神经,针尖勿穿出关节面（图 5-34）。

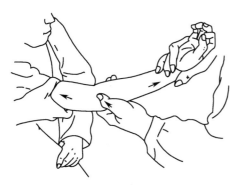

图 5-33 桡骨头骨折推挤复位

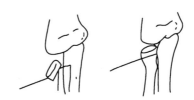

图 5-34 桡骨头骨折撬拨复位

2. 固定 无移位骨折可屈肘 90° 固定,用三角巾悬吊患肢于胸前 2~3 周。桡骨头前移位者,应伸肘位固定 2 周,然后改屈肘位固定 1~2 周。

3. 药物治疗 按照骨折三期辨证原则进行药物治疗。

4. 手术治疗 若手法整复不成功,可使用钢针拨正法整复。若移位严重,应切开复位,成年人的粉碎、塌陷、嵌插骨折,可做桡骨头切除术,14 岁以下的儿童不宜做桡骨头切除术。

5. 功能锻炼 整复固定后即可做手指、腕关节屈伸活动,切忌做前臂旋转活动,2~3 周后可做肘关节屈伸活动。桡骨头切除术后,肘关节的功能锻炼应适当提早。

（六）预防与调护

复位固定后,注意观察患肢的血液循环情况,定期检查夹板固定松紧度。术后注意检查腕部和手指的感觉及运动情况,以了解是否损伤桡神经深支。

八、尺桡骨干双骨折

尺桡骨干双骨折常发生于青壮年,有时可伴有桡尺近侧关节、桡尺远侧关节脱位。骨折后可出现重叠、成角、旋转及侧方移位,故整复较难。

（一）解剖特点

桡尺近侧关节、桡尺远侧关节为一联合关节,尺骨是前臂旋转活动的轴心,桡骨绕其做旋转运动,自旋后位至旋前位,回旋动作可达 150°。尺桡骨间有由桡侧上方斜向尺侧下方的骨间膜,几乎连接尺桡骨的全长。当前臂中立位时,两骨干接近平行,骨干间隙最大,骨干中部距离最宽,骨间膜上下松紧一致,对尺桡骨起稳定作用;当旋前或旋后位时,两骨干间隙缩小,骨间膜上下松紧不一致,而两骨间的稳定性消失。因此,在处理尺桡骨干双骨折时,为了保持前臂的旋转功能,应使骨间膜上下松紧一致,并预防骨间膜挛缩,故尽可能在骨折复位后将前臂固定在中立位。

(二)病因病机

直接暴力、传达暴力或扭转暴力均可造成尺桡骨干双骨折,但有时导致骨折的暴力因素复杂,难以分析其确切的暴力因素(图5-35)。

1. 直接暴力 多见于重物打击、机器或车轮的压轧伤及刀砍伤,常导致受伤平面的横形、粉碎性、多段骨折。由于暴力的直接作用,常导致开放性骨折,并伴有比较严重的软组织损伤。

2. 传达暴力 跌倒时手掌触地,暴力经腕关节向上沿桡骨干纵轴传导,桡骨负重多于尺骨,因此外力作用首先使桡骨骨折。若剩余暴力仍然强大,则通过骨间膜传向内下方,引起低位尺骨斜形骨折。桡、尺两骨的骨折线多不在同一

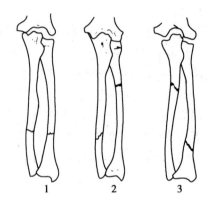

图5-35 不同外力所致的尺桡骨干双骨折
1. 直接暴力;2. 传达暴力;3. 扭转暴力

平面上,桡骨骨折线常常高于尺骨骨折线,前臂软组织损伤较少。若骨折成角较大,骨折断端可刺破皮肤形成开放性骨折。

3. 扭转暴力 跌倒时手掌先触地,伴前臂旋转身体过分倾斜,或前臂被旋转机械损伤,在受到传达暴力的同时还受到扭转外力,从而导致不同平面尺桡骨斜形骨折或螺旋形骨折。临床多见高位尺骨骨折及低位桡骨骨折。

完全骨折是在暴力及前臂的伸肌、屈肌、旋前和旋后肌肉的牵拉作用下,两骨折端可发生重叠、成角、旋转和侧方移位。

(三)临床表现

受伤后局部肿胀、疼痛、压痛明显,且常有肢体环形压痛,前臂功能障碍或丧失,特别是不能做旋转活动。完全骨折时多有成角畸形、骨擦音和异常活动,儿童青枝骨折常仅有成角畸形。

(四)诊断依据

1. 病史 有明确的前臂外伤史。

2. 症状 前臂肿胀、疼痛明显。

3. 体征 前臂压痛,活动受限及骨擦音。

4. 辅助检查 前臂正侧位X线片可明确骨折的类型及移位方向。有移位的尺桡骨干双骨折拍摄X线片时应包括桡尺近侧关节和桡尺远侧关节,以免漏诊桡尺近侧关节、桡尺远侧关节脱位。

(五)辨证论治

尺桡骨干双骨折在治疗时主要是恢复前臂的旋转功能。尺桡骨干双骨折的复位要求解剖复位或近似解剖复位,如果对位不佳,残留旋转、成角畸形,将影响前臂的旋转功能。无移位骨折可只用夹板固定、外敷药物;有移位的非开放性骨折可应用手法整复、夹板外固定治疗。伤口在3cm以内的开放性骨折,如果伤口边缘整齐、污染不严重,经过清创缝合后,可试行手法复位、夹板外固定。旋转、重叠移位不严重的陈旧性骨折,可试行手法折骨,然后加以复位。儿童骨塑形能力比较强,8岁以下的儿童可有明显的塑形预期,30°以内的成角畸

形一般可以通过自身的塑形获得矫正。超过 12 岁的儿童塑形能力大大降低,通过自身的矫形难以达到理想的对位和功能恢复,所以骨折必须达到良好的复位。

1. 整复　首先确定整复的先后顺序,一般先整复较为稳定的骨折,使其为支点,再整复不稳定骨折。若两骨骨折均不稳定,则当前臂上 1/3 骨折时,先整复尺骨,再整复桡骨;当前臂中下 1/3 骨折时,先整复桡骨,再整复尺骨(图 5-36)。如骨折在中段,则应根据两骨干断端的相对稳定性决定整复的先后顺序。

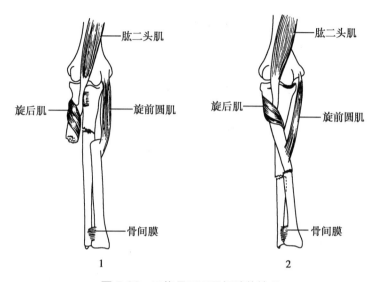

图 5-36　尺桡骨干双骨折移位情况

1. 前臂上 1/3 骨折(旋前圆肌止点以上);2. 前臂中下 1/3 骨折(旋前圆肌止点以下)

复位时两助手分别握肘关节及腕关节,充分拔伸牵引,矫正重叠、旋转畸形,术者双手拿捏端提断端掌背侧,矫正成角移位。如果患者前臂肌肉比较发达,骨折导致出血肿胀,虽经牵引但重叠未完全纠正,可采用折顶手法加以复位。若尺桡骨骨折断端互相靠拢,可用挤捏分骨手法,术者两手拇指和示、中、环三指分置于骨折部的掌、背侧,用力将桡骨、尺骨间隙分到最大限度,恢复骨间膜紧张度。若斜形骨折或锯齿形骨折有背向侧方移位者,应用回旋手法进行整复。

2. 固定　若骨折有成角畸形,则采用三点加压法放置压垫;若复位前桡、尺骨相互靠拢,可将分骨垫放置在两骨之间。加压垫放置后,依次放掌、背、桡、尺侧夹板;掌侧板由肘横纹至腕横纹,背侧板由鹰嘴至腕关节或掌指关节,桡侧板由桡骨头至桡骨茎突,尺侧板自肱骨内上髁下达第 5 掌骨基底部,掌背两侧夹板要比桡尺两侧夹板宽,夹板间距离约 1cm。绑缚后,再用有柄托板或铁丝托固定并保持屈肘 90°,前臂中立位,三角巾悬吊,固定至临床愈合,固定时间成人 6~8 周,儿童 3~4 周。

3. 药物治疗　按照骨折三期辨证原则进行药物治疗。

4. 手术治疗　对手法复位未达到理想的复位效果,受伤时间较短、伤口污染不严重的开放性骨折,同时有神经、血管、肌腱损伤及同侧肢体有多发性损伤,可考虑手术治疗。

5. 功能锻炼　早期鼓励患者做手、肩等处肌肉舒缩活动;中期开始做肩关节、肘关节屈伸活动,范围和强度逐渐增大。解除固定后方可做前臂旋转及负重活动。

(六) 预防与调护

在固定期间,应使前臂维持在中立位,适度进行功能锻炼。此外,在更换外用药、调整夹板松紧度、拍片复查时,应用双手托平患肢移动,切忌单手端提患肢,同时还应避免患肢前臂的旋转活动,以防骨折断端再移位。

九、尺骨上1/3骨折合并桡骨头脱位

尺骨上1/3骨折合并桡骨头脱位指半月切迹以下的尺骨上1/3骨折,桡骨头同时自肱桡关节、桡尺近侧关节脱位,而肱尺关节没有脱位,又称孟氏骨折。这与肘关节前脱位合并尺骨鹰嘴骨折应有所区别。尺骨上1/3骨折合并桡骨头脱位是上肢最常见的复杂骨折合并脱位,可发生于各年龄段,以儿童多见。

（一）解剖特点

桡尺近侧关节由桡骨环状关节面、尺骨桡切迹构成。尺骨桡切迹前后缘有环状韧带约束桡骨头,对维持桡尺近侧关节的稳定性具有重要作用。前臂旋转活动时,桡骨头在尺骨桡切迹里旋转。当前臂旋前时,环状韧带的后部紧张;旋后则环状韧带的前部紧张。

（二）病因病机

孟氏骨折是骨折和脱位同时存在的损伤,以间接暴力所致为多。根据暴力方向、骨折移位情况,临床上可分为伸直型、屈曲型、内收型和特殊型4型(图5-37)。

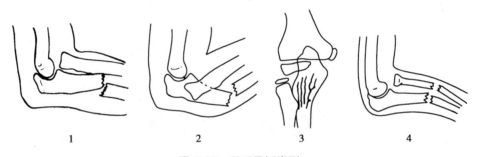

图 5-37 孟氏骨折类型
1. 伸直型;2. 屈曲型;3. 内收型;4. 特殊型

1. **伸直型** 桡骨头向前脱位,尺骨骨折如有移位则向掌侧、桡侧成角,比较常见,多见于儿童。跌倒时,手掌先触地,肘关节处于伸直位或过伸位,前臂旋后,可造成伸直型骨折。传达暴力先造成尺骨斜形骨折,继而桡骨头突破环状韧带,向前外方脱位,骨折断端随之突向掌侧及桡侧。

2. **屈曲型** 桡骨头向后外侧脱位,尺骨骨折如有移位则向背侧成角,多见于成人。跌倒时,手掌触地,肘关节处于屈曲位,前臂旋前,可造成屈曲型骨折。传达暴力先造成尺骨上1/3横形或短斜形骨折并突向背侧、桡侧,桡骨头向后外方脱位。

3. **内收型** 桡骨头向外侧或前外侧脱位,尺骨青枝骨折如有移位则向外侧成角,多见于幼儿及较小的儿童。跌倒时,手掌触地,肘关节处于内收位,可造成内收型骨折。传达暴力造成尺骨冠状突下方骨折并突向桡侧,桡骨头向外侧脱位。

4. **特殊型** 桡骨头向前脱位,合并尺骨和桡骨中上1/3骨折。此型临床最少见。从高处跌下或平地跌倒时,手掌先触地,肘关节处于伸直或过伸位,向掌心的传达暴力较大,造成尺桡骨干中上1/3双骨折,并使桡骨头向前脱位。

（三）临床表现

受伤后肘部及前臂肿胀、疼痛,肘关节屈伸和前臂旋转活动障碍,移位明显者,可见尺骨成角畸形。在肘关节前、外或后方可摸到脱出的桡骨头,骨折和脱位处压痛明显,在尺骨上1/3处可扪及骨擦感和异常活动。若不完全骨折,则无骨擦感和异常活动。检查时应注意腕、手指的感觉和运动功能,以便确定是否因桡骨头向外脱位而损伤桡神经。对儿童尺骨上

1/3 骨折,必须仔细检查桡骨头是否同时脱位。

（四）诊断依据

1. 病史　有明确的肘部外伤史。

2. 症状　肘部及前臂肿胀、疼痛,屈伸、旋转活动障碍。

3. 体征　在肘关节前、外或后方可摸到脱出的桡骨头,骨折和脱位处压痛明显,在尺骨上 1/3 处可扪及骨擦感和异常活动,移位明显者,可见尺骨成角畸形。若不完全骨折,则无骨擦感和异常活动。

4. 辅助检查　有移位的尺桡骨干单骨折 X 线摄片必须包括肘关节、腕关节,以免漏诊桡尺近侧关节、桡尺远侧关节脱位。

（五）辨证论治

1. 整复　根据具体情况决定先整复脱位还是先整复骨折。原则上先整复桡骨头脱位,后整复尺骨骨折。

（1）伸直型:患者仰卧,肩关节外展 70°~90°,前臂中立位,两助手顺势拔伸,矫正重叠移位,术者两拇指放在桡骨头桡侧和掌侧,向尺侧、背侧挤按,同时肘关节徐徐屈曲 90°,使桡骨头复位。然后术者两拇指捏住尺骨骨折断端进行分骨,在骨折处向掌侧加大成角,再逐渐向背侧按压,使尺骨复位。

（2）屈曲型:患者仰卧,肩关节外展 70°~90°,肘关节半屈曲位,前臂旋前,两助手拔伸牵引,矫正重叠移位,术者两拇指放在桡骨头的桡侧、背侧,向尺侧、掌侧挤按,同时肘关节徐徐伸直至 0°,使桡骨头复位,有时可感觉到桡骨头复位的滑动,然后先向背侧加大成角,再逐渐向掌侧挤按,使尺骨复位。

（3）内收型:患者仰卧,肩关节外展 70°~90°,肘关节伸直或半屈曲位,前臂旋后,两助手在拔伸牵引的同时外展肘关节,术者拇指放在桡骨头桡侧,向尺侧推按,使之还纳,尺骨向桡侧成角亦随之矫正。

（4）特殊型:先行桡骨头脱位整复手法,同内收型。桡骨头复位后,术者捏住复位的桡骨头做临时固定,再按尺桡骨干双骨折处理,应用牵引、分骨、反折、按捺等手法,使之复位。

📖 知识链接

孟氏骨折的整复原则

孟氏骨折为一种复杂的损伤,儿童较为常见,在早期诊断时容易漏诊桡骨头脱位,治疗时应予以重视,需先整复桡骨头脱位,复位后再行尺骨骨折整复。

---

2. 固定　先以尺骨骨折平面为中心,在前臂的掌侧与背侧各置一分骨垫,在骨折的掌侧（伸直型）或背侧（屈曲型）置一平垫;在桡骨头的前外侧（伸直型）或后外侧（屈曲型）或外侧（内收型）放置葫芦垫;在尺骨内侧的远近端分别放一平垫,用胶布固定。然后在前臂掌、背侧与桡、尺侧分别放置长度适宜的夹板,用 4 条布带捆绑。伸直型应固定于屈肘位 4~5 周;屈曲型或内收型宜固定于伸肘位 2~3 周,再改屈肘位固定 2 周。

3. 药物治疗　按照骨折三期辨证原则进行药物治疗。

4. 手术治疗　手法整复失败者应早期切开整复内固定。对陈旧性骨折畸形愈合者,成人可行桡骨头切除术,儿童则须切开复位,将桡骨头整复、环状韧带重建、尺骨骨折复位内固定。

5. 功能锻炼 复位后 3 周内,应做掌指关节屈伸活动、握拳活动和肩关节活动,肘关节不宜过早活动。3 周后骨折初步稳定,逐步做肘关节屈伸运动,前臂不宜做旋转活动。前臂的旋转活动须在 X 线片显示尺骨骨折线模糊并有连续性骨痂生长时才开始。

（六）预防与调护

复位固定后,注意观察患肢血液循环情况,要经常检查夹板固定的松紧度,注意压垫是否移动,且应预防压疮。定期复查 X 线片,了解骨折是否移位及其愈合情况。

十、桡骨中下 1/3 骨折合并下尺桡关节脱位

桡骨中下 1/3 骨折合并下尺桡关节脱位又称盖氏骨折,多见于成年人。该骨折极不稳定,整复固定较难,且桡尺远侧关节脱位容易漏诊。

（一）解剖特点

桡尺远侧关节由桡骨尺切迹与尺骨头环状关节面及尺骨茎突根部的关节盘构成,关节间隙为 0.5~2.0mm。尺骨茎突有三角纤维软骨的尖端附着,其三角形的底边附着于桡骨尺切迹边缘。三角纤维软骨横隔于桡腕关节与桡尺远侧关节之间,并将此二滑膜腔完全分隔。桡尺远侧关节的稳定主要依赖坚强的三角纤维软骨和腕尺侧副韧带。腕尺侧副韧带附着于尺骨茎突尖端,止于豌豆骨和三角骨。此外,尺桡韧带及骨间膜也起稳定作用。前臂活动时,桡骨尺切迹围绕着尺骨头旋转。若三角纤维软骨、腕尺侧副韧带或尺骨茎突被撕裂,则容易造成桡尺远侧关节脱位(图 5-38)。

（二）病因病机

直接或间接暴力均可引起此类骨折。多因跌倒时手掌触地,传达暴力向上传至桡骨下 1/3 处而发生骨折,暴力继续使桡

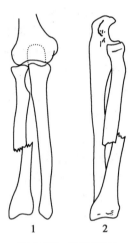

图 5-38 盖氏骨折
1. 正位;2. 侧位

骨骨折远端向近侧移位,引起三角纤维软骨破裂与桡尺远侧关节脱位,可合并尺骨茎突骨折。跌倒时,如前臂旋前,则桡骨骨折远端可向桡侧和背侧移位;如前臂旋后,则桡骨骨折远端可向掌侧和尺侧移位。直接暴力主要因前臂桡骨背侧遭受暴力打击所致。

按照骨折的稳定程度及移位方向,临床上可分为 3 型:

1. 稳定型 桡骨远端青枝骨折合并尺骨头骨骺分离,发生于儿童。此型损伤较轻,易于整复。

2. 不稳定型 桡骨下 1/3 骨折,骨折可为横形、短斜形、斜形,短缩移位较多,桡尺远侧关节脱位明显。多为跌倒时手掌撑地致伤,前臂旋前位致伤时桡骨骨折远端向背侧移位,前臂旋后位致伤时桡骨骨折远端向掌侧移位,临床上以掌侧移位者多见。

3. 特殊型 尺桡骨干双骨折伴桡尺远侧关节脱位。多为机器绞轧伤所致,损伤重,除尺桡韧带、三角纤维软骨断裂外,骨间膜多有严重损伤。

（三）临床表现

前臂及腕部肿胀、疼痛,局部有瘀斑,桡骨远端向掌侧或背侧成角,尺骨头常向尺侧、背侧突起,腕关节呈桡偏畸形。桡骨下 1/3 部压痛及纵向叩击痛明显,有异常活动和骨擦音,桡尺远侧关节有挤压痛,前臂旋转功能障碍,腕关节活动亦受影响。正位 X 线片显示尺桡骨间隙变宽;侧位 X 线片显示桡、尺下段骨干交叉,尺骨头向背侧移位,则为桡尺远侧关节脱位。

（四）诊断依据

1. 病史 有明确的前臂外伤史。

2. 症状 前臂疼痛、肿胀、功能障碍。

3. 体征 桡骨下 1/3 部向掌侧或背侧成角畸形。腕部压痛,桡尺远侧关节松弛并有挤压痛,触及骨擦感。

4. 辅助检查 拍摄正侧位 X 线片时,应包括腕关节,以观察桡尺远侧关节的分离程度,以及是否伴有尺骨茎突骨折。

（五）辨证论治

桡骨中下 1/3 骨折合并下尺桡关节脱位的治疗,要力求达到解剖复位或近解剖复位,尤其骨折断端的旋转移位必须纠正,以防前臂旋转功能的丧失。

1. 整复 患者仰卧,肩关节外展 90°,肘关节屈曲 90°,前臂中立位,两助手行拔伸牵引 3~5 分钟,在牵引时应加大桡侧的牵引力,以纠正骨折重叠移位和由于旋前方肌牵拉所致的桡骨远端尺侧移位,术者左手拇指及示、中二指挤按整复掌侧移位,再用两拇指由桡尺侧向中心扣紧桡尺远侧关节。

桡骨远端向尺侧掌侧移位时,一手分骨,另一手拇指按近端向掌侧,示、中、环三指提远端向背侧,使之对位。

桡骨远端向尺侧背侧移位时,一手分骨,另一手拇指按远端向掌侧,示、中、环三指提近端向背侧,使之对位(图 5-39)。

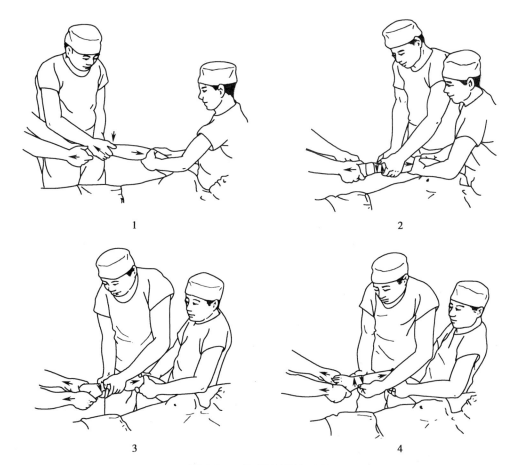

图 5-39 盖氏骨折整复方法

1.矫正远端掌侧移位;2.矫正远端背侧移位;3.整复桡尺远侧关节脱位;4.扣紧桡尺远侧关节

脱位复位后，将合骨垫置于腕部背侧，由桡骨茎突掌侧 1cm 处绕过背侧到尺骨茎突掌侧 1cm 处，做半环状包扎，再用 4cm 宽绷带缠绕 4~5 圈固定。嘱牵引远端的助手双手环抱腕部维持固定，持续牵引。

2. 固定

(1)夹板固定：在维持牵引和分骨下，捏住骨折部，敷消肿药膏，用绷带较松地包 3~4 层，掌、背侧各放一分骨垫，分骨垫在骨折线远侧占 2/3，近侧占 1/3。捏住掌、背侧分骨垫，各用 2 条粘膏固定。根据骨折远端移位方向，加用薄平垫。然后放置掌、背侧夹板，捏住固定，再放桡、尺侧夹板，桡侧板下端稍超过腕关节，以限制腕关节桡偏，尺侧板下端不超过腕关节，以利于腕关节尺偏，借紧张的腕桡侧副韧带牵拉桡骨远端向桡侧，克服其向尺侧移位。对于桡骨骨折线自外上方斜向内下方的患者，置分骨垫于骨折线近侧，尺侧夹板改用自尺骨鹰嘴至第 5 掌骨颈部的夹板，以限制腕关节尺偏，利于骨折对位(图 5-40)。

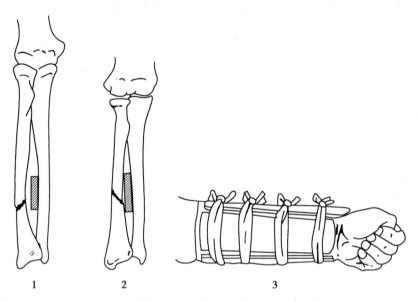

图 5-40 盖氏骨折夹板固定法

1. 骨折线由外下向内上时分骨垫放置方法；2. 骨折线由外上向内下时分骨垫放置方法；3. 固定外形

(2)石膏固定：手法复位成功后，也可用上肢前后石膏夹板固定。待肿胀消退后，改为上肢石膏管型固定，一般 8~12 周可达到骨性愈合。

3. 药物治疗 按照骨折三期辨证原则进行药物治疗。

4. 手术治疗 手法复位失败，受伤时间较短、伤口污染不重的开放性骨折，同时合并神经、血管、肌腱损伤及同侧肢体有多发损伤，应手术治疗。

5. 功能锻炼 固定后即可开始握拳动作，握拳与伸指必须尽量用力。待肿胀基本消退后，即进行肩关节活动和肘关节屈伸活动。活动时尽量限制腕关节桡偏，应使腕关节尺偏，骨折愈合牢固前禁做前臂旋转活动，以避免骨折移位。

(六) 预防与调护

桡骨中下 1/3 骨折合并下尺桡关节脱位极易发生再移位，3 周内必须严密观察，如有移位，应及时整复。注意经常检查夹板和分骨垫的位置及夹板绑缚松紧度是否合适。

十一、桡骨远端骨折

桡骨远端骨折指距桡骨远端关节面 3cm 以内的骨折，该部位是松质骨与密致骨的交界处,为解剖薄弱处,一旦遭受外力伤害,容易骨折。

（一）解剖特点

桡骨远端与腕骨(手舟骨与月骨)形成关节面,其背侧边缘长于掌侧,故关节面向掌侧倾斜 10°~15°。桡骨远端内侧缘切迹与尺骨头形成桡尺远侧关节,切迹的下缘为三角纤维软骨的基底部所附着。前臂旋转时,桡骨以尺骨头为中心沿尺骨头回旋。桡骨远端外侧的桡骨茎突,较其内侧尺切迹长 1~1.5cm,故其关节面还向尺侧倾斜 20°~25°。这些关系在骨折时常被破坏,在整复时应尽可能恢复正常解剖位置(图 5-41)。

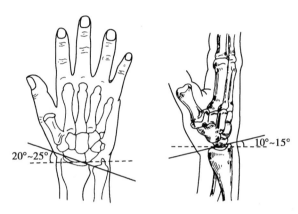

图 5-41　腕关节的尺偏角与掌倾角

（二）病因病机

直接暴力和间接暴力均可造成桡骨远端骨折,但多为间接暴力所致。跌倒时,躯干向下的重力与地面沿腕部向上的冲击力交汇于桡骨远端而发生骨折。骨折是否移位与暴力的大小有关。根据受伤姿势和骨折移位的不同,可分为:

1. 伸直型　又称柯莱斯(Colles)骨折。跌倒时,手掌先触地,腕关节呈背伸位。骨折远端向背侧和桡侧移位,桡骨远端关节面改向背侧倾斜,向尺侧倾斜减少或消失,甚至形成相反的倾斜。

2. 屈曲型　又称史密斯(Smith)骨折。跌倒时,手背先触地,腕关节呈掌屈位。骨折远端向掌侧和桡侧移位,此类骨折较少见。

直接暴力造成的骨折为粉碎型。老人、青壮年、儿童均可发生。在 20 岁以前,桡骨远端骨骺尚未融合,可发生骨骺分离。

（三）临床表现

伤后局部肿胀、疼痛,腕关节功能部分或完全丧失。骨折远端向背侧移位时,可见"餐叉样"畸形;向桡侧移位时,呈"枪刺样"畸形(图 5-42);短缩移位时,可触及上移的桡骨茎突;无移位或不完全骨折时,肿胀多不明显,仅觉局部疼痛和压痛,可有环状压痛和纵向压痛,腕和指运动不便,握力减弱,须注意与腕部软组织扭伤鉴别。

（四）诊断依据

1. 病史　有明确的腕关节外伤史。

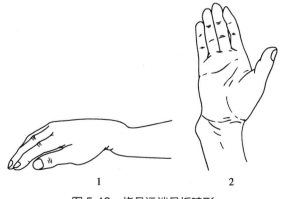

图 5-42　桡骨远端骨折畸形
1."餐叉样"畸形;2."枪刺样"畸形

2. 症状　腕关节局部肿胀、疼痛、活动障碍。

3. 体征　局部压痛，可触及骨擦感。伸直型常见"餐叉样"畸形或"枪刺样"畸形，尺桡骨茎突在同一平面，直尺试验阳性；屈曲型可见腕部畸形，与伸直型的畸形相反。应注意有无正中神经损伤。

4. 辅助检查　腕关节正侧位 X 线片可明确骨折的类型和移位方向。

（五）辨证论治

无移位骨折不需要整复，仅用掌、背两侧夹板固定 2~3 周即可；有移位骨折则必须整复。

1. 整复

（1）伸直型：患者坐位，老年患者则仰卧为佳，肘关节屈曲 90°，前臂中立位。一助手把持上臂，术者两拇指并列置于桡骨远端背侧，其余四指置于腕部，扣紧大小鱼际，先顺势拔伸 2~3 分钟，待重叠移位完全纠正后，将远端旋前，并利用牵引力，骤然抖动，同时迅速掌屈尺偏，使之复位；若仍未完全复位，则由助手维持牵引，术者用两拇指迫使骨折远端掌屈尺偏，即可达到解剖复位（图 5-43）。

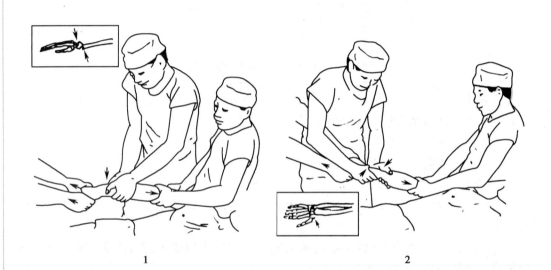

1　　　　　　　　　　　　　　　　　　　2

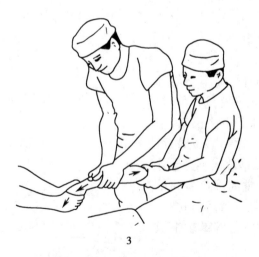

3

图 5-43　伸直型桡骨远端骨折整复方法
1. 矫正重叠移位；2. 矫正桡、背侧移位；3. 舒筋

（2）屈曲型：两助手拔伸牵引，术者两手拇指由掌侧将骨折远端向背侧推挤，同时用示、中、环三指将骨折近端由背侧向掌侧挤压。然后术者捏住骨折部，牵引手部的助手徐徐将腕关节背伸、尺偏，使屈肌腱紧张，防止复位的骨折端移位。

也可术者一手握前臂下段，另一手握腕部，先顺势拔伸牵引，纠正重叠移位，然后握前臂之拇指置于骨折远端桡侧向尺侧按捺，同时将腕关节尺偏，以纠正桡侧移位，再将拇指置于骨折近端背侧用力向下按压，示指置于骨折远端掌侧用力向上端提，同时将腕关节背伸，使之复位。

2. 固定　在维持牵引下固定，伸直型先在骨折远端桡背侧和近端掌侧分别放置一平垫，再放夹板，夹板上端达前臂中上 1/3，桡、背侧夹板下端应超过腕关节，限制腕关节桡偏和背伸活动；屈曲型则在骨折远端的掌侧和近端的背侧各放一平垫，桡、掌侧夹板下端应超过腕关节，限制腕关节桡偏和掌屈活动。绑缚 3 条布带，将前臂悬挂胸前，保持固定 4~5 周，儿童固定 3 周左右（图 5-44）。

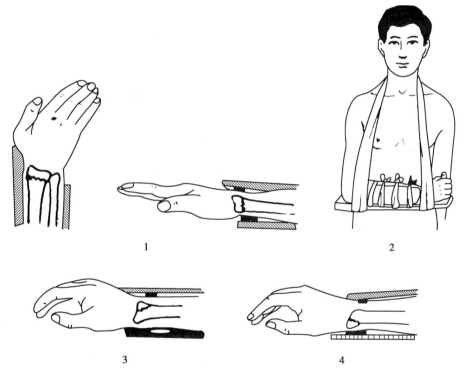

图 5-44　桡骨远端骨折夹板固定
1.固定垫放置位置；2.固定后外观；3.背侧缘劈裂骨折夹板加垫固定；
4.掌侧缘劈裂骨折夹板加垫固定

3. 药物治疗　按照骨折三期辨证原则进行药物治疗。

4. 手术治疗　若手法复位失败，或外固定不能维持，以及严重粉碎性骨折移位明显，桡骨远端关节面破坏，应手术治疗。

5. 功能锻炼　固定期间积极做指间关节、掌指关节屈伸活动及肩肘部活动。解除固定后，做腕关节屈伸和前臂旋转活动。

（六）预防与调护

复位固定后观察手部血液循环情况，及时调整夹板松紧度；注意将患肢保持在旋后 15°或中立位，纠正骨折再移位倾向；伸直型骨折固定期间应避免腕关节桡偏与背伸活动。

课堂互动

1. 讨论桡骨远端骨折手法复位的要点及复位成功的判断标准。

2. 4位同学组成一组,轮流由1位同学模拟患者,其余同学模拟医生,进行手法整复、固定操作。

3. 模拟临床操作后提出发现的问题、交流取得的经验。

4. 解答、评价与反馈。

十二、腕舟骨骨折

腕舟骨骨折临床较常见,多见于成年人。

(一) 解剖特点

手舟骨是近排腕骨中最长最大的一块,呈长弧形,其状如舟,其腰部相当于两排腕骨间关节的平面。手舟骨分结节、腰部和体部3个部分。其远端呈凹面与头状骨构成关节,其近端有凸面与桡骨下端关节面构成关节,其尺侧与月骨构成关节,其桡侧与大小多角骨分别构成关节,故其表面大部分为关节软骨所覆盖。

(二) 病因病机

多为间接暴力所致。跌倒时,手掌先触地,腕关节过度桡偏背伸,暴力向上传达,手舟骨被锐利的桡骨关节面的背侧缘或茎突缘切断(图5-45)。骨折可发生于手舟骨的腰部、近端或结节部,以腰部多见。由于掌侧腕横韧带附着在手舟骨结节部,而手舟骨其余表面多为关节软骨所覆盖,血供较差,故除结节部骨折愈合较佳外,其余部位骨折容易发生延迟愈合、不愈合或缺血性坏死(图5-46)。

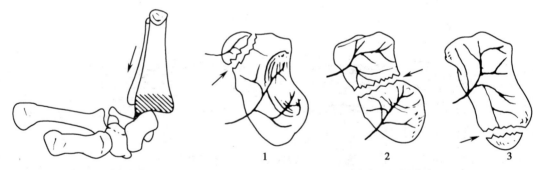

图 5-45 腕舟骨骨折机制

图 5-46 腕舟骨骨折分类
1.结节骨折;2.腰部骨折;3.近端骨折

(三) 临床表现

伤后局部轻度疼痛,腕关节活动障碍,鼻烟窝肿胀、压痛明显,将腕关节桡偏、屈曲拇指和示指而叩击掌指关节时亦可引起疼痛。腕关节正位、侧位和尺偏斜位X线片可协助诊断。当首次X线检查未发现骨折而临床表现可疑腕舟骨骨折时,应先按骨折处理,于2~3周后复查X线,此时骨折端的骨质被吸收,骨折较易显露。或行CT检查,可明确骨折及移位情况。

陈旧腕舟骨骨折须与先天性双舟骨鉴别。先天性双舟骨临床少见,X线片显示两块骨之间界限清楚、整齐、光滑,无致密性坏死或边缘不整齐的现象。

（四）诊断依据

1. 病史 有明确的手腕部外伤史。

2. 症状 局部疼痛、肿胀，腕关节功能障碍。

3. 体征 鼻烟窝压痛，局部掌骨纵向叩击痛。

4. 辅助检查 腕部正侧位和尺偏斜位 X 线片或 CT 可明确骨折类型。

（五）辨证论治

1. 整复 腕舟骨骨折很少移位，一般不需整复。若有移位，可在牵引下使腕关节尺偏，拇指向内按压骨块，即可复位。

2. 固定 鼻烟窝放置棉球作固定垫，用塑形夹板或纸板固定腕关节于伸直而略尺偏位、拇指于对掌位，固定范围包括前臂下 1/3、腕关节、拇指腕掌关节及拇指指间关节，新鲜及陈旧骨折均可采用。亦可用短臂石膏管型固定腕关节于背伸 25°~30°、尺偏 10°、拇指对掌和前臂中立位。

3. 药物治疗 按照骨折三期辨证原则进行药物治疗。

4. 手术治疗 骨折长时间不愈合且有明显症状及发生缺血性坏死者，可根据患者的年龄、工作性质、临床症状及手舟骨的病理变化，采取不同的治疗方案，如钻孔自体骨植骨术、单纯桡骨茎突切除术、近端骨折块切除术，必要时可行腕关节融合术。

5. 功能锻炼 除拇指外，应早期活动各指间关节。

（六）预防与调护

结节部骨折一般约 6 周可愈合，其余部位骨折愈合时间可为 3~6 个月，甚至更长，故应定期做 X 线检查，如骨折未愈合则需继续固定，加强功能锻炼，直至正斜位 X 线片证实骨折线消失、骨折已临床愈合，才能解除外固定。

十三、掌骨骨折

掌骨骨折是常见的手部骨折，多见于成年人，男性多于女性，以第 1 掌骨基底部骨折和第 5 掌骨颈骨折多见。

（一）解剖特点

掌骨为小管状骨，近端膨大，近侧面与腕骨构成关节，形成腕掌关节，第 1、3、5 掌骨仅与一个腕骨相接，第 2 掌骨与大多角骨、小多角骨和头状骨相接，第 4 掌骨与头状骨和钩骨相接。除第 1 掌骨外，掌骨底两侧与相邻掌骨底相接，形成掌骨间关节，第 1 掌骨基底呈鞍状，与大多角骨形成拇指腕掌关节。

（二）病因病机

根据受伤的原因和机制，掌骨骨折可分以下类型：

1. 第 1 掌骨基底部骨折 不波及关节面，骨折在掌骨基底部 1cm 左右，无关节面损伤，多由间接暴力引起。骨折远端受拇长屈肌、拇短屈肌与拇收肌的牵拉，近端受拇长展肌的牵拉，骨折向桡背侧成角。

2. 第 1 掌骨基底部骨折脱位 又称贝内特（Bennet）骨折，由间接暴力引起。骨折线呈斜形经过拇指腕掌关节面，第 1 掌骨基底部内侧的三角形骨块，因有腕掌侧韧带相连，仍留在原位，而骨折远端从大多角骨关节面上脱位至背侧及桡侧，同时因拇长展肌的牵拉，造成腕掌关节脱位和掌屈（图 5-47）。

3. 掌骨颈骨折 由间接暴力或直接暴力所致，以握拳时掌骨头受到冲击的传达暴力所致者为多见。第 5 掌骨因易暴露和受打击，故最多见，第 2、3 掌骨次之。骨折后断端受骨间肌与蚓状肌的牵拉，向背侧成角，掌骨头向掌侧屈转；又因手背伸肌腱牵拉，致掌指关节背侧脱位,掌指关节过伸,手指越伸直,畸形越明显(图5-48)。

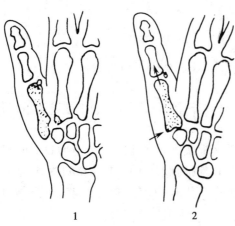

图5-47　第1掌骨基底部骨折脱位
1.移位方向;2.复位后

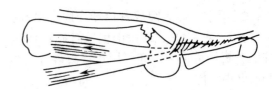

图5-48　掌骨颈骨折移位

4. 掌骨干骨折　可为单根骨折或多根骨折。由直接暴力所致者,多为横形或粉碎性骨折;扭转及传达暴力引起者,多为斜形或螺旋形骨折。骨折后因骨间肌及指屈肌的牵拉,使骨折向背侧成角及侧方移位,单根的掌骨骨折移位较轻,多根骨折则移位较明显,且对骨间肌的损伤也比较严重。

(三)临床表现

第1掌骨基底部骨折或骨折脱位时,拇指内收、外展、对掌等活动均受限,握拳无力,并伴有疼痛。掌骨全长均可在皮下摸到,骨折时局部肿胀,功能障碍,有明显压痛,纵向挤压或叩击掌骨头则疼痛加剧;如有重叠移位,则该掌骨短缩,可见掌骨头凹陷。因侧位X线片上第2~4掌骨互相重叠,容易漏诊,应拍摄手掌的正位与斜位X线片。

(四)诊断依据

1. 病史　有明确的手部外伤史。

2. 症状　手掌部疼痛、肿胀、功能障碍。

3. 体征　局部压痛、畸形、骨擦音和纵向叩击痛。

4. 辅助检查　X线片检查可明确诊断。

(五)辨证论治

1. 整复

(1)第1掌骨基底部骨折:在常规麻醉下,先将拇指向远侧与桡侧牵引,再将第1掌骨头向桡侧与背侧推扳,同时以拇指用力向掌侧与尺侧按顶骨折处以矫正向桡侧与背侧的成角。

(2)第1掌骨基底部骨折脱位:可采用与基底部骨折相同的整复方法,但应注意使拇指外展而不要将第1掌骨外展,否则反而加重掌骨内收。

(3)掌骨颈骨折:由于骨折端向背侧成角,常有错误地将掌指关节固定于过伸位者,因在过伸位时,掌指关节侧副韧带松弛,掌骨头仍向掌侧屈转不能整复。只有在掌指关节屈曲90°位时,才能使掌指关节侧副韧带紧张,然后屈曲近指间关节,利用近节指骨基底关节面托住掌骨头,沿近节指骨纵轴向背侧推挤,另一手的拇指按压骨折线的近端,做相对方向的挤压而复位(图5-49)。

(4)掌骨干骨折:横形骨折、短斜形骨折整复后比较稳定者,宜采用手法整复、夹板固定。

在牵引下先矫正背侧成角,再用示指与拇指在骨折的两旁自掌侧与背侧行分骨挤压。

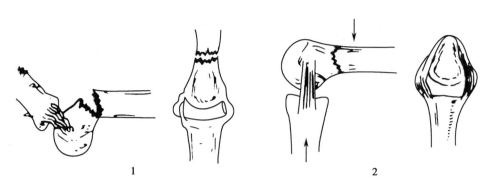

图 5-49 掌骨颈骨折整复方法
1.不正确的整复;2.正确的整复

2. 固定

(1)第 1 掌骨基底部骨折:手法整复后用外展夹板固定,4 周后解除外固定,进行功能锻炼。

(2)第 1 掌骨基底部骨折脱位:此类骨折较易复位,但固定困难。

(3)掌骨颈骨折:用竹板或铝板在背侧将掌指关节和近指间关节固定于屈曲 90° 位。

(4)掌骨干骨折:复位后先放置 2 个分骨垫,以胶布固定,如骨折断端向掌侧成角则在掌侧放一小毡垫以胶布固定,最后在掌侧与背侧各放 1 块夹板,厚 2~3mm,以胶布固定,外加绷带包扎。斜形、粉碎、短缩较多的不稳定骨折,宜加用指骨末节骨牵引(图 5-50)。

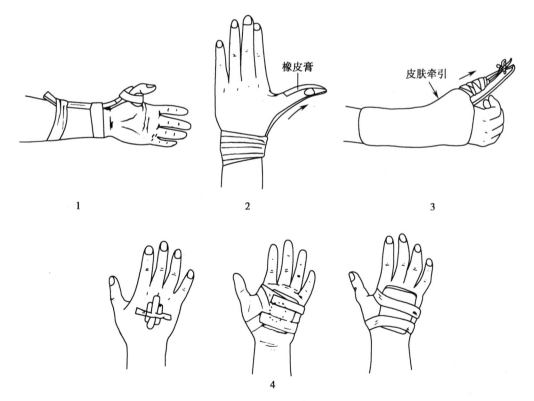

图 5-50 掌骨骨折固定方法
1.第 1 掌骨基底部骨折弧形夹板固定法;2.弧形夹板加皮肤牵引;3.第 1 掌骨基底部
骨折脱位的石膏固定与拇指牵引;4.第 3 掌骨干短斜形骨折复位后的固定

3. **药物治疗** 按照骨折三期辨证原则进行药物治疗。

4. **手术治疗** 如手法整复失败,或严重的粉碎性骨折等,可考虑手术治疗。

5. **功能锻炼** 有移位的掌骨骨折,经固定后,应避免患指活动,可做肩关节、肘关节活动,在3~4周内,第1掌骨各类骨折均不能做腕掌关节内收活动;掌骨颈骨折不能做伸指活动;第3~5掌骨干骨折不能做伸指、握拳活动。一般4~6周骨折临床愈合后可解除外固定,逐步加强手指和腕关节的功能锻炼。

(六)预防与调护

掌骨骨折较少出现延迟愈合及骨不连等情况。固定期间,应防止外固定物松动,以免发生骨折再移位,导致骨折畸形愈合,影响手部功能。

第二节 下肢骨折

一、股骨颈骨折

股骨头下至股骨颈基底部之间的骨折称股骨颈骨折,是老年人常见的骨折之一,尤以老年女性较多。由于老年人股骨颈骨质疏松脆弱,且承受应力较大,只需很小的旋转外力,就能引起骨折。老年人的股骨颈骨折几乎全由间接暴力引起,主要为外旋暴力,如平地跌倒、下肢突然扭转等,皆可引起骨折。少数青壮年的股骨颈骨折由强大的直接暴力导致,如车辆撞击或高处坠落造成骨折,甚至同时有多发性损伤。

(一)解剖特点

股骨颈长约5cm,中段细,基底部粗。股骨颈与股骨干构成的角度称颈干角或内倾角,正常值为110°~140°。颈干角大于正常为髋外翻,小于正常为髋内翻。股骨颈的长轴与股骨的冠状面形成的角度称为前倾角或扭转角,正常为12°~15°。在治疗股骨颈骨折时,必须注意保持正常的颈干角和前倾角,特别是前倾角,否则会遗留髋关节畸形,影响髋关节的功能。

🔍 知识链接

股骨头、颈部的骨小梁排列

1. **大粗隆骨小梁** 起自大粗隆下方,向上行止于大粗隆上缘,骨小梁纤细。

2. **主应力骨小梁** 由股骨颈内侧皮质略呈弧形伸延至股骨头持重面,骨小梁粗大且排列紧密。

3. **次应力骨小梁** 起自小转子部,伸向大粗隆及股骨上方。

4. **主张力骨小梁** 起自大粗隆下外方皮质,呈抛物线向上内方行走,穿过股骨颈上部,抵达股骨头内缘。

5. **次张力骨小梁** 起自主张力骨小梁的下外方皮质,向上内方止于股骨颈中段。

主、次应力骨小梁和主张力骨小梁围成一个三角,称Ward三角。

股骨头的血供有3个来源(图5-51):①圆韧带支:圆韧带内小动脉,来自闭孔动脉,供应股骨头内下小部分血液循环;②股骨干滋养动脉升支:对股骨颈的血供很少,仅及股骨颈基底部;③关节囊支:来自旋股内、外侧动脉的分支,是主要血供来源。旋股内侧动脉来自股深动脉,在股骨颈基底部关节囊滑膜反折处,分成3组血管进入股骨头,即骺外动脉、上干骺端动脉及下干骺端动脉,分别由上下方距离股骨头边缘下0.5cm处进入股骨头,在股骨头内互相交通,骺外动脉供应股骨头2/3~4/5区域血液循环。旋股外侧动脉也来自股深动脉,它的供血量少于旋股内侧动脉。旋股内、外侧动脉的分支在股骨颈基底部组成一个动脉环。旋股内侧动脉损伤是导致股骨头缺血性坏死的主要因素。因此,股骨颈骨折必须尽早解剖复位、良好固定,才有可能从股骨颈基底部重建骨内血液循环,使股骨头颈连接,恢复股骨头内血供,减少创伤后股骨头缺血性坏死的发生。

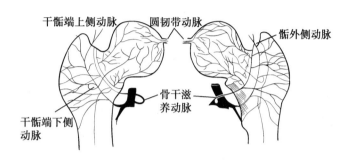

图5-51 股骨头的血供

（二）病因病机

股骨颈骨折多见于老年人,女性略多于男性。本病多为骨质疏松并发症,故随着人们寿命的延长,其发病率逐渐增高。股骨颈部细小,处于松质骨与密质骨交界处,负重量大,老年人常有骨质疏松,有时仅受较轻的外力便可引起骨折,如平地滑倒,髋关节旋转内收,臀部触地,便可引起股骨颈骨折。青壮年、儿童股骨近端骨结构十分坚强,常在强大暴力如车祸、高处坠落等高能量损伤时发生股骨颈骨折,且骨折移位明显,局部血供损伤较重,远期发生骨不连和股骨头坏死并发症的概率较大。

股骨颈骨折多数是外旋暴力引起的螺旋形骨折或斜形骨折。由于受伤姿势、外力方向及力度不同,在X线片上出现不同部位、角度的移位。

股骨颈骨折的分类方法很多,股骨颈骨折的类型与治疗方法的选择和判断预后有密切的关系。

1. 按骨折部位分型

（1）头下型骨折:骨折面完全在股骨头下,整个股骨颈都在骨折远端。此型骨折对血供的影响较严重,极易发生股骨头坏死,预后差。

（2）头颈型骨折:骨折面的一部分在股骨头下,另一部分经过股骨颈,故称为头颈型骨折。此型骨折最常见。由于剪切力大而稳定性最差,骨折复位后容易再移位,骨折不易愈合且易造成股骨头缺血性坏死。

（3）经颈型骨折:全部骨折面均通过股骨颈,实际上此型很少见,通常为头颈型骨折在X线片上的假象。

（4）基底部骨折:骨折面在股骨颈基底部,有部分在关节囊外。此型股骨颈的营养血管损伤较轻,骨折较易愈合,预后较好。

头下型、头颈型、经颈型均系囊内骨折;基底部骨折系囊外骨折,其血供好,愈合佳,与囊内骨折性质不同。

2. 按骨折线方向分型 主要用骨折线的倾斜度反映所遭受剪切力的大小。根据远端骨折线与两髂嵴连线所形成的角度（Pauwels角）可分为:

(1)外展型：Pauwels 角 <30°。此型剪切力小，骨折端常嵌插稳定，易愈合。

(2)内收型：Pauwels 角 >50°。此型剪切力大，不稳定，不易愈合。

3. 按骨折移位程度分型　即 Garden 分型(图 5-52)，是临床上最常见的分型方法。

(1)Garden Ⅰ型：不完全骨折，无移位，此类骨折易愈合。

(2)Garden Ⅱ型：完全骨折但骨折端无移位。股骨颈虽然完全断裂，但对位良好。如系股骨头下骨折，仍有可能愈合，但股骨头坏死变形常有发生；如为股骨颈中部或基底部骨折，容易愈合，股骨头血供良好，不易发生坏死。

(3)Garden Ⅲ型：完全骨折伴骨折端部分移位。

(4)Garden Ⅳ型：完全骨折伴骨折端完全移位。关节囊及滑膜有严重损伤，因此经关节囊和滑膜供给股骨头的血管也容易损伤，造成股骨头缺血性坏死。

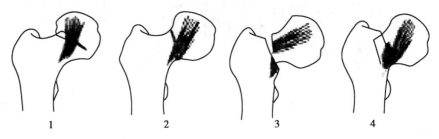

图 5-52　股骨颈骨折 Garden 分型

1. Garden Ⅰ型：不完全骨折；2. Garden Ⅱ型：完全骨折，无移位；3. Garden Ⅲ型：完全骨折，部分移位；4. Garden Ⅳ型：完全骨折，完全移位

(三) 临床表现

髋部疼痛，不敢站立行走，功能障碍。有移位骨折，患肢多有轻度屈髋屈膝及外旋畸形，骨折远端受肌群牵拉而向上移位，因而患肢变短(图 5-53)。

髋部除有自发疼痛外，活动患肢时疼痛较明显。在患肢足跟部或大粗隆纵向叩击时，髋部也感疼痛。在腹股沟韧带中点的下方常有压痛。股骨颈骨折局部肿胀不明显，但是基底部骨折由于损伤位于关节囊外，故常有明显的瘀紫肿胀。有移位骨折患者在伤后就不能坐起或站立，但也有一些无移位的线状骨折或嵌插骨折患者，在伤后仍能短时站立或跛行。

拍摄双髋关节正侧位 X 线片能明确骨折类型、部位和移位情况，对治疗方法的选择及预后的判断有帮助。对于高度怀疑股骨颈骨折而 X 线片检查无法确诊者，应短期内严密随访并复查 X 线片，亦可行 CT 或 MRI 检查以明确诊断。

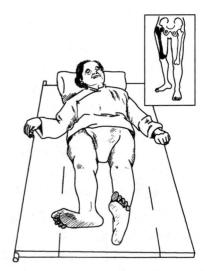

图 5-53　股骨颈骨折患肢短缩外旋畸形

(四) 诊断依据

1. 病史　有明确的髋部外伤史或下肢闪挫史。

2. 症状　髋部疼痛、肿胀、功能障碍，不能站立行走，有部分患者可以站立行走或跛行。

3. 体征　腹股沟中点明显压痛，患肢有纵向叩击痛，出现外旋、短缩、髋膝轻度屈曲畸形。

4. 辅助检查 双髋关节正侧位 X 线片能够明确骨折类型、部位和移位情况。必要时可行 CT 或 MRI 检查。

（五）辨证论治

新鲜无移位或嵌插骨折不需复位，但患肢应制动，必要时可采用空心螺钉固定；有移位骨折应尽早给予复位和固定。高龄患者可以选择人工髋关节置换。儿童股骨颈骨折复位后采用钢针或直径较细的空心加压螺钉固定，尽量不要损伤骺板。

1. 整复

（1）屈髋屈膝法：患者仰卧，助手固定骨盆，术者握其腘窝，使膝、髋均屈曲 90°，向上牵引，纠正短缩畸形，然后伸髋内旋外展以纠正成角畸形，并使骨折面紧密接触。复位后可做手掌试验，如使患肢外旋畸形消失，表示已复位（图 5-54）。

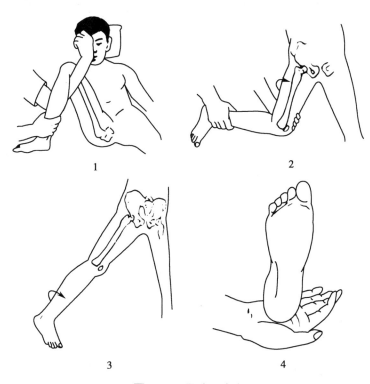

图 5-54 屈髋屈膝法
1.屈髋屈膝 90°，沿股骨干纵轴向上牵引；2.内旋、外展患肢；
3.保持内旋外展，将患肢伸直；4.骨折复位后，下肢不外旋

（2）骨牵引复位法：为了减少软组织损伤，保护股骨头血供，目前常采用骨牵引逐渐整复法，若骨牵引 1 周左右仍未完全复位，还可配合轻柔的手法整复剩余的轻度移位。对于采用手术治疗的患者，不建议此法复位。

2. 固定 适用于无移位或嵌插骨折，一般采用患肢骨牵引或抗足外旋鞋固定 8~12 周，防止患肢外旋和内收，需 3~4 个月愈合。但骨折在早期有移位的可能，一般主张采用内固定为妥。

3. 药物治疗 按照骨折三期辨证原则进行药物治疗。同时对于老年患者，要充分考虑骨质疏松的治疗。

4. 手术治疗 适应证较广，有移位骨折均适用。一般需 4~6 个月愈合。在 X 线直视下先行手法复位，骨折断端解剖复位后再行多枚空心加压螺钉内固定术（图 5-55）。复位较困

难或陈旧性骨折,可采用切开复位内固定,必要时行植骨术。对于老年人的头下型骨折及陈旧性股骨颈骨折、骨折不愈合并发股骨头缺血性坏死,可选用人工髋关节置换术(图 5-56)。基底部骨折也可应用股骨近端髓内钉固定。

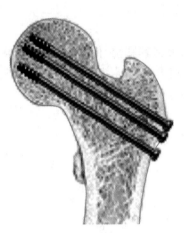

图 5-55　多枚空心加压螺钉内固定术

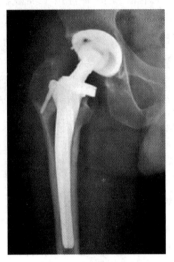

图 5-56　人工髋关节置换术

5. 功能锻炼　积极进行患肢股四头肌舒缩活动及踝关节和趾间关节的屈伸活动,以防止肌肉萎缩、关节僵硬。无移位骨折在功能锻炼时不可过早负重,以免发生骨折移位。有移位骨折术后应根据 X 片显示的骨折愈合情况,至骨折坚固愈合、股骨头无缺血性坏死征象时,再考虑患肢逐步负重锻炼。

(六) 预防与调护

股骨颈骨折愈合较慢,且骨折不愈合率较高,晚期容易出现股骨头缺血性坏死。骨折延迟愈合的患者,需适当保护和处理;骨折不愈合的患者,可采用股骨颈重建术或人工髋关节置换术。如果出现股骨头缺血性坏死,按骨坏死分期治疗方案处理。固定期间应注意预防长期卧床的并发症,防止发生压疮、坠积性肺炎、尿路感染等。

二、股骨转子间骨折

股骨转子间骨折是发生在股骨大小转子间的骨折,又称股骨粗隆间骨折。老年人多见,女性多于男性,常为粉碎性骨折。

(一) 解剖特点

股骨大小转子间主要为松质骨,老年人存在不同程度的骨质疏松,骨质脆性增加,容易发生骨折。由于转子部血供丰富,骨折后极少不愈合,但容易发生髋内翻,高龄患者长期卧床引起并发症较多。

(二) 病因病机

受伤原因及机制与股骨颈骨折相同。由于转子部受到内翻及向前成角的复合应力,引起髋内翻和以小转子为支点的嵌插而形成小转子蝶形骨折;也可由髂腰肌突然收缩造成小转子撕脱骨折。转子部骨质较疏松,故多为粉碎性骨折。根据骨折线的方向和位置,临床上可分为 3 型:顺转子间型、反转子间型、转子下型(图 5-57)。

1. 顺转子间型　骨折线自大转子顶点开始,斜向内下方达小转子。依据暴力的情况不同,小转子或保持完整,或成为游离骨片,但移位较少,髋内翻不严重,骨折远端处于外旋位;

粉碎性骨折则小转子变为游离骨块,大转子及其内侧骨支柱亦破碎,髋内翻严重,远端明显上移、外旋。

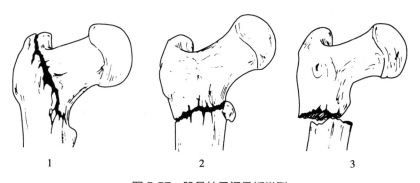

图5-57 股骨转子间骨折类型
1.顺转子间型;2.反转子间型;3.转子下型

2. 反转子间型 骨折线自大转子下方斜向内上方达小转子的上方。骨折线的走向与转子间线或转子间嵴大致垂直,骨折近端外展、外旋,远端向内、向上移位。

3. 转子下型 骨折线经过大、小转子的下方。

顺转子间粉碎性骨折、反转子间型骨折和转子下型骨折均属不稳定骨折,髋内翻的发生率较高。

(三)临床表现

多为老年人,伤后髋部疼痛、肿胀明显,不能站立或行走,患肢明显短缩、外旋畸形。查体可见患肢大转子升高,局部肿胀及瘀斑,大转子压痛明显,叩击足跟部常引起大转子处剧烈疼痛。X线片可明确骨折类型和移位情况。

(四)诊断依据

1. 病史 有明确的外伤史。

2. 症状 跌倒后髋部疼痛,髋部任何方向的活动均可引起疼痛加重,有时疼痛沿大腿内侧向膝部放射。伤后髋关节功能丧失,不能站立行走。

3. 体征 患肢大转子有明显压痛,局部可见肿胀和瘀斑,叩击足跟部常引起大转子处剧烈疼痛。患肢明显短缩、外旋畸形。

4. 辅助检查 髋关节正侧位X线片能明确骨折的类型、部位和移位情况。

(五)辨证论治

1. 整复 无移位骨折无需整复。有移位骨折可采用与股骨颈骨折相同的整复方法,也可先采用持续骨牵引,下肢牵引重量为体重的1/7,待短缩畸形矫正后,用手法矫正髋内翻和外旋畸形。

2. 固定 无移位骨折可采用丁字鞋制动。有移位骨折应采用持续骨牵引,以体重1/10~1/7的重量维持牵引,外展中立位固定8~12周。

3. 药物治疗 按照骨折三期辨证原则进行药物治疗。

4. 手术治疗 适用于稳定或不稳定骨折,年龄较大且无明显手术禁忌证者。年轻患者,为争取良好复位,也可选择手术治疗。手术可使患者早期离床,减少并发症。内固定种类有髓外固定系统和髓内固定系统等(图5-58)。

5. 功能锻炼 固定期间应积极锻炼股四头肌及踝关节的屈伸活动,以防止肌肉萎缩和关节僵硬。解除固定和牵引后,逐渐加强患肢髋、膝关节的屈伸活动,并可扶双拐不负重下床活动,至骨折愈合后可逐渐负重行走。

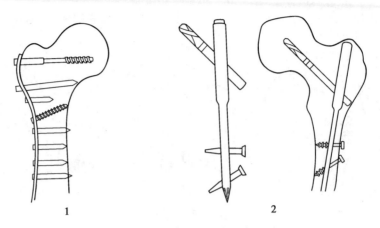

图 5-58　股骨转子间骨折内固定
1.髓外固定系统;2.髓内固定系统

（六）预防与调护

转子部血供良好，极少出现骨折不愈合。但若整复不良或负重过早常会造成髋内翻畸形，影响负重和行走。固定期间应注意预防长期卧床的并发症，防止发生压疮、坠积性肺炎、尿路感染等。

三、股骨干骨折

股骨干骨折是股骨转子下至股骨髁上之间部位的骨折。多发生于青壮年及儿童，男性多于女性。

（一）解剖特点

股骨是人体中最长的管状骨，骨干由皮质骨构成，表面光滑，股骨体略弓向前，上段呈圆柱形，中段呈三棱柱形，下段前后略扁。股骨体后面有纵行的骨嵴，为股骨粗线，此线上端分叉，向上外延续于粗糙的臀肌粗隆，向上内侧延续为耻骨肌线，粗线中点附近有口朝下的滋养孔。

股骨干被 3 组肌肉包围，其中伸肌群最大，由股神经支配;屈肌群次之，由坐骨神经支配;内收肌群最小，由闭孔神经支配。坐骨神经和股动脉、股静脉，在股骨下 1/3 处紧贴股骨下行至腘窝，若此处发生骨折，最易损伤血管和神经。

（二）病因病机

股骨干骨折多由强大的直接暴力造成，如重物挤压、打击、车辆碰撞等，多造成横形或粉碎性骨折;亦可由间接暴力（传导、杠杆、扭转）造成，如从高处坠落、机器绞伤等，多造成斜形、螺旋形骨折;在儿童，可发生青枝骨折。股骨干骨折多发生在股骨干中 1/3，亦可发生在上 1/3 和下 1/3。除不全骨折或青枝骨折外，其他均为不稳定骨折。骨折端因受肌群牵拉及肢体自身重力等因素的影响，往往出现典型移位（图 5-59）。

1. 上 1/3 骨折　骨折近端受髂腰肌、臀中肌、臀小肌及其他外旋肌的牵拉，表现为屈曲、外展、外旋畸形，远端受内收肌群的牵拉而向后、上、内方移位。

2. 中 1/3 骨折　断端除有重叠畸形外，无一定移位规律，需视外力作用而定，一般远端因受内收肌的牵拉向外成角。

3. 下 1/3 骨折　典型的表现为近端内收，向前移位，远端受关节囊及腓肠肌牵拉向后移位，故易伤及腘神经、腘动脉、腘静脉。

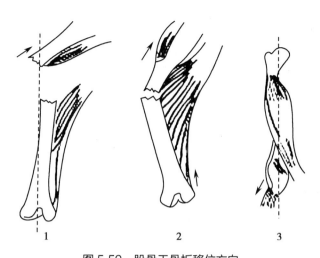

图 5-59 股骨干骨折移位方向
1.股骨干上 1/3 骨折;2.股骨干中 1/3 骨折;3.股骨干下 1/3 骨折

（三）临床表现

伤后大腿骨折局部肿胀、疼痛及压痛明显,功能丧失,出现短缩、成角或旋转畸形,有异常活动,可扪及骨擦感。严重移位的股骨干下 1/3 骨折,在腘窝部有巨大的血肿,小腿感觉和运动障碍,足背动脉、胫后动脉搏动减弱或消失,末梢血液循环障碍,应考虑有血管、神经的损伤。损伤严重者,由于剧痛和出血,早期可合并创伤性休克。

（四）诊断依据

1. 病史　有较严重的外伤史。

2. 症状　局部肿胀、疼痛、功能丧失,早期可合并创伤性休克、脂肪栓塞、血管和神经受压等症状。

3. 体征　患肢短缩、成角和旋转畸形,局部压痛,可扪及骨擦感、异常活动。

4. 辅助检查　股骨干正侧位 X 线片可以显示骨折的类型及移位方向。

（五）辨证论治

处理股骨干骨折,应注意患者的全身情况,积极防治创伤性休克,重视对骨折的急救处理,现场严禁脱鞋、脱裤或做不必要的检查,应用简单而有效的方法给予临时固定,急速送往医院。股骨干骨折采用非手术疗法多能获得良好的效果,但因大腿的肌肉丰厚,拉力较强,骨折移位的倾向力大,在采用手法复位夹板固定的同时,需配合一定时间的持续牵引治疗。必要时,还需手术治疗。

1. 整复　患者仰卧位,一助手固定骨盆,另一助手双手握患肢小腿上段,顺势拔伸,并徐徐将患肢屈髋屈膝 90°,沿股骨纵轴方向用力牵引,矫正重叠移位后,按骨折的不同部位分别采用下列手法:

（1）上 1/3 骨折:将患肢外展,并略外旋,助手握近端向后挤按,术者握住远端由后向前端提。

（2）中 1/3 骨折:将患肢外展,术者自断端的外侧向内挤按,然后双手在断端前、后、内、外夹挤。

（3）下 1/3 骨折:在维持牵引下,徐徐屈曲膝关节,并以紧挤在腘窝内的双手作支点,将骨折远端向近端推压。对于成年人或较大年龄儿童的股骨干骨折,特别是对粉碎性骨折、斜行骨折或螺旋形骨折,多采用较大重量的骨牵引逐渐复位,只要牵引方向和重量合适,往往能自动得到良好的对位,无须进行手法复位。3~5 天后,经床边 X 线透视或摄像显示骨折畸形已纠正者,可逐步减轻牵引重量至维持重量,持续牵引至骨折愈合。若横形骨折有侧方移位者,可用双手的手指或手掌,甚至十指相扣的两前臂的压力,施行端提和挤按手法,以矫正侧方移位。粉碎性骨折可用四面挤按手法,使碎骨片互相接近。斜形骨折两斜面背向移位时,可用回旋手法使远端由前或由后绕过对侧骨折断端。粉碎性骨折因愈合较慢,牵引时间可适当延长。

在施行手法整复股骨干骨折时,应注意保护血管、神经,注意预防脂肪栓塞发生。

2. 固定

(1)外固定:复位后根据骨折部位放置压垫,上 1/3 骨折放在近端的前方和外侧,中 1/3 骨折放在断端的外侧和前方,下 1/3 骨折放在近端的前方,再放置夹板,其中内侧板由腹股沟至股骨内侧髁,外侧板由股骨大转子至股骨外侧髁,前侧板由腹股沟至髌骨上缘,后侧板由臀横纹至腘窝上缘,最后用布带捆扎(图 5-60)。

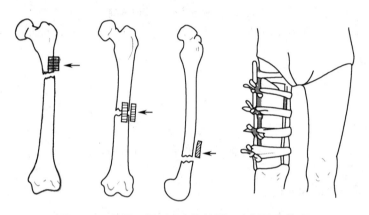

图 5-60 股骨干骨折固定垫位置及夹板固定外观

(2)持续牵引

1)垂直悬吊皮肤牵引:用于 3 岁以下的儿童。患侧及健侧下肢同时悬吊于直角牵引架上牵引(如单纯牵引患肢,会造成患侧下肢外旋畸形),所用重量以患儿臀部离开床面 3~5cm 为度,一般每侧 3~4kg(图 5-61)。牵引时间一般为 4 周左右。此法护理、治疗都比较方便。牵引期间要注意防止牵引松脱及包扎过紧影响血液循环及皮肤损伤。

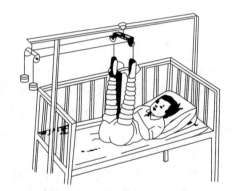

图 5-61 股骨干骨折垂直悬吊皮肤牵引法

2)水平持续皮肤牵引:适用于 4~8 岁的儿童。在膝下放软枕使膝关节屈曲,用宽布带在腘窝部向上牵引,同时小腿行皮肤牵引,使两个方向的合力与股骨干纵轴成一直线,合力的牵引力为牵引重力的 2 倍。有时亦可将患肢放在托马氏架上,进行滑动牵引。牵引前可行手法复位,或利用牵引复位。

3)骨牵引:适用于成年人及较大儿童,可结合夹板外固定。一般中 1/3 骨折和骨折远端向后移位的下 1/3 骨折,可选用股骨髁上骨牵引;上 1/3 骨折和骨折远端向前移位的下 1/3 骨折,应行胫骨结节骨牵引;下 1/3 骨折远端向后移位者,应采用股骨髁间骨牵引。牵引体位的选择,一般上 1/3 骨折应置于屈髋外展位;中 1/3 骨折应置于外展中立位;下 1/3 骨折远端向后移位者,应加大屈膝的角度。牵引重量儿童应为体重的 1/6,成人则为体重的 1/7。牵引1周后行床边X线检查,如骨折对位对线满意,可酌情将重量减至维持重量(成人5kg,儿童3kg)。若复位不良者,应及时调整牵引重量和方向,检查牵引装置和效能,并注意防止牵引不够或牵引过度。牵引时间儿童一般为4~6周,成人为8~10周。

3. 药物治疗 按照骨折三期辨证原则进行药物治疗。

4. 手术治疗 适用于手法或牵引复位失败,软组织嵌顿,合并重要神经、血管损伤,需手术探查者,以及骨折畸形愈合或不愈合者。可以采用钢板、髓内钉、带锁髓内钉或外固定器进行固定。

5. 功能锻炼 儿童股骨干骨折,因愈合快、塑形能力强,很少引起关节强直,功能恢复好。成人股骨干骨折,易引起关节僵硬、肌肉萎缩,导致活动障碍。功能锻炼应从复位后第2天起,练习股四头肌收缩及踝关节、跖趾关节的屈伸活动。如小腿及足部肿胀可适当配合按摩。从第3周开始,直坐床上,用健足蹬床,以两手扶床练习抬臀,使身体离开床面,以达到活动髋关节、膝关节的目的。从第5周开始,两手拉吊杆,健足踩在床上支撑,收腹、抬臀,臀部完全离开床面,使身体、大腿与小腿成一水平线,以加大髋关节、膝关节的活动范围。经X线复查骨折端无移位者,可从第7周开始扶床架练习站立。解除牵引后,在床上活动1周即可扶双拐下地做患肢不负重的步行锻炼。当骨折端有连续性骨痂时,患肢可循序渐进地增加负重。经观察证实骨折端稳定,可改用单拐。1~2周后可弃拐行走,此时再拍摄X线片复查,若骨折端无变化且愈合良好,方可解除夹板固定。

(六)预防与调护

股骨干血供丰富,合理复位后较少出现不愈合。骨折持续牵引时,要注意牵引重量的调整、牵引力线的方向、夹板位置及扎带的松紧度。患肢放置在牵引架上,要注意股四头肌和踝关节、趾间关节的功能锻炼,并预防压疮。对延迟愈合者,应加强外固定,延长固定时间,增加骨折部位纵向应力刺激,同时内服补肝肾、壮筋骨中药,以促进骨折愈合;骨折不愈合者,应考虑施行手术内固定和植骨术。在牵引治疗期间,如肢体再次肿胀明显,疼痛加剧,应考虑深静脉血栓的可能,及时诊治。

四、股骨髁上骨折

股骨髁上骨折是发生于股骨自腓肠肌起点至其上2~4cm范围内的骨折。多发生于青壮年。

(一)解剖特点

股骨髁后方有腓肠肌附着,骨折后远端向后方移位,后方有腘动脉、腘静脉、胫神经。

(二)病因病机

股骨髁上骨折大多由间接暴力导致,如从高处坠落受伤,足部或膝部触地,也可因直接打击造成。此外,若膝关节强直、失用性骨质疏松,受外力后更容易发生股骨髁上骨折。

(三)临床表现

伤后局部疼痛、肿胀、压痛、功能障碍,出现短缩、成角和旋转畸形,可扪及骨擦感和异常活动。由于剧痛和出血,早期可合并创伤性休克。严重挤压伤、粉碎性骨折或多发骨折还可并发脂肪栓塞。严重移位的骨折,在腘窝部伴有巨大血肿且胫后动脉、足背动脉脉搏减弱或消失时,应考虑腘动脉损伤。伴有小腿后1/3、足背外侧1/3及足底皮肤感觉明显减弱或消失时,应考虑胫神经损伤的可能。

(四)诊断依据

1. 病史 有明确的外伤史。

2. 症状 局部疼痛、肿胀、功能障碍,不能站立行走。

3. 体征　有移位骨折,患肢可出现短缩、成角和旋转畸形,局部压痛,可扪及骨擦感或异常活动。

4. 辅助检查　膝关节正侧位 X 线片可以显示骨折的类型及移位方向。

(五) 辨证论治

对青枝骨折或无移位骨折,应将膝关节内的积血抽吸干净,然后用夹板固定。有移位骨折可采用手法复位并进行骨牵引维持。

1. 整复

(1)手法复位:患者仰卧位,一助手固定骨盆,另一助手双手握患肢小腿上段,顺势拔伸,并徐徐将患肢屈髋屈膝 90°,沿股骨纵轴方向用力牵引,以端提等手法矫正重叠、侧方移位后,在维持牵引下,以推挤在腘窝内的两手作支点,将骨折远端向近端推压对位(图 5-62)。

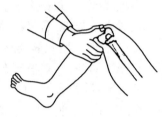

图 5-62　股骨髁上骨折整复方法

(2)骨牵引复位:有移位的屈曲型骨折,可采用股骨髁部冰钳或克氏针牵引;有移位的伸直型骨折,可采用胫骨结节骨牵引。在牵引时应使膝处于轻度外旋位,以使骨折远端能更确切地与骨折近端对位(图 5-63,图 5-64)。骨牵引后配合手法整复即可复位,整复时要注意保护腘窝处的神经、血管,用力不宜过猛;复位困难者,可加大牵引重量后再整复。

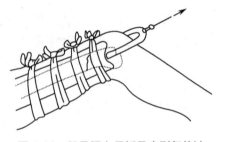

图 5-63　股骨髁上骨折骨牵引复位法
(屈曲型)

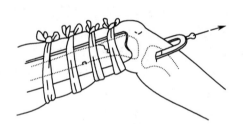

图 5-64　股骨髁上骨折骨牵引复位法
(伸直型)

2. 固定

(1)夹板固定:前侧板下端至髌骨上缘,后侧板下缘至腘窝中部,两侧板以带轴活动夹板超膝关节固定,小腿部的固定方法与小腿骨折相同,膝上和膝下均以 4 根布带绑扎固定。将患肢膝关节屈曲于 70°~90° 位固定。

(2)石膏外固定:用长腿石膏管型屈膝 20° 固定,固定 6 周后开始练习膝关节活动。

3. 药物治疗　按照骨折三期辨证原则进行药物治疗。

4. 手术治疗　对于严重移位、不稳定或关节内移位的骨折,若用上述方法仍不能复位,或合并神经、血管损伤者,可考虑手术切开复位内固定。

5. 功能锻炼　因骨折靠近关节,易发生膝关节功能受限,所以应尽早进行股四头肌舒缩和膝关节屈伸功能锻炼。床上功能锻炼方法参照股骨干骨折。

(六) 预防与调护

骨折合理复位和固定,多能取得良好的治疗效果。复位不良则易导致膝关节功能障碍或创伤性关节炎。骨折持续牵引时,要注意调整牵引重量、牵引力线方向和夹板位置及扎带的松紧度。患肢放置在牵引架上,要注意股四头肌和踝关节、趾间关节的功能锻炼,预防压疮。5~7 周后解除牵引,改用超膝关节夹板固定直至骨折愈合。由于骨折靠近膝关节,常由于瘀血等致股中间肌粘连而出现膝关节屈伸功能受限,甚至僵直,故应早期进行积极的功能锻炼。

五、髌骨骨折

髌骨骨折造成的重要影响为伸膝装置连续性丧失及潜在髌股关节失稳,多见于成年人和老年人,儿童极为少见。

（一）解剖特点

髌骨系人体最大的籽骨,呈三角形,底边在上而尖端在下,后面是软骨关节面。股四头肌腱连接髌骨上部,并跨过其前面,移行为髌韧带止于胫骨结节。髌骨有保护膝关节、增强股四头肌力量的作用。

（二）病因病机

髌骨骨折可由直接暴力或间接暴力造成,以后者多见。直接暴力所致者,是由于外力直接打击髌骨而引起,多呈粉碎性骨折,髌骨两侧的股四头肌筋膜及关节囊一般尚完整,对伸膝功能影响较少。间接暴力所致者,大多是在膝关节半屈曲位跌倒时,为了避免倒地,股四头肌强力收缩,而髌韧带固定髌骨远端,髌骨与股骨滑车顶点密切接触成为支点,髌骨受到肌肉强力牵拉而骨折,此类骨折多为横形,骨折线可在髌骨中部或髌骨远端,由于髌骨两侧的股四头肌筋膜破裂,骨片分离移位明显,下端有时由于跌倒后直接触地而碎裂,骨折线大多通过中下 1/3,呈现上端骨折块大、下段骨折块小且多粉碎的特点(图 5-65)。

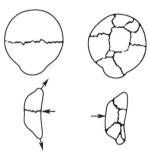

图 5-65 髌骨骨折移位情况

（三）临床表现

伤后局部肿胀、疼痛,膝关节不能主动伸直,常有皮下瘀斑及膝部皮肤擦伤,浮髌试验阳性。骨折有分离移位时,可以摸到凹陷呈沟状的骨折断端,可有骨擦感或异常活动。

（四）诊断依据

1. 病史　有明确的外伤史。

2. 症状　膝关节疼痛、肿胀、功能障碍,多数患者伤后不能站立行走。

3. 体征　常见皮下瘀斑及膝部皮肤擦伤,髌骨压痛,骨折有分离移位时,可有骨擦音或异常活动,浮髌试验阳性。

4. 辅助检查　X 线检查可明确骨折的类型及移位情况。如为纵裂或边缘骨折,需拍摄轴位片,自髌骨的纵轴方向投照才能显示骨折。

（五）辨证论治

髌骨骨折的治疗要求恢复伸膝装置功能并保持关节面的完整光滑,防止创伤性关节炎的发生。无移位的髌骨骨折及移位不大的横形骨折,后侧关节面完整者,可单纯采用抱膝圈固定膝关节于伸直位;横形骨折若移位在 1cm 以内者,可手法整复后,用抱膝圈固定膝关节于伸直位;如髌骨骨折移位较大,手法整复有困难者,可采用手术治疗。

1. 整复　骨折块分离间隙在 1cm 之内者可用手法复位。患者仰卧,在局部麻醉下将膝关节内的积血抽吸干净,患肢置于伸直位,术者两手拇、示、中指捏住髌骨两端对向推挤,使之相互接近,然后用一手的拇、示指按住上、下两断端,另一手沿髌骨边缘触摸,以确定是否完整。必要时,可嘱助手轻轻屈伸膝关节,使髌骨后关节面恢复平整。

2. 固定　无移位的髌骨骨折,其关节面仍保持光滑完整,筋膜扩张部及关节囊亦无损伤者,在患肢后侧(由臀横纹至足跟部)用单夹板固定膝关节于伸直位,亦可用长腿石膏托或石膏管型固定患肢于伸直位4~6周。有轻度分离移位的骨折经手法整复后可用抱膝圈固定(图5-66)或采用弹性抱膝兜固定(图5-67),后侧用长夹板将膝关节固定在伸直位4周。有分离移位的新鲜闭合性骨折亦可用抓髌器固定法,术后2天即可不扶拐行走,3周屈膝活动,6周左右可达骨折愈合。

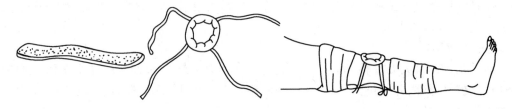

图5-66 抱膝圈固定法

3. 药物治疗 按照骨折三期辨证原则进行药物治疗。

4. 手术治疗 适用于髌骨骨折移位超过1cm的患者。常用的方法有钢丝缝合法和张力带克氏针钢丝内固定等,对难以整复固定的上、下极粉碎性骨折,可做髌骨部分切除术。

5. 功能锻炼 髌骨骨折固定期间,应逐步加强股四头肌舒缩活动,解除外固定后应进行膝关节屈伸锻炼。在骨折未达到临床愈合之前,注意勿过度屈伸,避免骨折端重新分离。

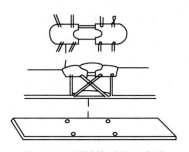

图5-67 弹性抱膝兜固定法

(六) 预防与调护

髌骨骨折系关节内骨折,关节面平整与否,决定了膝关节功能恢复的程度。确实有效的固定和早期的康复训练亦是决定骨折预后的关键因素。

六、胫骨平台骨折

胫骨平台骨折又称胫骨髁骨折,为临床较常见的骨折,以外侧髁骨折多见,男性多于女性,好发于青壮年。

(一) 解剖特点

胫骨近端膨大部分为胫骨髁,分为内、外侧髁,其横切面呈三角形。两髁的关节面较平坦,与股骨远端相关节,两髁之间有髁间隆起,有前、后交叉韧带及半月板附着,两侧有内、外侧副韧带。胫骨髁为松质骨,为膝关节内骨折的好发部位。

(二) 病因病机

胫骨平台骨折以间接暴力损伤为主,也可由直接暴力所致。若高处坠落或直接打击等暴力作用于膝关节,使其发生过度内翻或外翻,胫骨内、外侧髁受力不均,受力较大的一侧即发生骨折;若胫骨内、外侧髁所受压力相等,则同时发生骨折。膝关节过度外翻可导致胫骨外侧髁压缩塌陷骨折,甚至合并内侧副韧带和半月板损伤;膝关节过度内翻可导致胫骨内侧髁骨折或合并外侧副韧带和半月板损伤,骨折后多有不同程度的关节面破坏。单纯胫骨内侧髁骨折较少见。

根据暴力的作用特点及骨折的移位方向,胫骨平台骨折可分为3型(图5-68)。

(三) 临床表现

损伤后,膝部明显肿胀、疼痛、功能障碍,局部皮肤可见青紫瘀斑,关节内出血严重者,按之有波动感,可有膝外翻或膝内翻畸形。若腓骨头处出现骨折表现,多合并腓骨头骨折;若小腿前外侧及足背皮肤感觉减弱或消失,常为腓总神经损伤;若膝关节侧向应力试验阳性,提示侧副韧带损伤;若抽屉试验阳性,提示合并交叉韧带撕裂。

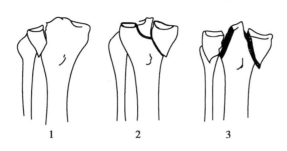

图 5-68　胫骨平台骨折类型
1.外侧髁骨折;2.内侧髁骨折;3.双髁骨折

（四）诊断依据

1. **病史**　膝部有明确的外伤史。

2. **症状**　膝部疼痛、肿胀、功能障碍,皮肤青紫瘀斑,部分患者可以站立行走或跛行。

3. **体征**　压痛明显,纵向叩击痛,可引出骨擦音或异常活动,有膝内翻或外翻畸形。

4. **辅助检查**　膝关节正侧位 X 线片可明确骨折的类型及移位情况。必要时可以加摄三维 CT,进一步明确损伤的类型。

（五）辨证论治

胫骨平台骨折为关节内骨折,骨折线通过关节面,不容易整复,也不容易固定。治疗原则是恢复关节面平整和膝关节伸屈功能。若过早负重,可导致骨折再移位,严重影响关节功能。无移位骨折,于膝关节伸直位固定 3~4 周,患肢不负重屈伸锻炼 3~4 周;有移位骨折,应及时手法准确复位,必要时切开复位内固定,并辅以药物辨证治疗,以促进关节功能恢复。

1. **整复**　患者仰卧,屈膝 20°~30°,在硬膜外或局部麻醉下,无菌穿刺抽吸关节内积血或积液。

（1）外侧髁骨折:近端助手握持患肢大腿,远端助手握住患肢踝上部,相对拔伸牵引。术者站于患肢外侧,双手抱住膝关节,向外侧用力,使膝内翻,加大关节外侧间隙,同时置于外侧髁处的双拇指用力向内、向上推按外侧髁骨块,使其复位,然后双手掌根扣挤胫骨近端,以进一步纠正残余移位(图 5-69)。

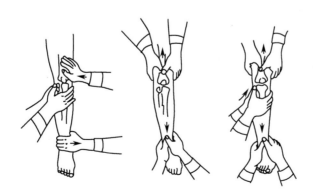

图 5-69　胫骨外侧髁骨折整复方法

（2）内侧髁骨折:用与外侧髁骨折相反方向的手法整复。

（3）双髁劈裂骨折：两助手在患肢中立位相对用力拔伸牵引，术者双手掌根置于胫骨内、外侧髁处，相向扣挤使骨折复位。

2. 固定　无移位骨折，可用超膝关节夹板或长腿石膏将膝关节固定于功能位 4~6 周即可。有移位骨折，在复位后，若骨折较稳定，用超膝关节夹板固定。

3. 药物治疗　按照骨折三期辨证原则进行药物治疗。老年患者，注重整体观念，预防并发症。

4. 手术治疗　若为严重移位骨折，关节面塌陷超过 2mm，或劈裂骨折侧向移位超过 5mm，合并膝关节韧带损伤，手法无法复位者，可选用钢板或螺钉内固定。胫骨平台关节面严重损坏，无法修复，可行膝关节融合术或人工膝关节表面置换术。

5. 功能锻炼　复位固定后即进行股四头肌功能锻炼，练习趾间关节、跖趾关节和踝关节的屈伸活动。6~8 周后，经检查骨折达临床愈合，可拆除夹板，逐渐锻炼膝关节屈伸功能，注意防止患肢过早负重活动。

（六）预防与调护

胫骨平台骨折属于关节内骨折，外侧髁或内侧髁单侧骨折，可发生外翻或内翻畸形；若关节面挤压塌陷，骨折不易整复，可并发创伤性关节炎。诊断胫骨平台骨折时应注意有无合并腓总神经或血管损伤，外固定时应注意勿压迫腓总神经或血管。胫骨近端为松质骨，血供丰富，骨折约 6 周可达到临床愈合。功能锻炼时应注意保护关节面，避免负重塌陷，应做到早活动、晚负重，注意预防膝内翻或外翻畸形的发生。

七、胫腓骨干骨折

胫腓骨干骨折较常见，各年龄均可发生，好发于青壮年或 10 岁以下的儿童。儿童多为青枝骨折或无移位骨折，以胫骨干骨折多见，胫腓骨干双骨折次之，腓骨干骨折少见。成年人骨折以胫腓骨干双骨折多见。

（一）解剖特点

胫骨中上段呈三棱柱形，前、外、内三棱将胫骨干分成内、外、后三面，胫骨嵴前突并向外弯曲，形成胫骨干向前外侧约 10° 的生理弧度，其近端为胫骨结节。胫骨干中下 1/3 处，横截面移行为四方形，此处骨质较薄弱，为骨折好发部位。

胫骨嵴前缘明显，位于皮下，骨折时断端易刺破皮肤形成开放性骨折。小腿近端，腘动脉穿行于比目鱼肌腱弓后，分为胫前动脉和胫后动脉，均紧贴胫骨下行，胫骨近端骨折移位，易损伤此动脉。滋养血管从胫骨干上 1/3 的后方穿入，在皮质骨内下行一段距离后进入髓腔。胫骨中下 1/3 段血供较差，易发生骨折延迟愈合或不愈合。

小腿有前、后、外 3 个骨筋膜室。损伤后，若出血、肿胀明显，可导致骨筋膜室内压增高，影响局部血液循环，严重者可发生骨 - 筋膜室综合征或肢体缺血坏死。

（二）病因病机

胫腓骨干骨折多以直接暴力为主，也可因间接暴力导致。直接暴力如碰撞、打击等，可造成横形、短斜形骨折，甚至粉碎性骨折，若胫骨和腓骨骨折线在同一水平面，多为开放性骨折，常伴有较严重的软组织损伤。间接暴力如扭转、传达暴力等，一般造成长斜形或螺旋形骨折，若腓骨骨折线高于胫骨骨折线，多为闭合性骨折，少见开放性骨折，软组织损伤一般较轻（图 5-70）。

胫腓骨干骨折移位与所受暴力的方向、肌肉收缩和肢体远端的重力作用有关。骨折后，因股四头肌、腘绳肌及小腿肌群牵拉，近端常向内、向前成角，远端则向外、向后形成重叠移位；扭转暴力导致者可发生旋转移位。

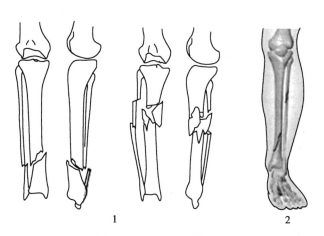

图 5-70　胫腓骨干骨折类型
1. 直接暴力导致；2. 间接暴力导致

（三）临床表现

损伤后，患肢局部肿胀、皮肤青紫瘀斑，疼痛剧烈，小腿负重和行走功能丧失，可见异常活动。若胫骨干上 1/3 骨折，可导致腘动脉损伤，出现肢体远端血供障碍。若腓骨干近端骨折，可引起腓总神经损伤，小腿或足部皮肤感觉减弱或消失，损伤严重者，可并发骨 - 筋膜室综合征。

（四）诊断依据

1. 病史　有明确的下肢碰撞或打击等外伤史。

2. 症状　损伤后患肢局部剧痛、肿胀、活动障碍。

3. 体征　小腿局部间接压痛、环形压痛、纵向叩击痛，伤处可见异常活动，可检查到骨擦感，部分患者可见小腿成角或短缩等畸形。

4. 辅助检查　胫腓骨正侧位 X 线片可明确骨折的部位及移位方向等。

（五）辨证论治

胫腓骨干骨折的治疗原则是恢复小腿的长度与负重功能。在治疗中以胫骨干骨折为重点。要求复位后骨折旋转移位和成角畸形完全纠正，成人患肢短缩移位在 1cm 内，儿童不超过 2cm。

胫腓骨干骨折类型较多。无移位骨折可用夹板固定至骨折愈合；较稳定的移位骨折可用手法复位后加夹板固定；不稳定骨折（如斜形或粉碎性骨折），用手法复位加夹板固定与跟骨牵引；开放性骨折宜彻底清创，尽早闭合伤口，将开放性骨折转变为闭合性骨折，或酌情采用内固定治疗；骨折畸形愈合或不愈合者，应行手术治疗。

1. 整复

（1）有移位骨折：患者仰卧，屈膝 20°~30°，在局部麻醉或硬膜外麻醉下，近端助手握持患肢腘窝部，远端助手握持患肢足踝部，进行拔伸牵引以矫正重叠移位或成角畸形。在维持牵引下，术者用提按端挤、夹挤分骨等手法整复骨折，并以双手拇指按压骨折近端前、内侧并向后向外用力，其余手指握住远端，将其由后、外侧向前向内提托，骨折即可复位。

（2）斜形、螺旋形骨折：术者双拇指置于骨折远端前、外侧骨间隙，采用夹挤分骨手法将远端向内侧推挤，其余手指握住近端内侧，用力向外提拉，同时嘱远端助手在牵引下稍内旋，然后术者两手握住近端，远端助手采用摇摆触碰手法使骨折断端紧密嵌插，最后，在维持整复位置下，术者一手拇、示指沿胫骨嵴及内侧面来回触摸骨折部，以检查骨折复位情况（图 5-71）。

ER-5-3

胫腓骨骨折

143

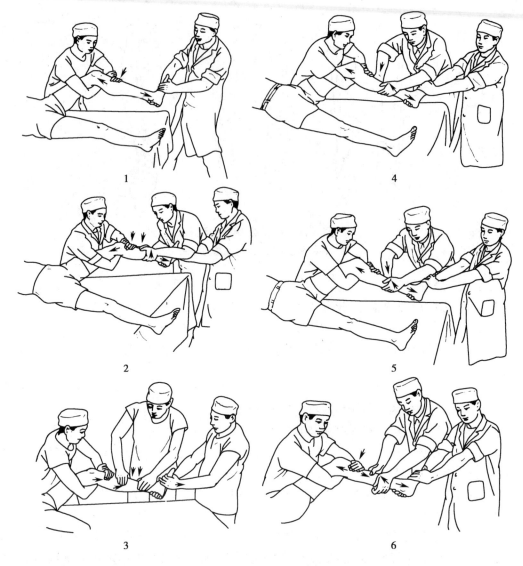

图 5-71 胫腓骨干骨折整复方法

2. 固定

(1)夹板固定:胫腓骨干骨折宜用 5 块夹板固定,内侧板和外侧板宽约为小腿周径的 1/6,前内侧板和前外侧板宽约为小腿周径的 1/10,后侧板宽约为小腿周径的 1/5,夹板的长度根据骨折部位而定(图 5-72~图 5-74)。应注意及时调整绑带的松紧度。

(2)石膏固定:适用于裂缝或无移位的横形、短斜形等胫腓骨干骨折。宜选用石膏夹板、石膏托或小腿管形石膏固定。固定时应避免内、外踝等骨突部位受压而产生挤压伤。

(3)持续牵引:适用于不稳定的胫腓骨干骨折(如长斜形、粉碎性骨折等)。可选用持续牵引加夹板固定;患肢严重肿胀的胫腓骨干骨折,宜先给予持续牵引,待肿胀消退后再加用夹板固定。持续牵引有固定和复位的作用。胫腓骨干骨折可用跟骨牵引,牵引重量 3~5kg。骨牵引中,残余移位可通过手法矫正。固定 4~6 周后,拍摄 X 线片复查,若骨痂生长良好,可解除骨牵引,继续用夹板固定至骨折临床愈合。

3. 药物治疗 按照骨折三期辨证原则进行药物治疗。

4. 手术治疗 开放性胫腓骨干骨折合并严重软组织损伤,或胫腓骨干骨折手法治疗失败,以及陈旧性胫腓骨干骨折畸形愈合或不愈合,影响功能者,根据胫腓骨干骨折的类型可采用不同的手术切开复位固定方法,如钢板固定、髓内钉(如交锁钉等)固定及外固定架固定等。

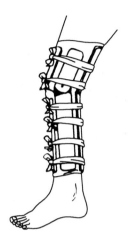

图 5-72 胫腓骨干上 1/3
骨折的夹板固定

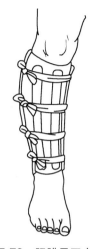

图 5-73 胫腓骨干中 1/3
骨折的夹板固定

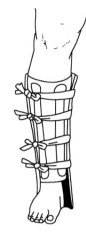

图 5-74 胫腓骨干下 1/3
骨折的夹板固定

5. 功能锻炼 复位固定后,宜抬高患肢休息,开始锻炼趾间关节和跖趾关节的活动。稳定性骨折,复位固定后第 2 周开始练习抬腿及膝关节屈伸活动,去除固定后,逐步练习扶双拐不负重行走。不稳定骨折,解除固定后仍需在病床上锻炼约 1 周,才可扶双拐不负重步行锻炼。跟骨牵引者,可做双手和健腿支撑抬臀运动,解除骨牵引后,逐步下床练习扶双拐不负重行走。不负重行走时,足底要触地放平,踝关节呈 90°,避免骨折远端受力致骨折旋转或成角移位。经锻炼后,若骨折部无疼痛,可行单拐逐渐负重锻炼。固定 3~5 周后,可于仰卧位,在患侧小腿两端垫枕,以维持小腿生理弧度,避免骨折向前成角。若胫骨有轻度向内成角,在解除跟骨牵引情况下,可嘱患者屈膝 90°,练习患肢的 4 字试验,利用患肢重力恢复胫骨的生理弧度。

(六) 预防与调护

严重挤压伤、开放性骨折应预防创伤性休克。胫腓骨干上段骨折,应注意腘动、静脉的损伤及腓总神经的损伤。胫腓骨干骨折,应预防骨 - 筋膜室综合征。胫腓骨干骨折若发生成角或旋转畸形,将影响肢体负重,可导致创伤性关节炎,复位时应注意矫正成角及旋转畸形。夹板固定后,注意观察捆扎的松紧度,避免挤压伤和影响血液循环。跟骨牵引穿针时,注意牵引针的穿刺方向与角度,勿使足跟发生内、外翻。成人胫腓骨干骨折临床愈合时间为 7~10 周,胫骨中下段骨折因局部血供不良可发生延迟愈合甚至不愈合。

案例分析

王某,男,45 岁。

主诉:左小腿疼痛、肿胀、活动障碍 2 小时。

病史:患者于 2 小时前在生产劳动过程中,被木棒打击左侧小腿,当即感觉左小腿下段剧烈疼痛,活动障碍,不能站立,故由家人送来就诊。

专科检查:左小腿下段弯曲畸形,肿胀明显,局部压痛,可查到骨擦音与异常活动,小腿远端外旋,患肢较健侧肢体短缩 2cm,左足背动脉搏动可触及,左足趾远端感觉及血液循环可。

X 线检查：左小腿下段正侧位显示胫腓骨中下 1/3 处骨折，骨折远、近端重叠移位 2cm，向内成角 20°，余未见异常。

诊断：左胫腓骨干中下 1/3 骨折。

治疗：给予手法复位，行夹板固定并加跟骨结节牵引治疗，内服药物按照骨折三期辨证用药。

分析：胫腓骨干骨折为临床常见骨折之一，多因强大暴力所致。本例患者被棍棒击伤左小腿，为直接暴力所致的胫腓骨干双骨折，骨折后因小腿肌肉收缩和足部重力的影响，导致重叠移位并见骨折端向内成角畸形。胫骨滋养动脉从胫骨干上段后外侧穿入，在皮质骨内下行一段距离后进入髓腔，是胫骨的主要血供来源。小腿中下 1/3 段肌肉少，血供较差，胫骨中下段骨折常因血供差而发生骨折延迟愈合或不愈合，中老年患者更易发生。所以在临床治疗过程中，对胫腓骨中下段骨折的治疗应尽早手法复位，给予有效固定，避免损伤骨折附近的血供，骨折中后期加强补益气血、补益肝肾、强筋壮骨，常能收到满意的临床疗效。

八、踝部骨折

踝部骨折属关节内骨折，好发于青壮年、儿童。

（一）解剖特点

踝关节又称距小腿关节，由胫、腓骨远端的关节面与距骨上部的关节面构成。胫骨远端内侧向下突出的骨突为内踝，其后缘向下突出的骨突为后踝，腓骨远端向下突出的骨突为外踝。内踝比外踝宽而短，位于外踝前约 1cm，其尖端比外踝尖端高约 0.5cm。内、外、后三踝构成踝穴，容纳距骨，距骨体前宽后窄，其上面及两侧关节面与踝穴的关节面构成关节。踝关节背伸时，距骨体宽部进入踝穴，下胫腓韧带紧张，此时踝关节稳定，不易发生损伤，若暴力过大，可造成骨折或脱位；踝关节跖屈时，距骨体窄部位于踝穴内，下胫腓韧带松弛，踝关节稳定性较差，易发生扭挫伤。胫腓骨远端有坚强的下胫腓韧带，连接胫腓骨。踝关节内侧副韧带较坚强，为三角韧带，能有效防止踝关节外翻运动时被损伤；外侧副韧带有跟腓韧带、距腓前韧带和距腓后韧带，具有防止踝关节内翻运动的作用。踝关节是人体负重量最大的屈戌关节，站立时负载全身重量。

（二）病因病机

踝部骨折常由间接暴力或直接暴力等导致。根据暴力性质不同，可造成不同类型的骨折。目前，一般将踝关节损伤分为内翻与外翻两大类型，踝关节呈内翻姿势损伤者为内翻损伤，呈外翻姿势损伤者为外翻损伤。

1. **内翻暴力** 跌倒、坠落时足底外侧缘触地，或小腿内下方受暴力直接打击等，使踝关节过度内翻，因外侧副韧带牵拉可发生外踝撕脱骨折，骨折线多为横形，骨折块较小，并向内侧移位；若残余暴力继续作用，可导致距骨强力内翻，撞击内踝，产生内踝骨折，骨折块向内侧移位，形成双踝骨折；若为强大暴力，可导致后踝骨折而形成三踝骨折。

2. **外翻暴力** 跌倒或坠落时，足底内侧触地，或外踝受到撞击等暴力，导致踝关节突然外翻，内侧副韧带受到强力牵拉导致内踝骨折，骨折线多为横形；若残余暴力继续作用，距骨向外撞击外踝，可致外踝骨折，骨折块向外移位；巨大暴力可致后踝骨折，甚至发生距骨向外脱位。

（三）临床表现

损伤后，踝部剧烈疼痛，肿胀明显，踝关节主动活动障碍，局部皮肤青紫瘀斑，或出现张力性水疱。外翻骨折有外翻畸形,内翻骨折有内翻畸形,距骨脱位时,踝部畸形明显。

（四）诊断依据

1. 病史　有明确的跌倒或撞击等外伤史。

2. 症状　踝部剧烈疼痛,肿胀明显,踝关节主动活动障碍。

3. 体征　踝部压痛,肿胀明显,踝关节被动活动障碍,可扪及骨擦感及移位的骨折块,可见足内翻或外翻畸形。

4. 辅助检查　踝关节正侧位 X 线片、CT 三维重建可明确骨折的类型和移位方向等。

（五）辨证论治

踝部骨折为常见的关节内骨折,治疗原则是恢复踝关节负重行走的功能,要求达到解剖复位。踝部骨折类型较多,无移位骨折将踝关节于中立位固定 3~4 周即可,有移位骨折要求复位准确、有效固定,并及时指导功能锻炼和辨证用药。

1. 整复　患者仰卧屈膝,助手抱住其大腿,术者握其足跟和足背做顺势拔伸,外翻损伤使踝部内翻,内翻损伤使踝部外翻。如有下胫腓关节分离,可对内外踝部加以挤压;如后踝骨折并距骨后脱位,可一手握胫骨下段向后推,另一手握前足向前提,并徐徐将踝关节背伸。利用紧张的关节囊将后踝拉下,或利用长袜袜套,套住整个下肢,下端超过足尖20cm,用绳结扎,做悬吊滑动牵引,利用肢体重量使后踝逐渐复位(图 5-75)。

2. 固定

（1）外固定

1）夹板固定:在内、外踝处各放置一压垫,用 5 块夹板进行固定。内、外、后侧夹板上平小腿上 1/3 处,下达足跟部,前内侧及前外侧夹板较窄,其长度上平胫骨结节,下至踝关节前缘。将内翻骨折固定于外翻位,外翻骨折固定于内翻位。也可选用踝关节活动夹板(如木制或铝制夹板),将踝关节固定于中立位 4~6 周即可(图 5-76)。

2）石膏固定:若夹板固定不稳定,可选用管形石膏、石膏托或 U 形石膏等进行固定,至骨折临床愈合拆除石膏。

3. 药物治疗　按照骨折三期辨证原则进行药物治疗。

4. 手术治疗　骨折手法整复失败或严重开放性踝部骨折,可选用切开复位内固定;陈旧性踝部骨折与脱位可行切开复位植骨术或关节融合术。临床上,可选用螺钉、钢板或螺栓等固定。

5. 功能锻炼　整复固定后,早期宜抬高患肢休息,逐步练习足趾主动伸屈及小腿肌肉舒缩活动。夹板固定期间,可逐渐进行踝关节伸屈锻炼;2 周后,可在床上练习抬腿蹬空等活动;解除固定后,指导患者进行扶拐负重行走锻炼。

（六）预防与调护

踝部骨折为关节内骨折。解剖复位者,预后良好;若骨折移位明显,关节面严重损伤,可继发创伤性关节炎;内踝中部骨折可有内侧副韧带嵌入,手法整复时应重视,以防止骨折延迟愈合或不愈合。踝部骨折夹板固定易松动,固定期间应及时观察调整,确保固定安全有效,并防止踝关节发生内、外翻畸形。

九、距骨骨折

足骨共 28 块,包括跗骨 7 块、跖骨 5 块、趾骨 14 块、固定的籽骨 2 块。由韧带与肌肉相连,构成 3 个足弓——内侧纵弓、外侧纵弓与跗骨间的横弓。足弓有负重、推进行走与吸收震荡的功能。距骨是足弓的顶,上接胫骨远端,下连跟骨与舟状骨。距骨骨折属于跗骨骨折,为关节内骨折。临床较少见,好发于青壮年人,男性多见。

踝关节骨折

踝关节骨折
手术治疗

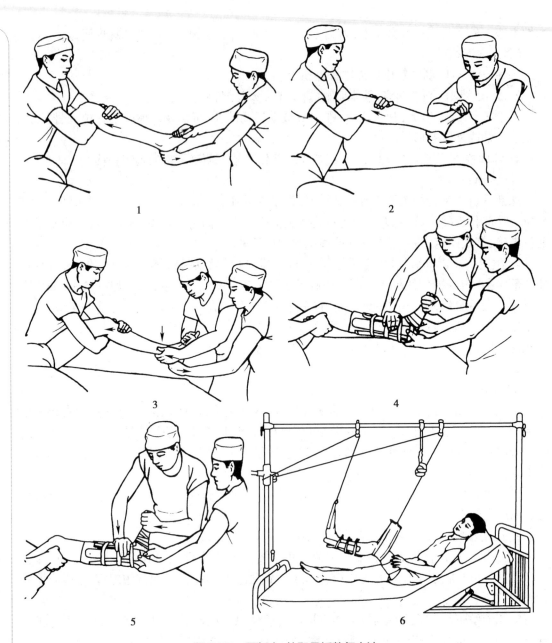

图 5-75 踝部内、外翻骨折整复方法
1. 拔伸；2. 翻转；3. 挤压；4. 推提；5. 背伸；6. 悬吊牵引

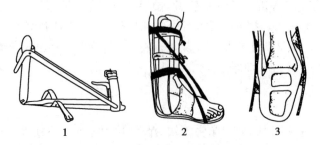

图 5-76 踝部骨折夹板固定法
1. 踝关节活动夹板；2. 外翻骨折内翻固定；3. 内翻骨折外翻固定

（一）解剖特点

距骨表面 2/3 为关节软骨覆盖，由前向后分为距骨头、距骨颈和距骨体，后侧的解剖结构为距骨外侧突和距骨后突。距骨头位于由跟骨前、中关节面，足舟骨和弹簧韧带所组成的关节复合体中。距骨颈部没有关节软骨覆盖，是血供进入的主要部位，也是容易发生骨折的部位。距骨体前宽后窄，下宽上窄，与踝穴紧密匹配，可分为上表面、内侧面、外侧面和底面。上表面与胫骨远端构成距小腿关节，外侧面和内侧面分别与外踝和内踝相关节，底面则与跟骨后关节面相关节。距骨骨质致密，因此距骨骨折大多为高能量损伤。

（二）病因病机

踝关节受背伸外翻暴力，使胫骨远端的前缘插入距骨颈与距骨体之间，将距骨劈成前后两段，引起距骨颈及距骨体骨折，尤以距骨颈骨折多见。如暴力继续作用，则合并距小腿关节脱位，跟骨、距骨头连同足向前上方移位。因跟腱与周围肌腱的弹性，足向后回缩，跟骨的载距突常钩住距骨体下面之内侧结节，而使整个骨折的距骨体向外旋转，骨折面朝向外上方，甚至合并内踝骨折（图 5-77）。踝关节跖屈内翻暴力可引起距骨前脱位，单纯跖屈暴力可因胫骨后缘与距骨后突猛烈顶压而引起距骨后突骨折，临床上较少见。

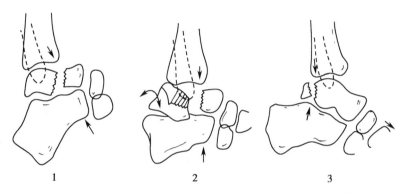

图 5-77　踝背伸外翻暴力引起的距骨骨折类型
1. 距骨颈骨折；2. 合并距跟关节脱位；3. 合并距骨体后脱位

距骨骨折时，骨折线多经过关节面，发生创伤性关节炎的概率较大。距骨的主要血供自距骨颈进入，距骨颈骨折时，来自足背动脉的血供常受损害，以致距骨体容易发生缺血性坏死。

（三）临床表现

损伤后，足踝部肿胀、疼痛剧烈，踝关节屈伸功能障碍，不能站立行走或负重。若距骨颈骨折，踝部肿胀明显，踝前部因距骨头侧骨折块前移、推挤而形成突出畸形，踝关节伸屈活动受限；若距骨体向后脱位，可见踝关节后、内侧有突出畸形，并可扪及突出的骨折块，损伤严重时局部皮肤被骨块撑紧，全足向前移位；若距骨后突骨折，可见跟腱两侧肿胀、疼痛，踝关节跖屈时疼痛加剧。

（四）诊断依据

1. 病史　有明确的足踝部外伤史。

2. 症状　踝关节和足部剧痛、肿胀明显，踝关节屈伸功能障碍，不能站立行走。

3. 体征　踝关节周围压痛，可扪及骨擦感或异常活动，踝关节负重或伸屈等功能障碍。

4. 辅助检查　踝关节与跗骨正侧位 X 线片可以明确骨折的移位程度、类型及有无合并脱位。

（五）辨证论治

距骨骨折属于关节内骨折，治疗应给予手法复位、有效固定，辅以功能锻炼及药物辨证治疗,恢复关节功能,并预防创伤性关节炎或距骨缺血性坏死等并发症。

1. 整复　无移位骨折不需复位,给予夹板或石膏中立位固定即可。有移位骨折施行手法复位。

单纯距骨颈骨折时,患肢屈膝 90°,助手握住小腿,术者一手握住足轻度外翻后,向下向后推压,另一手握住胫骨远端后侧向前端提,使距骨头与距骨体两骨折块对合。合并距骨体后脱位时,应先增加畸形,即将踝关节极度背伸、稍向外翻,以解除载距突与距骨体的交锁,并将距骨体向前上方推压,使其复入踝穴,然后拇指向前顶住距骨体,稍跖屈踝关节,使两骨折块对合。距骨后突骨折伴距骨前脱位时,先将踝关节极度跖屈内翻,拇指压住距骨体的外上方,用力向内后方将其推入踝穴,距骨脱位复位后,往往其后突骨折片亦随之复位。

2. 固定

(1)夹板固定:适用于无移位或经整复后的距骨颈骨折等。用超踝关节夹板固定 5~6 周即可。

(2)石膏固定:适用于距骨各类骨折整复后或手术后。距骨颈骨折,用石膏托或 U 形石膏将踝关节于跖屈稍外翻位固定 8 周;距骨后突骨折伴距骨前脱位,将踝关节固定于功能位 4~6 周;行切开复位内固定或关节融合术者,应用石膏靴将踝关节于功能位固定约 3 个月。

3. 药物治疗　按照骨折三期辨证原则进行药物治疗。

4. 手术治疗

(1)内固定植骨术:适用于距骨颈骨折合并距骨体后脱位或距骨体骨折移位严重,手法复位失败者,可行切开复位,选用螺钉内固定或松质骨植骨术。

(2)关节融合术:适用于距骨体缺血性坏死、距骨粉碎性骨折、距骨体陈旧性脱位或并发踝关节严重创伤性关节炎者,可施行胫距或距跟关节融合术。

5. 功能锻炼　骨折复位固定后,逐渐练习足趾及膝关节的屈伸活动。解除固定前 3 周,逐步练习扶拐负重行走;解除固定后应鼓励患者进行踝关节屈伸及内翻、外翻活动。施行关节融合术者,则扶拐锻炼时间适当延长。距骨骨折在骨折完全愈合后才可负重行走。

(六) 预防与调护

距骨骨折为关节内骨折,愈合缓慢,一般需 3~4 个月才能愈合。若距骨颈骨折移位合并距骨体脱位时,容易损伤距骨的营养血管,诊治时应注意预防距骨缺血性坏死;距骨体粉碎性骨折手法复位难度大,应根据骨折情况选用不同的手术给予治疗。

十、跟骨骨折

跟骨骨折为常见的跗骨骨折,好发于成年人,儿童较少见。

(一) 解剖特点

跟骨后部宽,前部窄,内侧有载距突,为跟舟韧带附着处。跟骨上关节面与距骨底面形成距跟关节;跟骨前关节面与骰骨相关节,构成外侧纵弓。跟骨结节为跟腱附着处。跟骨结节上缘与距跟关节构成结节关节角,为 30°~45°(图 5-78)。在足底,跟骨、第 1 跖骨头和第 5 跖骨头三点组成的负重面上,跟骨承载约 60% 的体重。跟骨的形态、位置与足弓的形成及负重有密切关系。

(二) 病因病机

跟骨骨折多为传达暴力所致。如高处坠

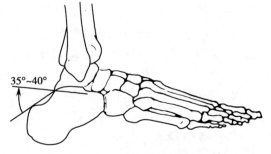

图 5-78　跟骨结节关节角

落时,足跟触地,身体重力从距骨传到跟骨,地面反作用力上传到跟骨体,使跟骨被压缩或劈开。骨折后,足内、外侧纵弓塌陷,跟骨结节关节角减小,骨折线可波及跟骨关节面,形成关节内骨折。跟腱强烈收缩也可导致跟骨撕脱骨折。

跟骨骨折根据骨折线的特点可分为不波及距跟关节面的骨折和波及距跟关节面的骨折两类,前者预后较好,后者预后较差(图 5-79)。

1. 不波及距跟关节面的骨折　包括结节纵形骨折、结节横形骨折和载距突骨折。

2. 波及距跟关节面的骨折　包括跟骨外侧距跟关节面塌陷骨折和跟骨全部距跟关节面塌陷骨折。

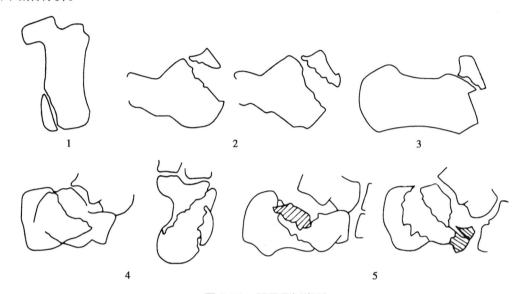

图 5-79　跟骨骨折类型

1. 跟骨结节纵形骨折;2. 跟骨结节横形骨折;3. 载距突骨折;4. 跟骨外侧距跟关节面塌陷骨折;
5. 跟骨全部距跟关节面塌陷骨折

(三) 临床表现

伤后跟部皮肤可见青紫瘀斑,局部肿胀明显,疼痛剧烈,足跟部横径增宽,严重者足弓变平,足部变长。

高处坠落时,若暴力强大,跟骨触地骨折后,残余暴力可向上传递至脊柱,引起椎体压缩骨折、颅底骨折或颅脑损伤等。

(四) 诊断依据

1. 病史　有坠落等明确的外伤史。

2. 症状　足跟部剧痛,肿胀明显,患足行走功能障碍。

3. 体征　足跟部压痛,足跟横径增宽,外翻畸形,严重者足底变平。

4. 辅助检查　跟骨正侧位和轴位 X 线片可明确骨折的类型和移位方向等。

(五) 辨证论治

跟骨骨折的治疗应注意恢复距跟关节后关节面的外形、高度、宽度及结节关节角。无移位或移位很小的骨折应制动,避免负重;不波及关节面的简单骨折用克氏针撬拨复位固定;波及关节面的骨折及不稳定骨折可选择牵引、撬拨复位或切开内固定。

1. 整复

(1) 不波及距跟关节面的骨折:跟骨结节横形骨折是一种跟腱撕脱骨折。若撕脱骨块移位不大,可于跖屈位外固定踝关节 4 周即可。若骨折块较大且向上移位,可在适当麻醉下,患者俯卧位,屈膝,助手尽量使患足跖屈,术者以两拇指在跟腱两侧用力向下推挤骨折块,使其复位。复位后于屈膝、足跖屈 30° 位外固定患肢 4~6 周。

骨折线不通过关节面的跟骨体骨折,可在适当麻醉下,屈膝 90°,助手固定小腿,术者两手指相叉于足底,手掌紧扣跟骨两侧,矫正骨折的侧方移位和跟骨体的增宽,同时尽量向下牵引以恢复正常的结节关节角(图 5-80)。若复位仍有困难,可在做跟骨牵引,复位后用长腿石膏靴固定。

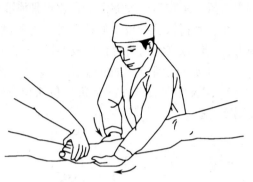

图 5-80　跟骨骨折整复方法

(2)波及距跟关节面的骨折:跟骨外侧距跟关节面塌陷骨折或全部距跟关节面塌陷骨折治疗较为困难。年老而骨折移位不明显者,不必复位,仅做适当固定,6~8 周后逐渐下地负重;年轻而骨折移位较明显者,可在适当麻醉下予以手法复位,尽可能矫正跟骨体增宽和恢复结节关节角,2 周后做不负重步行锻炼,在夹板固定下进行足部活动,关节面可自行重塑而恢复部分关节功能。

2. 固定

(1)夹板固定:适用于跟骨结节横形骨折或接近距跟关节面的骨折等。在跟骨两侧各放一压垫,在踝关节前、后分别放置一弧形夹板,后侧夹板下缘平跟骨结节上缘,用超踝关节夹板将患足固定于跖屈位 6~8 周即可。

(2)石膏固定:适用于无移位跟骨骨折、载距突骨折或跟骨结节横形骨折等。可选用石膏托或石膏靴,将患足于中立位固定 4~6 周即可。

3. 药物治疗　按照骨折三期辨证原则进行药物治疗。

4. 手术治疗　跟骨结节横形骨折,骨折块大、移位严重者,可予钢丝或螺钉内固定。跟骨结节纵形骨折,骨折明显移位,可行克氏针内固定。跟骨陈旧性骨折或手法整复失败,后遗距跟关节创伤性关节炎,症状严重者,可行距跟关节或三关节融合术。

5. 功能锻炼　骨折复位后,开始练习趾间关节、跖趾关节及膝关节的伸屈活动。去除固定后,逐步练习负重行走,加强踝关节伸屈功能锻炼。

(六) 预防与调护

跟骨骨折一般 6~8 周即可愈合。不波及距跟关节面的骨折预后良好,波及距跟关节面的骨折必须早期及时处理,并预防创伤性关节炎。累及距跟关节者,外固定拆除后,早期不宜过度练习足背伸活动,后期功能锻炼应以无痛为度。

十一、跖骨骨折

跖骨骨折为足部常见的骨折,成人多见。

(一) 解剖特点

跖骨共 5 块,第 1~5 跖骨由内向外排列,为足弓的重要组成部分。每块跖骨有头、体、底三部分,第 1~3 跖骨底与楔骨相关节,第 4、5 跖骨底与骰骨相关节。第 1 跖骨最粗、最坚强,负重亦最大,骨折少见。第 2~5 跖骨底间有关节及韧带连接,较为稳定。第 5 跖骨底形成粗隆,为足外侧骨性标志,是腓骨短肌腱的附着处。

(二) 病因病机

跖骨骨折多因直接暴力所致,如打击、重物挤压等,骨折好发于第 2~4 跖骨体,有单根跖骨骨折,也有多根跖骨同时骨折,多为开放性骨折,骨折线呈横形、短斜形或粉碎性,骨折远端易向跖侧移位。部分跖骨骨折可由间接暴力或肌肉强烈收缩所致,如第 5 跖骨粗隆因腓骨短肌强力收缩可发生撕脱骨折,骨折后移位较少或无移位。长途跋涉或行军也可导致跖骨疲劳性骨折。

1. 根据跖骨的解剖位置和骨折原因,将骨折分为以下 3 种类型:

(1)跖骨干骨折:因重物挤压足背所致,常为开放性、多发性骨折,部分患者可并发跖跗关节脱位。由于足部皮肤血供较差,伤口边缘易感染或坏死。

(2)第 5 跖骨基底部撕脱骨折:足内翻位扭伤时,因附着在第 5 跖骨基底部的腓骨短肌强烈收缩,导致其撕脱骨折,骨折块移位较小。

(3)跖骨疲劳性骨折:常发生于长途行军的战士,又称行军骨折,好发于第 2、3 跖骨颈部,以第 2 跖骨颈的发病率最高。

2. 根据跖骨骨折的部位,可分为跖骨颈骨折、跖骨体骨折和跖骨基底部骨折(图 5-81)。

3. 按骨折线形态分为横形骨折、斜形骨折及粉碎性骨折。

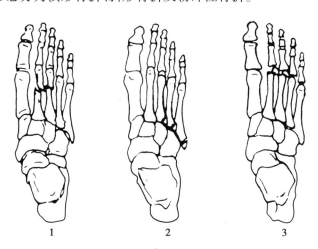

图 5-81 跖骨骨折类型
1. 跖骨体骨折;2. 跖骨基底部骨折;3. 跖骨颈骨折

(三)临床表现

损伤后,足背、足底部皮肤可见青紫瘀斑,足背部疼痛、肿胀,行走活动障碍,局部有纵向叩击痛。疲劳骨折发病初期偶感前足痛,休息后缓解,行走运动后疼痛加重,足背局部压痛,无骨擦音及异常活动,2~3 周后可在局部皮下扪及骨性隆起。

(四)诊断依据

1. 病史 有明确的足部受挤压等外伤史。疲劳骨折常有长途步行等损伤史。

2. 症状 足背疼痛、肿胀,站立或行走功能障碍。

3. 体征 足背部压痛、纵向叩击痛,可扪及骨擦感或异常活动,移位骨折有足部畸形。

4. 辅助检查 跖骨正斜位 X 线片可明确骨折的类型及移位情况。

(五)辨证论治

跖骨骨折的治疗原则是恢复横弓和纵弓的关系,以及足行走与负重的功能。应根据骨折损伤情况分别给予手法整复、夹板或石膏等外固定,辨证内服外用药物,以促进骨折愈合。

1. 整复 无移位骨折无需手法整复。有移位骨折,患者仰卧,屈髋、屈膝 90° 位,在局部麻醉下,近端助手握持患肢小腿下段,术者立于足端,一手拇指放于足心处,其余四指放于足背,另一手拇、示指握住骨折所对应的足趾做拔伸牵引,以纠正重叠或成角畸形,在维持牵引下,将放于足心的拇指由跖侧向背侧推挤骨折端,使其复位。若残留侧方移位,在保持牵引下,用夹挤分骨手法在足背侧和跖侧的骨间隙对向挤压,以矫正侧方移位(图 5-82)。

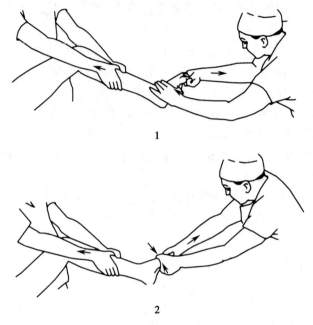

图 5-82　跖骨骨折整复方法
1.矫正重叠及成角畸形;2.矫正侧方移位

2. 固定　适用于无移位的跖骨体骨折、第 1 跖骨基底部骨折或疲劳骨折等。选用跖骨夹板或石膏托固定 4~6 周即可。

3. 药物治疗　按照骨折三期辨证原则进行药物治疗。

4. 手术治疗　对于严重的跖骨开放性骨折、手法整复失败或陈旧性跖骨骨折,可选用切开复位钢针内固定术,术后用石膏托固定 4~6 周即可。

5. 功能锻炼　骨折固定后即可锻炼趾间关节、跖趾关节和踝关节的伸屈活动。约 2 周后练习扶双拐不负重行走。解除固定后,逐步练习下地负重行走,以恢复足的负重与行走功能。

(六)预防与调护

跖骨与纵弓和横弓关系密切,第 1~5 跖骨头为足内侧纵弓、外侧纵弓前方的支重点,整复跖骨骨折时,应恢复其正常解剖位置,避免影响足部的负重与行走功能。骨折固定后,早期不宜下地负重行走,过早负重易影响骨折的愈合,甚至导致骨折畸形愈合。

第三节　躯干骨骨折

一、肋骨骨折

肋骨骨折在胸部损伤中最为常见,既可以发生单根或多根肋骨骨折,也可发生同一肋骨的多处骨折。以成年人和老年人多见,儿童少见。

(一)解剖特点

肋骨共有 12 对,左右对称。第 1~3 肋骨较短,前后分别有锁骨和肩胛骨保护,较少发生骨折。第4~7肋骨较长并固定,较易发生骨折。第8~10肋骨虽也较长但其前端借第7肋骨间接与胸骨连成肋弓,弹性较大,不易骨折。第11~12肋骨前端游离不固定(浮肋),也不易骨折。肋骨的前后缘分别与胸骨、脊椎横突构成胸肋关节和肋横突关节。肋骨前端借肋软骨与胸骨相连而组成胸廓,保护心、肺等胸腔脏器和组织(图5-83)。

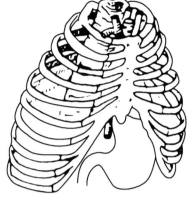

图 5-83 胸廓骨性结构(前面观)

（二）病因病机

直接暴力、间接暴力等都可导致肋骨骨折。暴力打击或撞击胸部,直接作用于肋骨,使承受打击的肋骨向内弯曲而发生骨折。塌方、车祸等外伤时胸部受到前后方对挤的间接暴力,肋骨在腋中线附近向外过度弯曲而发生骨折(图5-84)。

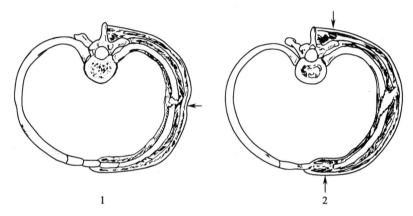

图 5-84 直接暴力和间接暴力引起肋骨骨折

1. 直接暴力；2. 间接暴力

肋骨骨折的移位主要受外伤暴力的影响。单处或双处肋骨骨折时,如尖锐的骨折断端向内移位,可刺破壁胸膜和肺组织,产生气胸、血胸、皮下气肿,或引起血痰、咯血等。空气或血液进入胸膜腔可使患侧肺萎缩,甚至可将纵隔推向健侧,不同程度地影响正常的呼吸功能和血液循环。根据胸膜穿破口闭合情况将气胸分为闭合性、开放性和张力性3种。多根多处骨折时,可因骨折端游离使局部胸壁失去完整肋骨的支撑而软化形成连枷胸(图5-85),产生反常呼吸运动,即吸气时因胸膜腔负压而使胸壁向内凹陷,呼气时因胸膜腔负压减低而使胸壁向外凸出。反常呼吸造成肺通气功能障碍,严重影响呼吸和循环功能,甚至发生呼吸和循环衰竭。

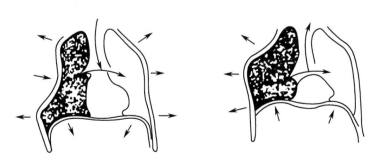

图 5-85 连枷胸

（三）临床表现

伤后局部疼痛、肿胀，咳嗽、喷嚏、深呼吸及躯干转动时疼痛明显加重。骨折处和周围可有皮下血肿或瘀斑，局部压痛，有时可触及骨擦感或畸形，胸廓挤压试验阳性（图5-86）。

若并发气胸，轻者可出现胸闷、气促等症状，重者可出现呼吸困难、发绀、休克等症状和表现；并发血胸时，若胸膜腔少量积血，患者常无明显症状。

（四）诊断依据

1. 病史 有胸部外伤史，如车祸伤、挤压伤等。

2. 症状 伤处疼痛，或肿胀、瘀斑；说话、咳嗽、喷嚏、深呼吸及躯干转动时疼痛明显加剧。并发气胸、血胸等并发症时可出现呼吸障碍或循环系统症状，甚至发生休克。

3. 体征 局部压痛，或有畸形、骨擦音，胸廓挤压试验阳性。多根肋骨多处骨折时出现反常呼吸。并发气胸、血胸时可见相应体征。

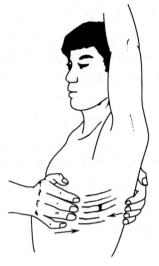

图5-86 胸廓挤压试验

4. 辅助检查 胸部X线片可以明确肋骨骨折及其移位情况，同时还有助于气胸、血胸等并发症的诊断，但肋软骨骨折X线摄像并不显示异常征象，主要依靠临床检查。少量血胸等可以通过CT检查获得诊断。

（五）辨证论治

单根肋骨骨折因有肋间肌固定和其余肋骨支持，较少移位且较稳定，一般不需整复，即便畸形愈合，也不妨碍呼吸运动。治疗重点是固定、止痛和防治并发症。如多根多处肋骨骨折或合并气胸、血胸等并发症，则需及时治疗。

1. 整复

（1）立位复位法：患者与术者相对靠墙站立，术者双足踏患者双足，双手通过患者腋下，交叉抱于背后，然后双手扛起肩部，使患者挺胸，骨折自然整复。

（2）坐位或卧位复位法：患者正坐或仰卧，助手双手按于患者上腹部，嘱患者用力吸气至最大限度再用力咳嗽，同时助手用力按压上腹部，术者以拇指下压突起的骨折端，即可复位。若为凹陷骨折，在患者咳嗽时，术者双手对挤患部的两侧，使下陷的骨折复位。

2. 固定

（1）胶布固定法：适用于第5~9肋骨骨折。患者体位同上，以7~10cm宽的长胶布自健侧肩胛骨中线绕过骨折处至健侧锁骨中线紧贴，第2条胶布盖在第一条的上缘，互相重叠约1/2，如此由后向前、自上而下进行固定。固定范围包括骨折区及上下各2根肋骨，固定时间为3~4周（图5-87）。

（2）宽绷带固定法：适用于皮肤对胶布过敏者。骨折整复后，患者坐位深呼气，即胸廓缩至最小时，用宽绷带多层环绕胸部包扎固定或以多头带包扎固定。固定时间为3~4周。骨折固定的同时可在局部外敷中药，如伤药膏、消瘀膏。

3. 药物治疗 按照骨折三期辨证原则进行药物治疗。

4. 手术治疗 多根多处肋骨骨折引起连枷胸或并发严重血气胸可选择切开钢丝内固定或硅橡胶板固定。

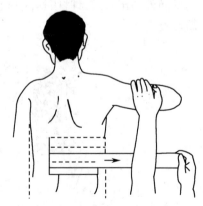

图5-87 肋骨骨折胶布固定法

156

5. 功能锻炼　肋骨骨折经整复固定后即可下地自由活动。多根、多段骨折症状较重者早期可在半卧位休息,同时锻炼腹式呼吸,症状减轻后下地活动。肋骨牵引者应仰卧位休息制动,待骨折稳定方可下地活动。

（六）预防与调护

肋骨骨折一般预后良好。少数患者因吸烟、原有肺部疾病或卧床等原因继发肺部感染,应注意抗感染治疗,鼓励患者咳嗽、排痰。肋骨骨折患者治疗期间应禁烟,忌食辛辣刺激之品,以免因咳嗽咳痰增加疼痛。

二、脊柱骨折脱位及脊髓损伤

脊柱骨折脱位包括颈椎、胸椎、腰椎和骶尾椎的骨折脱位和相应韧带、软组织损伤。多发于青壮年,病情常较复杂,可引起瘫痪等合并症或后遗症。

（一）解剖特点

1. 骨性结构　脊柱由椎骨与椎间盘及韧带连接而成,是人体的支柱。婴儿期椎骨包括颈椎 7 块、胸椎 12 块、腰椎 5 块、骶椎 5 块和尾椎 3~4 块。成年时 5 块骶椎和 3~4 块尾椎分别互相融合为 1 块骶骨和 1 块尾骨,因此成人椎骨为 26 块。

除第 1、2 颈椎和骶尾椎外,其余椎骨的结构基本相同,可分为椎体、椎弓及由椎弓发出的突起三部分。椎体位于前方,主要由松质骨构成。以椎体前面为基底、椎体中心点为顶点,存在一个骨小梁密度较稀的锥形区,因此骨折后椎体常呈楔形。椎弓由椎弓根和椎板组成,椎弓根与椎板的交界处、位于上下关节突之间的部分较为狭窄,称峡部,在腰椎最为明显。椎体、椎弓根和椎板共同构成椎孔(各椎骨的椎孔连成椎管,内含脊髓),椎体、椎弓根和椎板分别为椎孔的前壁、侧壁和后壁。相邻两个椎骨椎弓根的上下切迹组成椎间孔,脊神经从该孔穿出椎管。若椎间孔部位发生骨赘或骨折,可压迫神经根引起疼痛等症状。除第 1、2 颈椎外,其余椎弓发出 7个突起,包括后方 1 个棘突,两侧 2 个横突和上下方的 2 个上关节突和 2 个下关节突。颈椎横突有横突孔,除较小的第 7横突孔外均有椎动脉通过。第 2 颈椎棘突较大,第 7 颈椎(又名隆椎)棘突较长。第 3 腰椎横突一般较长,常为腰痛的部位之一(图 5-88)。骶骨呈倒三角形,其背面伸出的关节突与第 5 腰椎下关节突形成关节,其尖向下与尾骨相接。尾骨由3~4 块尾椎融合而成,借一软骨盘与骶椎相接。

2. 骨连接结构　脊柱各椎骨间借关节突关节、椎间盘和韧带相连接(图5-89)。第 2 颈椎到第 1 骶椎的每个椎骨的上下各有 1 对关节突,上位椎骨的下

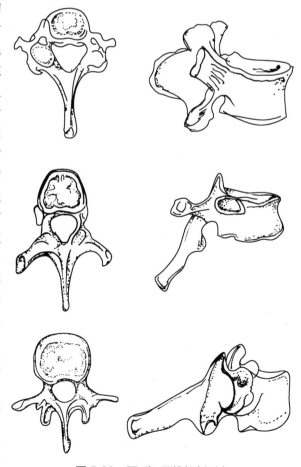

图 5-88　颈、胸、腰椎解剖形态

关节突与下位椎骨的上关节突构成关节突关节,属微动关节,周围有坚强的关节囊,囊内有少许滑膜和滑液。椎间盘共23个,位于第2颈椎至第1骶椎相邻椎体之间。软骨板覆盖椎体上下而介于椎体和椎间盘之间,两软骨板之间充满富有弹性的半固体状的髓核组织,其周围有纤维环环绕。严重脊柱骨折脱位时软骨板或纤维环均可破裂,髓核组织也可被挤入椎管或椎体松质骨内。脊柱前方和后方有前纵韧带和后纵韧带,阻止脊柱过度屈伸。各椎弓之间有黄韧带相连,黄韧带坚韧而富有弹性。相邻椎骨的横突之间借横突间韧带相连,棘突间借棘上韧带和棘间韧带相连。颈部的棘上韧带比较发达,称为项韧带(图5-90)。

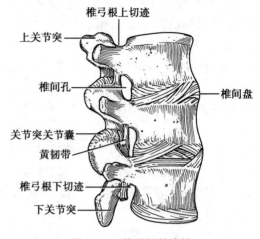

图5-89 椎骨间的连接

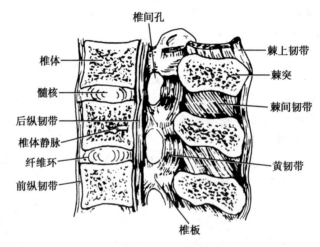

图5-90 连接椎骨的主要韧带

第1、2颈椎的形态结构与其他椎骨有较大不同。第1颈椎称寰椎,呈环状,无椎体、关节突及棘突。与横突相连的两侧骨块骨质肥大坚强,称侧块,寰椎前后部均细小。第2颈椎称枢椎,椎体小,椎体上面有一齿状突,并向寰椎的环内前部突起,齿状突的稳定主要依赖寰椎的横韧带。

3. 脊髓 脊髓位于椎管内,上端与延髓连接,下端于第1腰椎下缘水平变细呈圆锥形(脊髓圆锥),自脊髓圆锥向下延长为终丝,止于尾骨背面的骨膜。脊髓发出31对脊神经,包括颈神经8对、胸神经12对、腰神经5对、骶神经5对及尾神经1对。腰骶尾部的神经根在未出相应的椎间孔之前,有一段在椎管内行走,并围绕终丝形成马尾神经。由于在人体发育过程中脊髓的生长速度低于脊柱,因此至成年时脊髓节段与脊柱节段不相符合。一般来说,颈段脊髓分节平面等于颈椎椎骨数加1,上胸段脊髓分节平面相当于胸椎椎骨数加2,下胸段脊髓分节平面相当于胸椎椎骨数加3,腰段脊髓位于第10~11胸椎之间,骶尾段脊髓位于第12胸椎和第1腰椎之间(图5-91)。另外,在脊髓颈段和腰段分别有一个膨大区,颈膨大位于颈3~7椎体间,腰骶膨大位于胸10至腰1椎体间。上肢和下肢的运动感觉中枢及膀胱自主排尿中枢分别集中于颈膨大、腰骶膨大区,该区域的骨折脱位常引起损伤部位以下的肢体瘫痪。

脊柱具有支持体形并传递头颅及躯干重量下达骨盆、维持平衡、保护脏器和脊髓的功能。脊柱可以在3个互相垂直的轴线上活动，脊柱的运动单位包括两个椎体及其连接的关节、软组织。传统认为椎体、关节突关节、椎间盘及其周围韧带是脊柱稳定的内在因素，脊柱周围的肌肉组织是脊柱稳定的外在因素，两者相辅相成，共同维持脊柱的稳定和平衡。

（二）病因病机

1. 暴力作用类型　引起脊柱骨折脱位的外力有直接暴力和间接暴力两种，间接暴力占大多数。常见致伤原因包括高处坠落伤、重物落下撞击伤及车祸伤等。按导致脊柱骨折脱位的暴力形式，有传导暴力（分纵轴方向和横轴方向两种）、成角暴力和旋转暴力之分；按脊柱受伤时暴力作用的方向，分为屈曲、伸展、侧屈、垂直压缩、纵向牵张、旋转和水平剪力等（图5-92，图5-93）。脊柱骨折脱位常由几种暴力联合造成，如屈曲加压缩暴力多引起屈曲压缩型骨折。

2. 骨折脱位类型　由于解剖和暴力大小、作用机制不同，脊柱各节段的损伤不尽相同。在第1、2颈椎，暴力作用于头顶或头颈部，可引起寰椎侧块骨折、枢椎齿状突骨折或合并寰椎前或后脱位及横韧带断裂等损伤。在第3~7颈椎，屈曲、伸展、旋转、垂直压缩等暴力可引起单纯颈椎骨折或脱位（包括半脱位、全脱位和旋转性脱位）、颈椎骨折脱位及急性椎间盘突出等损伤。

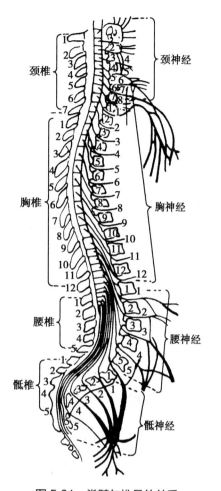

图5-91　脊髓与椎骨的关系

单纯骨折多发生于下颈椎；半脱位多发生于第4、5或第5、6颈椎间；全脱位以第4~7颈椎间多见；骨折脱位常发生于第5~7颈椎间，以屈曲型和伸展型多见。在胸腰椎，暴力可引起单纯椎体骨折或骨折脱位，临床多见屈曲型骨折和骨折脱位。垂直压缩暴力可引起椎体爆裂骨折。除椎体骨折或骨折脱位，暴力还可单独或同时引起脊椎附件骨折。脊柱骨折脱位多伴有不同程度的韧带、肌肉等软组织损伤甚至脊髓或马尾神经损伤。

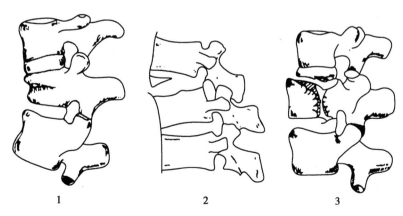

图5-92　腰椎损伤类型
1.屈曲型损伤；2.过伸型损伤；3.垂直压缩型损伤

159

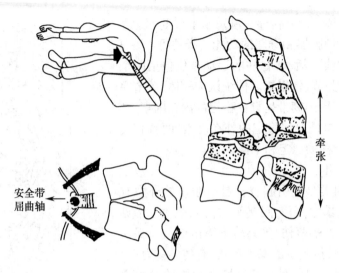

图 5-93 腰椎水平剪切型损伤

3. 骨折脱位的稳定类型 根据损伤组织对脊柱稳定性影响的大小,脊柱骨折可分为稳定性骨折和不稳定骨折。单纯椎体压缩骨折(椎体压缩不超过 1/2,不合并附件骨折或韧带撕裂)或单纯附件骨折为稳定性骨折;椎体压缩超过 1/2 或椎体粉碎,或骨折伴有脱位、附件骨折及韧带撕裂等为不稳定骨折。

4. 脊髓损伤 脊柱骨折脱位后,由于骨折块移位、关节突关节脱位、椎间盘或黄韧带压迫,以及硬膜内(或)外出血或脊髓内(或)外水肿等原因,可造成脊髓损伤,出现完全性或不完全性四肢瘫痪或截瘫。脊柱骨折合并的脊髓损伤常局限于 1~2 个脊髓节段,根据脊髓与脊柱的应用解剖,颈椎和上段胸椎损伤引起单纯脊髓损伤,而胸腰段损伤则合并脊髓圆锥和 / 或神经根损伤,第 2 腰椎以下损伤则造成单纯的马尾神经损伤。脊髓损伤有脊髓震荡(脊髓休克)、脊髓受压和脊髓挫裂伤 3 种病理改变。

(三)临床表现

脊柱骨折脱位后可出现局部疼痛、肿胀、皮下瘀血等临床表现,患者多不能自行活动或站立,脊柱各方向运动障碍。屈曲型损伤可出现脊柱后凸畸形;胸腰椎及腰椎骨折由于腹膜后血肿刺激,可伴腹胀、腹痛、便秘等症状。脊柱骨折脱位伴有脊髓神经损伤时可引起截瘫,表现为损伤平面以下运动、感觉、反射及大小便等功能障碍。老年人骨质疏松性压缩骨折引起的临床表现常较青壮年外伤引起的为轻。

(四)诊断依据

1. 病史 多有明确的外伤史。

2. 症状 局部肿胀、疼痛,颈椎骨折脱位者头颈不能活动,胸腰椎骨折脱位者不能站立行走;伴有脊髓损伤时下肢或四肢活动无力、感觉丧失、排尿及大便等功能障碍;高位截瘫可出现呼吸困难甚至死亡。

3. 体征 局部后凸畸形或棘突间距离改变,损伤周围软组织肿胀,可伴有皮下瘀斑,局部压痛、叩痛。脊髓损伤时可出现损伤平面以下不同程度的运动、感觉、深浅反射障碍。

4. 辅助检查 正侧位 X 线片可显示脊柱骨折脱位的部位和基本形态。CT 或磁共振对明确骨折移位的程度及与脊髓和神经的关系、脊髓有无损伤或损伤程度等有重要价值。

(五)辨证论治

稳定性骨折脱位以闭合复位和外固定为主,如颈椎损伤的头颅牵引、胸腰椎屈曲型损伤的过伸复位等;不稳定骨折脱位宜切开复位内固定;合并脊髓损伤者在积极非手术治疗的同时应尽早整复固定骨折脱位,有神经损伤时应及时减压固定。

1. 整复

(1)颈椎骨折脱位

1)枕颌带牵引:适用于骨折移位不大或脱位不严重,需要牵引时间较短、力量较小的患者。根据损伤机制不同,牵引多在颈椎中立位或轻度过伸位,牵引重量一般不超过4kg,时间3~4周(图5-94)。牵引期间防止牵引带滑脱至颈部,以免压迫气管或颈部血管。

2)颅骨牵引:适用于严重寰枢椎骨折、第3~7颈椎关节突脱位交锁或骨折脱位无脊髓损伤但难以复位者。对骨折患者,以中立位持续牵引(3~6周)为主。对关节突脱位交锁患者,以大重量快速牵引复位为主要目的,先以6~7kg做中立位或轻度屈曲位纵向牵引,每0.5~1小时摄片复查,若未复位,则逐次递增2kg牵引力直至复位,最大牵引重量可达15~18kg,复位后维持小重量牵引3~4周(图5-95)。使用此方法时必须密切观察。

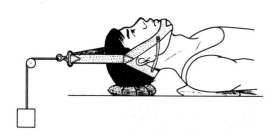

图5-94 枕颌带牵引　　　　　　　图5-95 颅骨牵引

(2)胸腰椎骨折脱位

1)自身功能复位法:适用于大多数稳定性骨折。患者仰卧于硬板床上,早期骨折处垫软枕并对症处理,待疼痛减轻后逐渐进行腰背肌锻炼,包括仰卧位的五点、三点、四点支撑法和俯卧位方法(图5-96)。

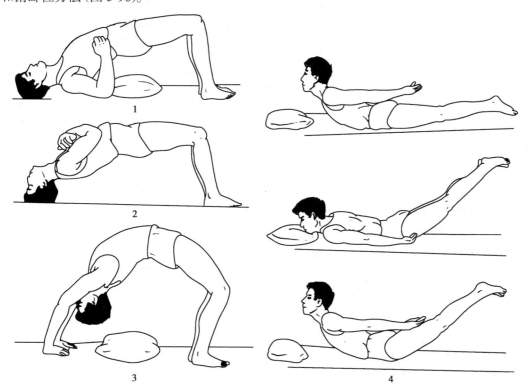

图5-96 胸腰椎骨折自身功能复位法

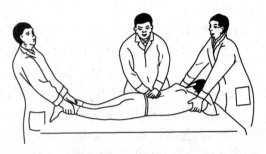

2）牵引过伸按压法：患者俯卧，两手抓住床头，两助手分别把握腋窝和双踝部并对抗牵引，远端助手在牵引的基础上逐渐提起下肢使之悬离床面，脊柱过伸，此时术者双手重叠用力向下按压骨折后突处，借助前纵韧带的伸张力，将压缩的椎体拉开并矫正后突畸形（图 5-97）。

2. 固定　适用于非手术治疗或手术治疗的后期患者。基本方法包括卧床制动（非手术治疗 2~3 个月内）、牵引、石膏背心、金属支架等。

图 5-97　胸腰椎单纯压缩骨折牵引过伸按压复位

3. 药物治疗　按照骨折三期辨证原则进行药物治疗。对伴有脊髓损伤的患者，早期还可选用脱水抗炎及营养神经药物。

4. 手术治疗　多用于不稳定脊柱骨折脱位或伴有脊髓、神经受压者。根据骨折部位、形态、对脊髓神经的影响及手术入路等不同，临床有多种内固定材料可供选用，如前路的钢板、后路的椎弓根系统等（图 5-98）。

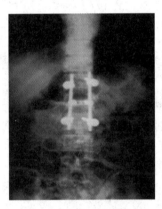
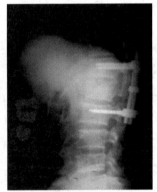

图 5-98　椎弓根钉固定治疗胸腰椎骨折

5. 功能锻炼　牵引、固定期间及手术早期，骨折脱位局部以制动为主，同时进行四肢肌肉和关节的锻炼。对稳定性胸腰椎骨折采用自身功能复位法的患者，宜尽早进行腰背肌锻炼，后逐渐进行损伤局部的肌肉和关节功能锻炼，但应避免做与移位方向相同的动作，如屈曲型损伤脊柱前屈等。对脊髓损伤的患者，卧床期间应加强全身锻炼，鼓励患者每天做深呼吸并主动拍胸咳嗽排痰以减少肺部感染，定时翻身并按摩以避免压疮。

（六）预防与调护

脊柱骨折脱位的治疗及康复时间较长，脊柱稳定性的恢复对保证正常脊柱功能、避免或减少骨折脱位后遗症有重要意义。因此，对脊柱损伤患者首先要告知早期卧床、牵引、手术的重要性，骨折愈合前以休息制动为主，避免不当的脊柱运动，即使后期功能锻炼时也应采用颈托、腰围、支具等保护。另外，卧床期间，尤其是脊髓损伤的截瘫患者，要积极调护，尽可能避免压疮、肺部感染、尿路感染、静脉血栓等并发症。

三、骨盆骨折

由于骨盆结构坚固，可较好地应对人们在日常活动和负重时的生物力学要求，因此在骨损伤中，骨盆骨折的发生率相对较低。成人骨盆骨折多由高能量创伤引起，此种损伤导致较高的致残率和死亡率。最常见的原因是交通事故、高处坠落、工业挤压伤,其中,交通事故是导致骨盆损伤的重要原因。高能量创伤引起的骨盆骨折的潜在并发症有大血管损伤、神经损伤、盆腔脏器损伤(如肠、膀胱、尿道等),严重威胁患者生命。骨盆骨折死亡率较高,早期死亡多因出血或闭合性颅脑损伤,后期死亡多源于感染或器官衰竭。

（一）解剖特点

骨盆是由左右髋骨与骶、尾骨紧密连接而成的环状骨性结构(图 5-99)。骨盆后方由髂骨耳状面与骶骨构成左、右骶髂关节,并借骶髂关节与脊柱相连;两侧髋臼与股骨头构成髋关节,与双下肢相连。因此,骨盆是躯干与下肢之间的连接,起传导重力和支持体重的作用。

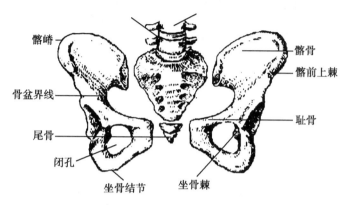

图 5-99　骨盆环结构

男女骨盆有显著的差异。人体直立时,骨盆上口平面向前下倾斜,女性的倾斜度比男性稍大。两侧耻骨下支在耻骨联合下缘形成的夹角称耻骨角,男性为 70°~75°,女性为 90°~100°。女性骨盆主要表现为:骨盆全形短而宽阔,上口为圆形,较宽大,下口的各径(矢状径和横径)均较男性大,加之尾骨的活动性较大,耻骨联合腔也较宽,坐骨结节外翻,从而使骨盆各径在分娩时可有一定程度的增加。

人体站立时,体重自第 5 腰椎、骶骨经两侧的骶髂关节、髋臼传导到两侧股骨头及下肢,这种弓形力传递线称为股骶弓。端坐位时,重力由骶髂关节传导到两侧坐骨结节,这种弓形力传递线称为坐骶弓(图 5-100)。两侧耻骨的联合面之间借纤维软骨连接构成耻骨联合,因此,骨盆呈环状。骨盆前部有两条约束弓,一条通过耻骨联合联结两侧耻骨上支,防止股骶弓被挤压,另一条为介于两侧坐骨下支及两侧耻骨下支之间的耻骨弓,能约束坐骶弓不致散开。约束弓相对薄弱,骨盆骨折时,常常是约束弓先折断。

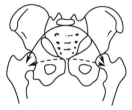
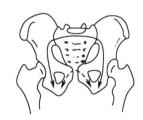

实线:骶股弓　　　　　　　　实线:骶坐弓
虚线:联结弓　　　　　　　　虚线:联结弓

图 5-100　骨盆的力传递线

骨盆环的稳定性主要依赖于后方负重的骶髂复合体的完整性,骶髂复合体由骶髂关节、骶髂骨间韧带、骶髂前后韧带等多条韧带构成。

由于盆腔内血管丰富,骨盆本身亦为血供丰富的松质骨,因而骨盆骨折时,常常出血量大,极易发生休克。骨盆对盆腔内的直肠、膀胱、输尿管、尿道、子宫、阴道及神经、血管等有重要的保护作用,骨折时,容易损伤这些器官,直肠等脏器破裂可导致严重的感染而危及生命。

（二）病因病机

引起骨盆骨折的外力包括直接暴力、间接暴力和肌肉牵拉力等，其中直接暴力临床最常见，多见于严重的交通事故及工伤事故。由于暴力的大小、作用方向和速度不同，损伤程度差别较大，严重者可伴有盆腔脏器损伤，甚至因大出血当场死亡。间接暴力主要是由下肢向上传导抵达骨盆的暴力，主要引起中心性髋关节脱位或髋臼缘骨折。肌肉突然收缩产生的牵拉力常引起髂前上棘、髂前下棘和坐骨结节等的撕脱骨折。根据外伤机制，可将骨盆骨折分为前后挤压型、侧方挤压型和垂直分离型 3 种。

临床上骨盆骨折有多种分类方法，如根据骨盆环断裂程度将骨盆骨折分为 3 类，即骨盆边缘孤立性骨折、骨盆环单处骨折、骨盆环双处骨折（图 5-101）。

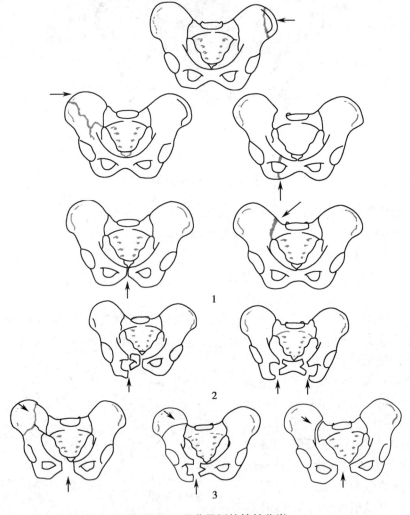

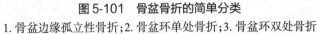

图 5-101　骨盆骨折的简单分类

1.骨盆边缘孤立性骨折；2.骨盆环单处骨折；3.骨盆环双处骨折

Tile 分类

（三）临床表现

骨盆骨折多为严重外伤导致。其临床表现可包括骨折表现、脏器损伤表现和骨折并发症表现三方面。

骨折表现主要为局部肿胀、压痛，皮下瘀血或皮肤擦伤及下肢功能障碍等；脏器损伤主要指骨折合并的损伤，如颅脑、胸部和腹部脏器损伤，可出现相应器官的症状和体征，如意识障碍、呼吸困难、发绀、腹痛、腹膜刺激征等;骨盆骨折的并发症主要包括髂部血管损伤引起的出血甚至失血性休克(严重骨盆骨折出血量可达 2 500~4 000ml),尿道、膀胱损伤引起的血尿、尿潴留或尿外渗等,直肠损伤引起的肛门出血及下腹疼痛等,子宫、阴道损伤引起的局部血肿、瘀血、疼痛及非月经期阴道流血等,神经损伤引起的臀部或下肢麻木、感觉减退等。

(四) 诊断依据

1. 病史　多有明确的严重外伤史。

2. 症状　局部疼痛、肿胀、皮下瘀血或皮肤擦伤,坐、立等活动受限。如发生血管或盆腔脏器损伤等并发症,可出现相应的临床症状。

3. 体征　骨折局部压痛明显,髂前上棘、髂前下棘和坐骨结节撕脱骨折常可触及移位的骨块。骨盆挤压及分离试验阳性提示骨盆环完整性破坏;4 字试验阳性提示骶髂关节损伤;肛门指诊发现血迹或直肠前方饱满或触及骨折端,考虑有直肠损伤或尾骨骨折;导尿时导尿管无法插入及肛门指诊发现前列腺移位,提示尿道完全断裂;阴道检查可以发现阴道撕裂的部位和程度。

4. 辅助检查　通常情况拍摄骨盆前后位 X 线片可以明确骨盆骨折的部位、移位等情况,必要时加摄特殊体位的 X 线片,如骶尾骨正侧位、骨盆出口位和入口位等,以进一步确定相应骨折损伤。CT 对判断骶髂关节损伤的部位、类型和程度,以及骶骨骨折及骨盆旋转畸形、髋臼骨折等有十分重要的意义。

(五) 合并伤与并发症

骨盆骨折可合并腹膜后血肿及失血性休克、尿道或膀胱损伤、直肠或肛管损伤、神经损伤、腹部脏器损伤、女性阴道及子宫损伤等。

(六) 辨证论治

骨盆骨折的治疗首先是积极处理血管损伤、脏器破裂等并发症和合并症。稳定性骨盆骨折和大多数不稳定骨盆骨折可以通过卧床休息、手法复位、牵引、固定等非手术治疗治愈,少数不稳定骨折需要手术内固定。

1. 早期救治　骨盆骨折往往合并多脏器损伤,病死率较高,要防治休克等危及生命的疾病。对疑有骨盆骨折或休克征象的患者应尽量减少搬动,急救时注意正确搬运。急救主要包括大出血的处理和其他可能危及生命的全身或局部损伤的处理。对内出血患者在药物止血的同时,迅速补充血容量,抗休克治疗,必要时手术探查。

2. 整复

(1)手法复位:不影响骨盆环稳定的耻骨支、坐骨支和髂骨翼骨折需卧床 2~3 周,有移位的尾骨骨折可用肛门内手法复位。整复前后挤压型骨折,术者双手从两侧向中心对挤髂骨翼,使之复位;侧方挤压型骨折,术者两手分别置于两侧髂前上棘向外推按,分离骨盆使之复位。对于不稳定的骨盆骨折,手法整复应慎重。骨盆边缘孤立性骨折及骨盆环单处无移位骨折一般无需整复,卧床休息 3~4 周即可。骨盆环双处有移位骨折需根据骨折类型区别对待,采用手法整复时应慎重,可以采用骨牵引逐步复位。

(2)牵引复位:对纵向垂直剪切骨折移位明显的骨盆骨折,行股骨髁上骨牵引,牵引重量为体重的 1/7~1/5,牵引时间 8~10 周。牵引同时配合骨盆外固定架可以获得更安全充分的治疗。

3. 固定　骨盆边缘骨折和骶尾骨骨折卧床休息即可;骨盆边缘撕脱骨折采取相应肌肉放松体位,骶尾骨骨折在骶尾部垫气圈以减轻疼痛;骨盆环单处骨折可用多头带环形固定以减轻疼痛;前后挤压型骨盆环双处骨折可用骨盆兜悬吊固定,骨盆兜由厚帆布制成,上达髂骨翼,下达股骨大转子,悬吊重量以患者臀部抬离床面为度,其原理为依靠挤压合拢骨盆的力量使骨折复位与固定;纵向垂直剪切骨折可采用股骨髁上牵引进行固定。

4. 药物治疗 按照骨折三期辨证原则进行药物治疗,如合并相关病症,对症处理。

5. 手术治疗 对于明显移位、不稳定的骨盆骨折,可选用内固定或外固定架治疗,如骨盆重建钢板、拉力螺钉、骶骨棒及外固定架等。外固定架简便易行,创伤小,尤其适于急诊时使用,对于复位固定骨折、控制出血、纠正休克大有裨益(图 5-102)。

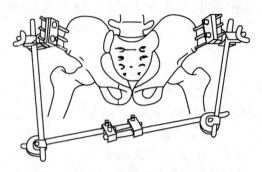

图 5-102 骨盆骨折外固定

6. 功能锻炼 对未损伤负重弓的稳定骨折,疼痛缓解后即可逐渐进行踝关节、膝关节、髋关节和下肢肌肉的功能锻炼,3~4 周可以扶拐下地锻炼;对不稳定的骨盆骨折,牵引或卧床期间主要加强下肢肌肉舒缩和膝关节、踝关节的屈伸活动,牵引解除或骨折愈合后方可下床站立、行走;解除固定牵引后,应抓紧时间进行各方面的功能锻炼。

(七) 预防与调护

骨折早期尽量减少不必要的搬动,避免骨折断端的异常活动。如骨盆骨折合并其他脏器损伤时,必须密切观察生命体征、意识情况、表情、皮肤黏膜等,如有异常及时对症处理。功能锻炼应根据患者的总体情况由被动运动过渡到主动运动,范围由小到大、由浅到深、由单关节到多关节,由床上到床下,先易后难、循序渐进、逐步适应。骨牵引患者也应尽早开始局部按摩。骨盆兜悬吊牵引者,吊带要保持平衡,以防压疮,吊带离床面约 5cm,并要保证吊带的宽度、长度适宜。下肢牵引者,一般是双下肢同时牵引,置双下肢于外展位。长期卧床的患者要加强护理,避免发生压疮。

(董 平 熊 勇 周大果 窦群立 刘洪波)

复习思考题

1. 简述锁骨骨折的复位方法与固定方法。
2. 简述肱骨干中下 1/3 骨折的诊断依据。
3. 简述伸直型肱骨髁上骨折的整复方法。
4. 试述桡骨远端骨折的复位标准、整复方法。
5. 试述股骨头、颈的血供来源。
6. 简述股骨颈骨折的诊断要点及常见的并发症。
7. 股骨干上、中、下 1/3 骨折断端移位机理是什么?
8. 简述胫腓骨干骨折的治疗原则及并发症。
9. 跟骨骨折的后遗症有哪些?
10. 何为稳定性与不稳定脊柱骨折脱位?
11. 脊柱骨折的并发症有哪些?
12. 骨盆骨折的临床分类如何?
13. 骨盆骨折的并发症有哪些?

第六章

脱 位

📌 **学习目标**

掌握脱位的诊断依据及其并发症;熟悉脱位的定义、分类、病因病机;了解手法复位、固定的方法和注意事项。

第一节 头面部关节脱位

颞下颌关节脱位

本病好发于老年人或身体虚弱者。

(一) 解剖特点

颞下颌关节由颞骨的下颌窝与下颌骨的髁突构成。下颌窝前方有一骨性突起,称关节结节,后方为外耳道骨性部的前壁。其关节囊前部薄,后部较厚,外侧有蝶下颌韧带(蝶棘至下颌小舌)和茎突下颌韧带(茎突至下颌角)予以加固。

(二) 病因病机

1. **过度张口** 张口时,髁突向前滑至关节结节之上,为一不稳定的位置。当过度张口时,如大笑、打呵欠、拔牙等动作,髁突越过关节结节,形成颞下颌关节前脱位。

2. **外力打击** 下颌部遭受侧方暴力打击,当关节囊的侧壁韧带不能抗御打击的暴力,则发生一侧或双侧颞下颌关节脱位。

3. **杠杆作用** 上下白齿咬硬物时,硬物成为杠杆的支点,使髁突向前滑动,越过关节结节,形成单侧颞下颌关节前脱位。

(三) 临床表现

口呈半开状不能自如张合,语言困难,咀嚼食物不便,流涎,常以手托住下颌。双侧脱位时下颌骨下垂并向前突出,咬肌痉挛呈块状隆起,面颊扁平,双侧颧弓下可摸到髁突,耳屏前方可触及凹陷;单侧脱位时口角歪斜,下颌骨向健侧倾斜下垂,患侧颧弓下可摸到髁突和凹陷。

(四) 诊断依据

1. **病史** 有过度张口、咬食硬物、下颌部外力打击史。

2. **症状** 口半开不能自如张合,语言不清,咀嚼不便,流涎。

3. **体征** 颧弓下可摸到髁突,耳屏前方可触及凹陷。

4. **辅助检查** 张口过度、咬食硬物所致者,一般不需要 X 线检查;外力打击者须行 X

线检查,排除髁突骨折。

（五）辨证论治

1. 整复　患者坐位,术者站在患者面前,用无菌纱布数层包缠拇指,防止复位时被患者咬伤。术者双手拇指伸入口腔内,指尖尽量抵于两侧最后的下臼齿上,余四指置于两侧下颌骨下缘,先用拇指上下摇晃下颌数遍,使咬肌、翼内肌、翼外肌及颞肌松弛,然后将臼齿向下按压,待下颌骨移动时再向后推,余指协调地将下颌骨向上端送,听到滑入的响声,说明已复位。与此同时,拇指迅速向左右两侧滑开,随即从口腔内退出(图 6-1)。

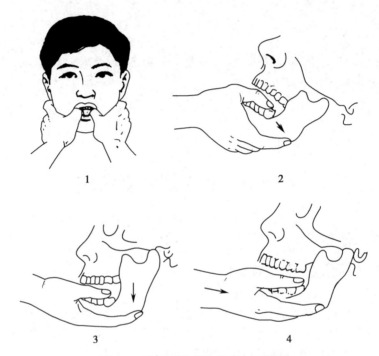

图 6-1　颞下颌关节脱位口内复位法

2. 固定　复位后,托住颏部,维持闭口位,用四头带兜住下颌部,四头分别在头顶上打结(图 6-2)。固定时间 1~2 周,习惯性颞下颌关节脱位固定时间为 4~8 周,固定不宜过紧,张口不超过 1cm 即可。

3. 药物治疗　按脱位三期辨证论治。

4. 功能锻炼　早期固定期间,要经常主动做咬合动作,以增强咀嚼肌的肌力,有利于防止习惯性脱位;中后期可坚持做叩齿练习,还可配合自我按摩,以双手拇指或示、中二指在翳风穴或下关穴按摩,按摩手法要轻揉,以酸痛为度,每日 3~5 次,每次按揉 50~100 次。

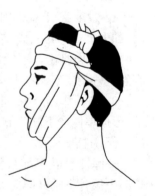

图 6-2　四头带固定颞下颌关节脱位

（六）预防与调护

颞下颌关节脱位多发于老年人及体质虚弱者,经常做咬合动作,增强咀嚼肌肌力可预防脱位的发生。习惯性脱位者,日常生活中应尽量避免大笑及咀嚼硬物。在固定期间,不应用力张口、大声讲话,宜吃软食,避免咬嚼硬食,四头带或绷带不宜捆扎过紧,应允许张口不超过 1cm,不能过早除去固定绷带嚼食。

第二节 上肢关节脱位

一、肩关节脱位

肩关节脱位是肱骨头从肩胛骨关节盂内脱出的状态,多发于20~50岁的男性,是临床中最常见的脱位之一。

(一)解剖特点

肩关节是由肩胛骨关节盂与肱骨头组成的关节,是人体最灵活的关节。肩胛骨关节盂浅小,并向前、向下稍有倾斜,肱骨头呈球状,为球体面积的1/3,较肩胛骨关节盂大,仅有一部分与其接触(图6-3)。

肩关节的关节囊较为松弛,其前方尤甚。肩关节的上方有由冈上肌、冈下肌、小圆肌、肩胛下肌肌腱组成的肩袖,再上方有由喙肩韧带、肩峰、喙突组成的喙肩弓,共同防止肱骨头过分上移、后移。其前方有喙肱韧带、盂肱韧带加强,但二韧带相对薄弱(图6-4)。肩关节周围的肌肉,如三角肌、冈上肌、肩胛下肌等包裹在关节囊、韧带的周围,成为关节稳定的重要组成部分,但关节的下方为腋窝,没有肌肉包裹(图6-5)。

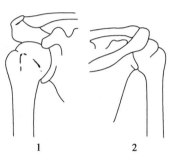

图6-3 肩关节骨性结构
1.前面;2.后面

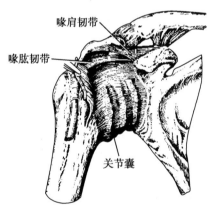

图6-4 肩关节囊及其韧带

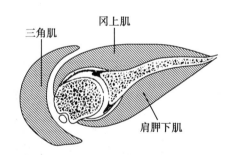

图6-5 肩关节的横切面

(二)病因病机

直接暴力、间接暴力均可造成肩关节脱位,间接暴力多见。

1. 直接暴力 暴力直接作用于肩关节而引起。临床常见向后跌倒,肩部触地,或因来自后方的冲击力,使肱骨头前脱位。少数情况为肩关节前侧受到暴力打击,造成肩关节后脱位。

2. 间接暴力

(1)传达暴力:跌倒时上肢外展、外旋,手掌撑地,暴力由手掌传导至肱骨头(图6-6),使肱骨头冲破肩关节囊前壁,向前脱位至喙突下空隙,形成喙突下脱位;若暴力继续向内传达,肱骨头可能被推至锁骨下成为锁骨下脱位;若暴力再继续传达,可使肱骨头撞及胸壁,由肋间隙或造成肋骨骨折后进入胸腔,形成胸腔内脱位。

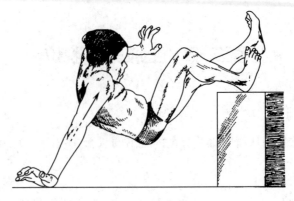

图6-6　传达暴力

(2)杠杆作用力：当暴力使上臂过度高举时,肱骨颈或肱骨大结节抵于肩峰,形成杠杆的支点作用,使肱骨向盂下滑脱,形成盂下脱位,脱位后在肌肉的牵拉下,形成喙突下脱位。

肩关节脱位,根据脱位后肱骨头所在的位置,可分为前脱位、后脱位两种,前脱位又可分为喙突下、盂下、锁骨下及胸腔内脱位,以喙突下脱位最多见,后脱位极少见(图6-7)。

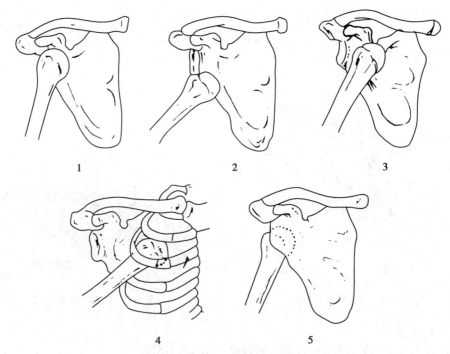

图6-7　肩关节脱位的类型
1.喙突下脱位；2.盂下脱位；3.锁骨下脱位；4.胸腔内脱位；5.后脱位

(三) 临床表现

肩部疼痛、肿胀、功能障碍,若合并肱骨大结节撕脱骨折,则局部肿痛更甚,或有瘀斑。

前脱位时,患者常以健侧手托患侧前臂,患肩失去圆形膨隆外形,呈"方肩"畸形,伤臂弹性固定于肩关节外展20°~30°位,可在喙突下、腋窝内或锁骨下扪及肱骨头。后脱位时,肩前部塌陷扁平,喙突突出,肩胛冈下触及肱骨头,上臂呈轻度外展、明显内旋畸形。

（四）诊断依据

1. 病史　跌倒时上肢撑地，或有明确的肩部外伤史。

2. 症状　肩部肿胀、疼痛及功能障碍。

3. 体征　前脱位时，患肩呈"方肩"畸形，并固定于肩关节外展 20°~30° 位，喙突下、腋窝内或锁骨下扪及肱骨头；后脱位时，肩前部塌陷扁平，喙突突出，肩胛冈下触及肱骨头，上臂呈轻度外展、明显内旋畸形。前脱位时搭肩试验及直尺试验阳性。

4. 辅助检查　前脱位者肩关节正位 X 线片可见肱骨头脱离关节盂，停留在喙突下、锁骨下，严重者进入胸腔；后脱位者肩部上下位 X 线片可显示肱骨头后脱位。

（五）合并伤与并发症

可合并肩袖损伤、肱骨大结节撕脱骨折、肱二头肌长头肌腱滑脱、血管和 / 或神经损伤、肱骨外科颈骨折。

（六）辨证论治

新鲜肩关节脱位采用手法复位及适当固定；合并肱骨大结节骨折、腋神经及血管受压者，往往可随脱位整复骨折亦随之复位，神经、血管受压解除。陈旧性脱位先试行手法复位，失败后考虑手术治疗；合并肱骨外科颈骨折者，可先行手法复位，失败后可考虑切开复位内固定。习惯性脱位可行关节囊修补术。

1. 整复

（1）拔伸托入法：患者坐位，术者站于患肩外侧，以两手拇指按压肩峰，其余四指由腋窝内托住肱骨干。第一助手站于患者健侧肩后，两手斜形环抱固定患者，第二助手一手握患肢肘部，一手握腕上部，外展外旋患肢，由轻而重地向前外下方拔伸牵引，与此同时，术者两手四指将肱骨头向外上方钩托，第二助手逐渐将患肢内收、内旋，直至肱骨头有回纳感，复位完成（图 6-8）。

（2）手牵足蹬法：患者仰卧，将拳头大的棉垫置于患侧腋下，以保护软组织。术者站于患侧，两手握住患肢腕部，并用近于患侧的一足抵于腋窝内（即右侧脱位时用右足，左侧脱位时用左足），在肩关节外旋、稍外展位沿患肢纵轴方向用力缓慢拔伸，继而徐徐将患肢内收、内旋，将肱骨头撬挤于关节盂内。当有入臼声时，复位成功（图 6-9）。

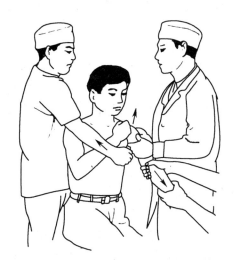

图 6-8　拔伸托入法

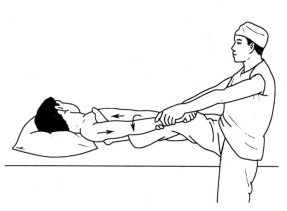

图 6-9　手牵足蹬法

> **知识链接**
>
> 椅背复位法
>
> 　　此法出自唐代蔺道人的《仙授理伤续断秘方》。患者侧坐在靠背椅上,患肢跨过椅背放在椅背的外侧,椅背上垫棉垫以保护腋下血管、神经,助手扶住患者,术者握住患肢,以椅背为杠杆支点牵引患肢,然后内收、内旋患肢,即可复位。

　　(3)陈旧性脱位的处理:患肢年轻体壮,脱位在 3 个月以内,脱位的关节仍有一定的活动范围,X 线片无骨质疏松和骨化性肌炎者可试行手法复位。复位前,应先予患侧肩关节推拿按摩或尺骨鹰嘴牵引 1~2 周,以松解周围组织的粘连、挛缩、瘢痕;如脱位时间短、关节活动障碍轻,亦可直接复位。复位在全麻下进行,先行肩部按摩和做轻轻的摇摆活动,复位操作可采用手牵足蹬法。

　　2. 固定　采用胸壁绷带固定法。患侧上臂保持在内收、内旋位,肘关节屈曲 60°~90°,前臂依附胸前,将纱布棉垫放于腋下和肘内侧,用绷带将上臂固定在胸壁 2~3 周(图 6-10)。

　　3. 药物治疗　按脱位三期辨证论治,对于习惯性脱位,应内服补肝肾、壮筋骨药物,如补肾壮筋汤等。

　　4. 手术治疗　肩关节前脱位并发肱二头肌长头肌腱向后滑脱阻碍手法复位者;肱骨大结节撕脱骨折,骨折片卡在肱骨头与关节盂之间影响复位者;合并肱骨外科颈骨折,手法不能整复者;合并喙突、肩峰或肩关节盂骨折,移位明显者;合并腋部大血管损伤者。

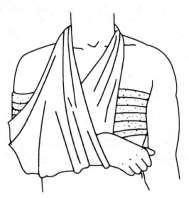

图 6-10　肩关节脱位固定

　　5. 功能锻炼　固定期间鼓励患者练习手腕和手指活动,同时加强患肘肌肉收缩练习。1 周后去除上臂固定于胸壁的绷带,仅留托前臂的三角巾,开始练习肩关节伸屈活动。解除外固定后,逐渐做肩关节各方向的主动活动,配合按摩推拿、针灸、理疗,禁止做强力的被动活动,6 周内禁止进行不稳定的功能锻炼。

　　(七) 预防与调护

　　复位后应制动 2~3 周,并按一定康复要求进行功能锻炼,不要过早参加剧烈活动。制动期间可行肘、腕、手的功能锻炼及上肢肌肉的舒缩活动。去除固定后,开始练习肩关节功能锻炼,如双手运旋、箭步云手、手拉滑车、手指爬墙等,并配合针灸、推拿、理疗,以防肩关节软组织粘连和挛缩。6 周内禁止做强力外旋动作。

二、肘关节脱位

　　肘关节脱位是常见的脱位之一,多见于青壮年,老年人和儿童少见。

　　(一) 解剖特点

　　肘关节由肱骨远端、桡骨头和尺骨近端组成,包括肱尺关节、肱桡关节和桡尺近侧关节,3 个关节共在 1 个关节囊内。肘关节在完全伸展时,形成外翻角即提携角,男性 5°~10°,女性 10°~15°。肘关节伸展时,肱骨内髁、肱骨外髁与尺骨鹰嘴尖部三点在一条直线上;肘关节屈曲时,这三个骨性突起组成等腰三角形,即肘后三角。

　　肘关节是沿其冠状轴进行屈伸活动的屈戌关节,故其关节囊前后松弛,内外侧紧张并有侧副韧带加强。尺侧副韧带呈扇形,起于肱骨内上髁的近侧,向远端呈扇形扩展,越过关节轴,止于尺骨滑车切迹的内侧缘。桡侧副韧带也呈扇形,起于肱骨外上髁下部,向下分散,止于桡骨环状韧带周缘,并延长至桡骨的外面。环状韧带由坚强的纤维构成,内面衬以一薄层软骨,围绕桡骨颈,对维持桡骨头的位置有重要作用(图6-11)。

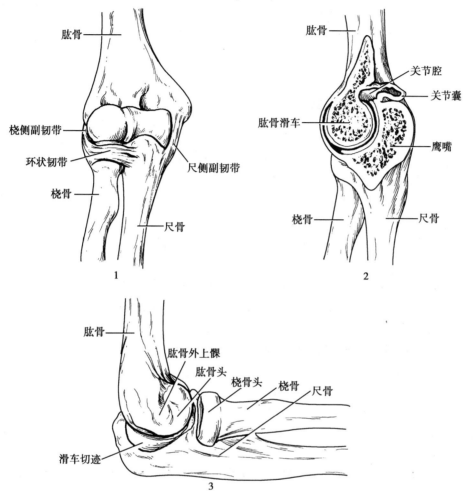

图6-11 肘关节解剖结构

1. 前面;2. 矢状面;3. 侧面

(二)病因病机

根据桡尺近侧关节与肱骨远端所处的位置,可分为后脱位、前脱位、侧方脱位及骨折脱位等,后脱位最为常见。

1. 后脱位 跌倒时手掌触地,肘关节处于伸直前臂旋后位,传达暴力使肘关节过度后伸,致尺骨鹰嘴的顶端猛烈冲击肱骨远端的鹰嘴窝,在肱尺关节处形成杠杆作用,使肘关节囊的前侧部分撕裂,造成尺骨鹰嘴向后移位、肱骨远端向前移位的肘关节后脱位(图6-12)。

2. 侧方脱位 跌倒时手掌触地,肘关节处于内翻或外翻位,致肘关节的侧副韧带和关节囊撕裂,发生侧方脱位(图6-13)。

3. 前脱位 跌倒时肘尖触地,肘关节处于屈曲位,暴力

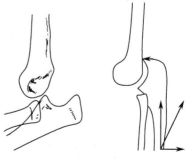

图6-12 肘关节后脱位
及其损伤机制

造成尺骨鹰嘴骨折后,将尺骨近端及桡骨头推至肱骨远端前方,导致肘关节前脱位(图6-14)。

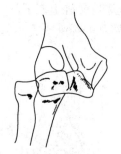

图6-13 肘关节侧方脱位

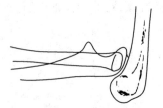

图6-14 肘关节前脱位

（三）临床表现

1. 后脱位　肘部肿胀、疼痛、活动障碍。肘关节弹性固定于45°左右的半屈曲位,呈靴状畸形(图6-15),肘后可触及移位的尺骨鹰嘴,肘前可触及移位的肱骨远端,关节的前后径增宽,左右径正常。若合并侧方脱位,可出现肘内翻或肘外翻畸形,肘关节出现内收、外展等异常活动,肘部的左右径增宽。肘后三角骨性标志的关系发生改变。

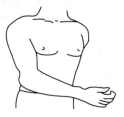

图6-15 靴状畸形

2. 前脱位　肘部肿胀、疼痛、活动障碍。肘关节屈曲受限,呈弹性固定,肘前隆起,可触及脱出的尺桡骨近端,在肘后可触及肱骨远端或游离的鹰嘴骨折片。

（四）诊断依据

1. 病史　跌倒时手掌触地,或有明确的肘部外伤史。

2. 症状　肘部肿胀、疼痛及活动障碍。

3. 体征　后脱位时,肘关节弹性固定于45°左右的半屈曲位,呈靴状畸形,肘后可触及移位的尺骨鹰嘴,肘前可触及移位的肱骨远端,应注意有无侧方脱位;前脱位时,肘关节屈曲受限,呈弹性固定,肘前隆起,可触及脱出的尺桡骨近端,在肘后可触及肱骨远端或游离的鹰嘴骨折片。

4. 辅助检查　肘关节正侧位X线片可显示脱位的情况,以及是否合并尺骨鹰嘴骨折。

ER-6-1
肘关节X
线片

📖 **知识链接**

肘关节后脱位与伸直型肱骨髁上骨折的鉴别

肘关节脱位与伸直型肱骨髁上骨折受伤机制相似,症状、体征亦相似,均可发生肘关节的肿胀、疼痛、功能障碍,均出现肘关节"靴状畸形"。

其鉴别要点为:脱位多见于青壮年,而骨折好发于10岁以下的儿童。脱位时,压痛较广泛,肘后三角关系失常,伴有弹性固定;骨折后,多伴有皮下瘀斑,压痛位于肱骨髁上且为环形压痛,肘后三角关系正常,有骨擦音或异常活动,但无弹性固定。X线检查可明确诊断。

（五）合并伤与并发症

早期可合并肱骨内髁或外髁撕脱骨折,尺骨冠状突骨折,肘内侧或外侧副韧带撕裂,桡神经或尺神经牵拉性损伤,肱动、静脉压迫性损伤等。晚期可合并骨化性肌炎、创伤性关节炎、肘关节僵直等。

（六）辨证论治

新鲜肘关节后脱位宜早期复位及固定；合并骨折者，应先整复脱位，再处理骨折，多数骨折（如肱骨内髁或外髁撕脱骨折、尺骨冠状突骨折）可随脱位的复位一并复位。陈旧性脱位力争手法复位，可根据实际情况考虑手术治疗。肘关节前脱位多合并尺骨鹰嘴骨折，应手术治疗。

1. 整复　采用拔伸屈肘法。患者坐位，助手站于患者背侧，双手握患肢上臂。术者站在患者前面，双手握住患肢腕部，置前臂于旋后位。与助手相对牵引 3~5 分钟后，术者一手握腕部保持牵引，另一手拇指抵住肱骨远端向后推按，其余四指置于鹰嘴处，向前端提，并缓慢地将肘关节屈曲，若闻及入臼声，则说明复位成功（图 6-16）。

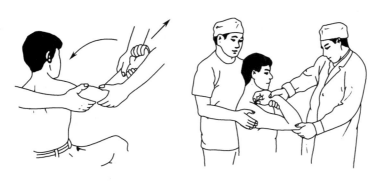

图 6-16　坐位拔伸屈肘法

或患者仰卧位，术者一手掌根按住肱骨远端，另一手握住腕部，置前臂于旋后位，牵引 3~5 分钟后，用力向下按肱骨远端，同时徐徐屈肘，闻及入臼声，说明复位成功（图 6-17）。

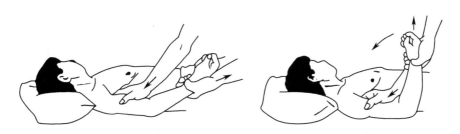

图 6-17　卧位拔伸屈肘法

2. 固定　复位后，用 8 字绷带固定法将肘关节固定于 60°~80° 屈曲位，1 周后改为屈肘 90° 前臂中立位固定，用三角巾悬吊前臂于胸前，2 周后去除固定。

3. 药物治疗　按脱位三期辨证论治。

4. 手术治疗　闭合复位失败者，或不适于闭合复位者，这种情况少见，多合并肘部严重损伤，如尺骨鹰嘴骨折并有分离移位者；肘关节脱位合并肱骨内上髁撕脱骨折，当肘关节脱位复位，而肱骨内上髁仍未能复位时，应施行手术将肱骨内上髁加以复位或内固定；陈旧性肘关节脱位，不宜施行闭合复位者；某些习惯性肘关节脱位。

5. 功能锻炼　固定期间可做肩关节、腕关节及掌指关节的活动。去除固定后，积极进行肘关节的主动活动，以屈肘为主，因伸肘功能容易恢复。必须避免肘关节的强烈被动活动，以防发生骨化性肌炎。

（七）预防与调护

肘关节损伤易产生关节僵硬。固定期间可做肩、腕及掌指关节的活动；去除固定后，积极进行肘关节的主动活动,以防发生骨化性肌炎。

三、小儿桡骨头半脱位

小儿桡骨头半脱位又称"牵拉肘",多发生于 4 岁以下幼儿,1~3 岁发病率最高,是幼儿最常见的肘部损伤。

(一)解剖特点

桡尺近侧关节的稳定性主要依靠环状韧带的约束。环状韧带起止于尺骨桡切迹的前后缘,围绕桡骨颈(图 6-18)。幼儿时期环状韧带松弛,桡骨头发育尚不完善,头、颈的直径几乎相等,故易因牵拉而脱位。

(二)病因病机

多因肘关节在伸直位,腕部受到纵向牵拉所致,牵拉造成肱桡关节间隙加大,关节内负压骤增,关节囊和环状韧带卡于肱桡间隙,阻碍桡骨头回复。

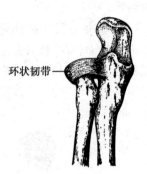

图 6-18 环状韧带

(三)临床表现

患儿哭闹,并拒绝活动及触碰患肢。患侧耸肩,肘关节半屈曲位,上臂贴胸,前臂旋前。患肢旋后、抬举、屈肘活动受限。桡骨头处压痛,无明显肿胀或畸形。

(四)诊断依据

1. 病史　患肢有被牵拉损伤史。
2. 症状　肘部疼痛,不能上举上肢。
3. 体征　肘关节半屈曲、前臂旋前位,不敢旋后,肘关节外侧压痛,肘关节无畸形。
4. 辅助检查　X 线检查无异常发现。

(五)辨证论治

1. 整复　嘱家长抱患儿坐位,术者面对患儿而坐,一手握患肘,拇指放于桡骨头处,慢慢将前臂旋后,同时另一手握持患肢腕部,适当用力向下牵拉,然后屈肘,常可听到轻微的入臼声,若患肢手可触及肩部,则复位成功,疼痛立即消失,患儿即能屈伸、上举患肢。

2. 固定　复位后一般不需固定,也可用颈腕吊带或三角巾悬吊前臂 2~3 天。

(六)预防与调护

一般手法复位均能成功,预后良好。嘱家长避免用力牵拉患肢,以防反复脱位而形成习惯性脱位。不需服用药物,适当固定 2~3 天即可。

ER-6-2

小儿桡骨头半脱位复位手法

课堂互动

1. 讨论桡骨头的体表定位、小儿桡骨头半脱位手法复位的要点及复位成功的判断方法。

2. 4 位同学组成一组,轮流由 1 位同学模拟患者,其余同学模拟医生,进行手法操作。

3. 模拟临床操作后提出发现的问题、交流取得的经验。

4. 解答,评价与反馈。

四、月骨脱位

月骨脱位指月骨与周围腕骨及桡骨远端的位置关系发生改变,是腕关节脱位中最常见的一种。

(一)解剖特点

月骨位于近排腕骨的正中,侧面观呈半月形,故称月骨。其凸面与桡骨远端构成关节,其凹面与头状骨、钩骨构成关节,内侧与三角骨构成关节,外侧与手舟骨构成关节,所以月骨四面均为关节面。其前侧有腕掌侧韧带与桡骨相连,后侧有桡腕背侧韧带与桡骨相连,滋养血管由腕掌侧韧带、桡腕背侧韧带进入月骨。月骨前面正对腕管,腕管内有指屈肌腱和正中神经通过。

(二)病因病机

月骨脱位多由传达暴力所致。跌倒时,手掌触地,腕部极度背伸,头状骨与桡骨相对挤压,关节囊破裂,产生月骨掌侧脱位,又称月骨前脱位。

(三)临床表现

腕部疼痛、肿胀,腕关节各方向活动均受限。腕掌侧隆起、压痛明显,腕关节呈屈曲位,中指不能完全伸直,握拳位时,第3掌骨头短缩,第3、4掌骨头有叩击痛。若压迫正中神经,则出现正中神经支配区域的感觉、运动障碍。

(四)诊断依据

1. 病史 有手掌撑地跌倒的外伤史。

2. 症状 腕部肿胀、疼痛及功能障碍。

3. 体征 腕关节呈屈曲位,腕掌侧隆起、压痛,中指不能伸直,握拳时,第3掌骨头短缩并有叩击痛。

4. 辅助检查 腕关节正位X线片显示月骨脱位发生旋转后,由正常的四方形变成三角形,月骨凸面转向头状骨(图6-19);侧位X线片显示月骨移位于腕关节掌侧,其凹形关节面与头状骨分离而转向掌侧,头状骨可轻度向近侧移位,位于月骨的背侧(图6-20)。

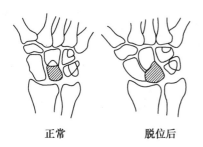

正常　　　　脱位后

图6-19　月骨脱位的腕关节正位X线表现

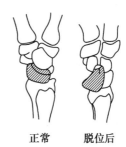

正常　　　脱位后

图6-20　月骨脱位的腕关节侧位X线表现

(五)辨证论治

新鲜月骨脱位手法复位一般均可成功。少数手法复位不成功者,可用钢针撬拨复位,亦可切开复位。如果桡月长短韧带均已断裂,月骨发生缺血坏死合并创伤性关节炎者,可考虑切除月骨。

1. 整复

(1)手法复位:患者坐位,在臂丛阻滞麻醉下,肘关节屈曲90°,腕部极度背伸,第一助手握肘部,第二助手握示指与中指,持续对抗牵引,在拔伸牵引下前臂逐渐旋后,术者两手四指握住腕部,向掌侧端提,使桡骨与头状骨之间的关节间隙加宽,然后两拇指尖推压月骨凹面的远端,迫使月骨进入桡骨与头状骨间隙,同时嘱第二助手逐渐使腕关节掌屈,术者指下有滑动感,且患手中指可以伸直时,复位成功(图6-21)。

(2)针拨复位:臂丛阻滞麻醉,常规消毒,在X线直视下由掌侧进针,进针后助手牵引、背伸腕关节,针尖顶住月骨翘起点,向背侧向下推拨,复位后停止牵引,腕关节稍屈曲、桡偏(图6-22)。

2. 固定 复位后用塑形夹板或石膏托将腕关节固定于掌屈30°~40°位。1周后改为中立位,2周后解除固定(图6-23)。

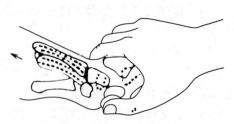

图6-21 月骨脱位整复手法

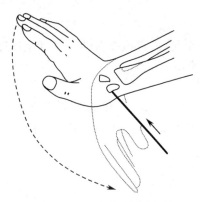

图6-22 月骨脱位针拨复位

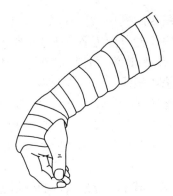

图6-23 月骨脱位的石膏固定

3. 药物治疗 按脱位三期辨证论治。

4. 手术治疗 如手法复位不成功,可切开复位。

5. 功能锻炼 固定后,早期功能锻炼应避免做过度腕背伸动作,加强手部的握拳活动。解除外固定后,逐渐加强腕关节的屈伸、尺偏、桡偏及前臂旋前、旋后活动锻炼。

(六) 预防与调护

外固定期间注意观察患肢手指的活动、感觉及血液循环情况。若患肢手指伸直时前臂疼痛加重,手指皮肤苍白或紫黑、指端冰凉或麻木,需及时调整外固定。

第三节 下肢关节脱位

一、髋关节脱位

髋关节脱位指股骨头与髋臼所构成的关节发生分离移位,多见于青壮年。髋关节是结构相对稳定的关节,非强大暴力不能造成髋关节脱位。

(一) 解剖特点

髋关节由髋臼与股骨头构成,是全身最典型的杵臼关节。髋臼位于骨盆的两侧,开口斜向外、下、后方。其下方有缺口,由髋臼横韧带弥补,使之成为完整的球窝。髋臼缘及髋臼横韧带上覆盖一圈软骨,以增加髋臼的深度。股骨头朝内、上、前方,其2/3纳入髋臼中。

髋关节囊起于髋臼边缘,在关节前面止于转子间线,后面止于股骨颈的中外1/3交界处。关节囊坚韧,由浅层的纵行纤维和深层的横行纤维构成。

髋关节囊前后均有韧带加强,以髂股韧带最为坚强。髂股韧带位于髋关节囊的前上方,起于髂前下棘,向外下分为两束,分别止于转子间线的上部及下部,两束韧带之间为髋关节前侧的薄弱区。关节囊的下方有耻股韧带,关节囊的后方有坐股韧带,此二韧带与髂股韧带相比,相对薄弱(图6-24)。

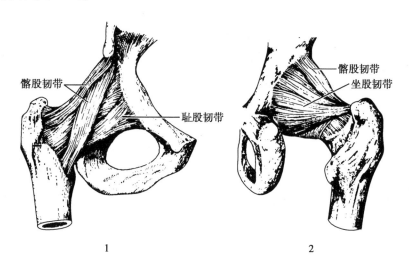

图 6-24　髋关节囊及韧带

1. 前面;2. 后面

(二)病因病机

髋关节脱位多因车祸、塌方、坠落等强大暴力造成,直接暴力和间接暴力均可引起,以间接暴力多见,软组织损伤亦较严重,且往往合并其他部位多发损伤。

1. 后脱位　多因间接暴力所致。屈髋90°位,过度内旋内收股骨干,股骨颈前缘紧抵髋臼前缘,此时股骨头位于较薄弱的关节囊后下方,当受到前方来自腿部、膝前向后及后方作用于腰背部向前的暴力作用时,股骨头冲破关节囊而脱出髋臼,发生后脱位。或屈髋90°位,来自前方的暴力使股骨头撞击髋臼后缘,造成髋臼或股骨头骨折后发生脱位。向后上方脱位的股骨头可压迫坐骨神经。

2. 前脱位　当髋关节因外力极度外展、外旋时,大转子顶部与髋臼上缘接触,股骨头受杠杆作用而被顶出髋臼,突破关节囊的前下方,形成前脱位。脱位后,若股骨头停留在闭孔水平,则为耻骨部脱位,可引起股动、静脉受压;若股骨头停留在闭孔,则为闭孔脱位,可压迫闭孔神经。

3. 中心性脱位　暴力从外侧作用于大转子外侧时,可传达到股骨头而冲击髋臼底部,引起臼底骨折。若暴力继续作用,股骨头可连同髋臼的骨折块一同向盆腔内移位,成为中心性脱位;或当髋关节在轻度外展位,沿股骨纵轴加以冲击外力,也可引起中心性脱位。

(三)临床表现

伤后髋部疼痛、肿胀,关节畸形、弹性固定,活动障碍,严重者可发生骨折及神经、血管损伤等并发症。

1. 后脱位　患肢呈屈曲、内收、内旋、短缩畸形,不能主动活动,在做外展、外旋动作时呈弹性固定,黏膝征阳性(即患侧膝关节亦轻度屈曲,置于健侧膝上部)(图6-25)。

2. 前脱位　患肢呈外展、外旋及轻度屈曲畸形,不能主动活动,在做内收、内旋动作时呈弹性固定,黏膝征阴性(即患侧膝部不能靠在健侧大腿上)(图6-26)。患肢较健肢增长,在腹股沟处可触及股骨头。若股骨头停留在耻骨上支水平,则压迫股动、静脉而出现下肢血液循环障碍,可见患肢大腿以下苍白、青紫、发凉,足背动脉及胫后动脉搏动减弱或消失。若停留在闭孔,则可压迫闭孔神经而出现麻痹症状。

3. 中心性脱位　患肢短缩,大转子内移,大粗隆及患肢纵向叩击痛(图6-27)。若髋臼骨折形成血肿,则患侧下腹部有压痛,肛门指检常在患侧有触痛和触到包块。

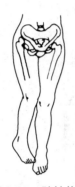

图6-25　髋关节后
脱位黏膝征阳性

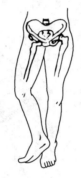

图6-26　髋关节后
脱位黏膝征阴性

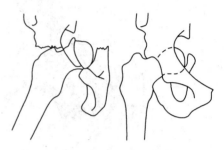

图6-27　髋关节中心性脱位

（四）诊断依据

1. 病史　有车祸、塌方、坠落等强大暴力致伤史。

2. 症状　髋部疼痛、肿胀及功能障碍。

3. 体征　后脱位时,患肢呈屈曲、内收、内旋及短缩畸形,黏膝征阳性,臀部触及隆起的股骨头;前脱位时,患肢呈外展、外旋和轻度屈曲畸形,黏膝征阴性,在闭孔附近或腹股沟韧带附近可扪及股骨头;中心性脱位时,患肢可有短缩畸形,大转子塌陷,轴向叩击痛,若骨盆骨折血肿形成,患侧下腹部有压痛,肛门指检常在患侧有触痛。

4. 辅助检查　后脱位者,髋关节正位X线片显示股骨头呈内收、内旋位,位于髋臼的外上方;前脱位者,髋关节正位X线片可见股骨头在闭孔内或耻骨上支附近,股骨头呈极度外展、外旋位,小转子完全显露;中心性脱位者,髋关节正位X线片显示髋臼底部骨折及突向盆腔的股骨头。

（五）合并伤与并发症

髋关节后脱位常并发坐骨神经损伤;前脱位若股骨头停留在耻骨上支水平,可压迫股动、静脉而出现下肢血液循环障碍,若停留在闭孔内,则可压迫闭孔神经而出现麻痹症状。

（六）辨证论治

新鲜髋关节脱位一般以手法闭合复位为主;陈旧性脱位力争手法复位,若有困难,可考虑切开复位。脱位合并臼缘骨折,一般随脱位的整复,骨折亦随之复位;合并股骨干骨折,先整复脱位,再整复骨折。

1. 整复

（1）后脱位

1）屈髋拔伸法:患者仰卧于木板床或铺于地面的木板上,助手两手按压髂前上棘以固定骨盆,术者面向患者,弯腰站立,骑跨于患肢上,双前臂、肘窝扣在患肢腘窝部,使患肢屈髋、屈膝各90°。先在内旋、内收位顺势拔伸,然后垂直向上拔伸牵引,使股骨头接近关节囊裂口,略将患肢旋转,促使股骨头滑入髋臼,当听到入臼声后将患肢伸直,即可复位(图6-28)。

2）回旋法:患者仰卧,助手双手按压双侧髂前上棘以固定骨盆,术者站于患侧,一手握住患肢踝部,另一手以肘窝提托腘窝部,在向上提拉的基础上,将大腿内收、内旋,髋关节极度屈曲,使膝部贴近腹壁,然后将患肢外展、外旋、伸直。在此过程中听到入臼声,即成功复位(图6-29)。由于此法的屈曲、外展、外旋、伸直是一连续动作,复位路线恰似问号"？"(左侧)或反问号"？"(右侧),故亦称为画问号复位法。

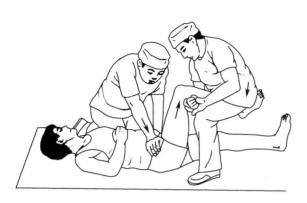

图 6-28　髋关节后脱位屈髋拔伸法

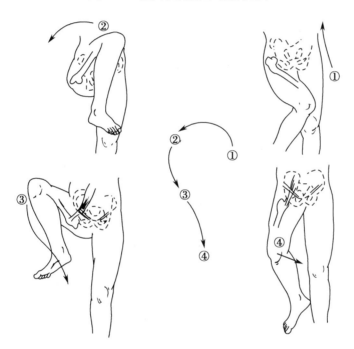

图 6-29　髋关节后脱位回旋法

(2)前脱位

1)屈髋拔伸法:患者仰卧,一助手将骨盆固定,另一助手将患肢微屈膝,并在髋外展、外旋位渐渐向上拔伸至屈髋90°。术者双手环抱大腿根部,将大腿根部向后外方按压,可使股骨头回纳髋臼内(图6-30)。

2)反回旋法:操作步骤与后脱位相反,先将髋关节外展、外旋,然后屈髋、屈膝,再内收、内旋,最后伸直下肢(图6-31)。

(3)中心性脱位

1)拔伸扳拉:患者仰卧,一助手握患肢踝部,使

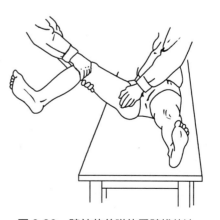

图 6-30　髋关节前脱位屈髋拔伸法

足中立,髋外展约30°,在此位置下拔伸旋转,另一助手把持患者腋下行反向牵引。术者站于患侧,先用宽布带绕过患侧大腿根部,一手推骨盆向健侧,另一手抓住绕过大腿根部之布带向外拉,可将内移之股骨头拉出。触摸大转子,与健侧对比,两侧对称即为复位成功,此法仅适用于移位轻微者(图6-32)。

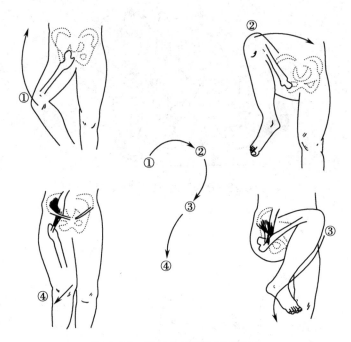

图6-31　髋关节前脱位反回旋法

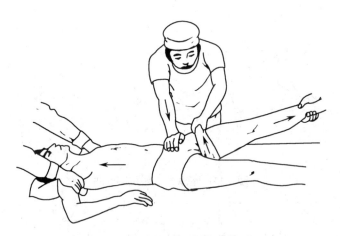

图6-32　髋关节中心性脱位拔伸扳拉法

　　2)持续牵引复位法:适用于股骨头突入骨盆腔较严重的患者。患者仰卧,患侧用股骨髁上牵引,重量8~12kg,可逐步复位。若复位不成功,可在大转子部钻入一带环螺钉,做侧方牵引,牵引重量5~7kg。在向下、向外两个分力同时作用下,可将股骨头牵出。经床边X线检查确认已将股骨头拉出复位后,减轻髁上及侧方牵引重量至维持量,继续牵引8~10周。

　　2. 固定　复位后可采用皮肤牵引或骨牵引固定,患肢两侧置沙袋防止内、外旋,牵引重量5~7kg。通常牵引3~4周,中心性脱位牵引6~8周,待髋臼骨折愈合后才可考虑解除牵引。

3. 药物治疗　按脱位三期辨证论治。

4. 手术治疗　脱位合并大块臼缘骨折，妨碍手法复位者；中心性脱位，髋臼的骨折块夹住股骨头难以脱出者；有坐骨神经、闭孔神经、股动静脉受压，手法复位不能解除压迫者，应尽快切开复位，以便及时解除压迫。

5. 功能锻炼　复位后即可在牵引制动下，行股四头肌及踝关节锻炼。解除固定后，可先在床上做屈髋、屈膝及内收、外展及内、外旋锻炼，以后逐步做扶拐不负重锻炼。3 个月后，经 X 线摄片检查确认股骨头血供良好后，方可下地做下蹲、行走等负重锻炼。中心性脱位，关节面因有破坏，床上练习可适当提早，而负重锻炼则应相对推迟，以减少创伤性关节炎的发生。

（七）预防与调护

单纯髋关节脱位及时复位固定后功能恢复良好，适当延长患肢免负重时间，以防股骨头缺血性坏死。

二、膝关节脱位

膝关节脱位是股骨远端与胫骨平台之间发生的分离移位。临床较少见，好发于青壮年。

（一）解剖特点

膝关节是人体最大、结构最复杂的关节，由股骨髁、胫骨平台、髌骨构成，属屈戌关节。膝关节的骨性稳定性较差，其稳定性主要依靠关节囊、内外侧副韧带、交叉韧带、半月板间接加强。

半月板位于膝关节内，被韧带连接于胫骨平台的两侧，其形状边缘厚、内侧缘薄，借此加深了胫骨平台两侧的陷窝。交叉韧带呈前后位交叉，连接股骨髁与胫骨平台，前交叉韧带限制胫骨平台向前移动，后交叉韧带限制胫骨平台向后移动。内外侧副韧带位于膝关节囊两侧，限制关节的内外翻及旋转活动（图 6-33）。

膝关节在伸直位时，内外侧副韧带紧张，故没有侧方及旋转活动。在屈曲位或半屈曲位时，内外侧副韧带松弛，可有一定的侧方及旋转活动。

腘动脉的主干位于腘窝深部，紧贴股骨远端、胫骨近端，走行于关节囊与腘肌筋膜之后。腓总神经在腘窝上外侧边界沿股二头肌腱内侧缘下行，然后越过腓肠肌外侧头的后面，紧贴关节囊走行于股二头肌肌腱和腓肠肌肌腱之间，沿腓骨头后面并绕过腓骨颈。

（二）病因病机

膝关节脱位由强大的直接暴力或间接暴力引起，以直接暴力居多。根据脱位后胫骨近端所处位置，分为前脱位、后脱位、内侧脱位、外侧脱位和旋转脱位；根据股骨髁及胫骨髁是否完全分离，分为完全脱位和部分脱位（图 6-34）。其中，前脱位最常见，内、外侧及旋转脱位较少见。

（三）临床表现

伤后膝关节剧烈疼痛、肿胀、功能丧失。完全脱位者，患膝明显畸形，下肢短缩，筋肉在膝部松软堆积，可出现侧方活动与弹性固定，在患膝的前后或侧方可摸到脱出的胫骨近端与股骨远端。

（四）诊断依据

1. 病史　膝关节受到强大暴力史。

2. 症状　膝关节剧烈疼痛、肿胀、功能障碍。

3. 体征　膝关节畸形，下肢短缩，弹性固定，在患膝的前后或侧方可摸到脱出的胫骨近端与股骨远端。合并交叉韧带断裂时,抽屉试验阳性;合并内、外侧副韧带断裂时,侧向应力试验阳性。

4. 辅助检查 膝部正侧位 X 线片可明确诊断及显示移位方向,并可了解是否合并骨折。

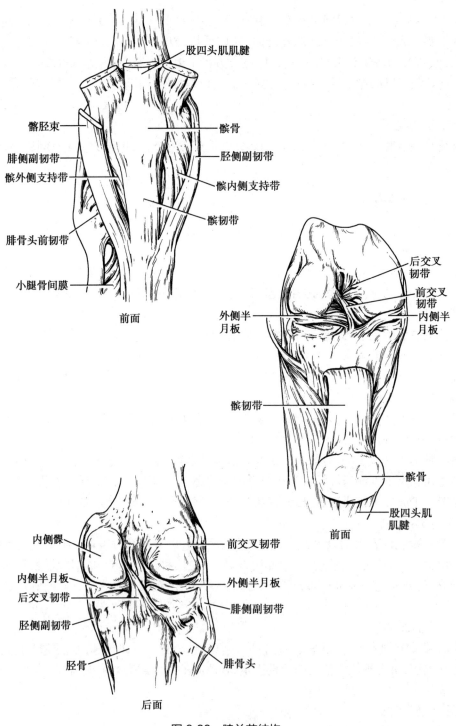

图 6-33 膝关节结构

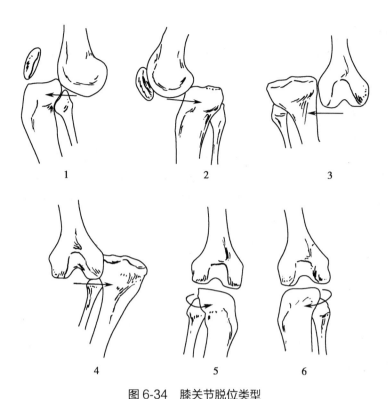

图 6-34 膝关节脱位类型

1.前脱位；2.后脱位；3.外侧脱位；4.内侧脱位；5.旋转脱位；6.旋转脱位

（五）合并伤与并发症

膝关节脱位往往并发血管、神经损伤，其发生率可高达 50%。血管损伤在前脱位中多见，触诊足背动脉和观察远端血液循环可以获得血管损伤相关情况，必要时应进一步检查，包括动脉造影或手术探查，血管栓塞可能导致肢体坏死，必须提高警惕。神经损伤以腓总神经损伤最为常见，即出现胫前肌麻痹，小腿与足背前外侧皮肤感觉减弱或消失。

（六）辨证论治

膝关节脱位属急症，一旦确诊，应在充分麻醉下行手法复位。血管损伤多可随复位自动恢复；腓总神经损伤多因过度牵拉所致，恢复困难，容易遗留永久性神经功能障碍；韧带损伤可以择期予交叉韧带重建和侧副韧带修补。

1. 整复　复位一般在腰麻或硬膜外麻醉下进行，患者仰卧，一助手双手握住患侧大腿，另一助手握住患侧踝部及小腿做对抗牵引，保持膝关节半屈伸位。术者双手向脱位的相反方向推挤或提托股骨远端与胫骨近端，如闻及入臼声，畸形消失，即表明已复位。复位后，轻柔地将膝关节屈伸数次，检查关节间是否完全吻合，并可理顺被卷入关节间的关节囊及韧带和移位的半月板。一般不主张直接按压胫骨近端复位，以免加重损伤。

2. 固定　膝关节加压包扎，用长腿夹板或石膏托于屈曲 20°~30° 位固定 6~8 周。禁止伸直位固定，以免加重血管、神经损伤。抬高患肢，以利消肿。

3. 药物治疗　按脱位三期辨证论治。

4. 手术治疗　膝关节脱位并发韧带、血管损伤及骨折者，应手术治疗。对于复位后仍不能恢复的腘动脉损伤者，应毫不迟疑地进行手术探查及修复。

5. 功能锻炼　在固定期间应积极锻炼股四头肌、踝关节与髋关节。6 周后在夹板固定下做扶拐不负重步行锻炼。解除固定后，练习膝关节屈伸活动，待股四头肌肌力恢复及膝关节屈伸活动较稳定的情况下，才能负重行走。

（七）预防与调护

早期不宜做膝关节屈伸活动，如有膝关节明显不稳，应尽早行韧带重建或修补手术，预防后期创伤性关节炎的发生。

三、髌骨脱位

（一）解剖特点

髌骨为人体中最大的籽骨，是构成膝关节的重要组成部分。它被股四头肌扩张部筋膜所包绕，腱膜向下延伸成为强韧的髌韧带，固着于胫骨结节上。髌骨有保护股骨髁、维持关节外形的作用，更为主要的是，它是伸膝装置的重要组成部分，能加强膝关节最后 10°~15° 的伸直功能。

由于膝关节有 10°~15° 的自然外翻角，股四头肌起止点不在一条直线上，当股四头肌收缩时，髌骨有自然外移的趋向，故临床上髌骨外侧脱位较多见。

（二）病因病机

按发病机制，髌骨脱位可分为外伤性脱位和习惯性脱位；按脱位时髌骨所在的位置，可分为外侧脱位、内侧脱位、向上脱位、关节内脱位及轴向旋转脱位；按髌骨脱位的性质，可分为急性脱位、复发性脱位。髌骨脱位往往不是单一的因素，而是相互交错的因素所引起的，例如，先天性股骨外侧髁发育不良，既是习惯性脱位的因素，又是轻微外伤导致外伤性脱位的因素。

1. 外伤性髌骨脱位　当膝关节屈曲位跌倒时，髌骨内侧缘遭受向外的直接暴力冲击，或膝关节处于外翻位跌倒时，股四头肌扩张部内侧软组织发生撕裂，可导致髌骨外侧脱位。当膝关节处于伸直位时，髌骨内侧突然受到强大的外旋暴力，髌骨可滑过股骨外侧髁而发生髌骨外侧脱位。

2. 习惯性髌骨脱位

（1）先天性骨或软组织发育缺陷

1）髌骨发育异常：如翼状髌骨、高位髌骨、髌骨发育不全等。

2）髌骨周围软组织异常：如髌骨外侧支持带先天性挛缩、髌骨内侧支持带先天性阙如或松弛、股内侧肌先天性发育不良、股外侧肌先天性挛缩、髂胫束止点异常（止于髌骨外缘）、髌腱止点异常等。

（2）创伤后愈合不良　常见的是急性髌骨脱位复位不良、软组织修复不良、固定时间不足，有的是膝关节手术内侧切口、髌骨内侧支持带修复不良等。

（3）各种骨病后遗症：如脊髓灰质炎后遗症、佝偻病、骨软化症引起的严重膝外翻、化脓性或结核性膝关节炎后遗症等。

总之，引起习惯性髌骨脱位的因素是多方面的，能造成膝关节 Q 角角度增加的任何剪力均可使髌骨与股骨髁间窝不相对应，失去稳定性而脱位。

（三）临床表现

1. 外伤性髌骨脱位　外伤性髌骨脱位并不多见。它有明确的急性外伤史，伤后膝关节疼痛肿胀，不能伸屈，髌骨内侧有瘀斑，压痛明显，推移髌骨时有松动感。有些患者能自行将脱位的髌骨扳回原位，或当伸直膝关节时，脱位的髌骨极易弹回原位；有些患者就诊时只表现为关节肿胀，浮髌试验阳性，若自内向外推挤髌骨，很容易将髌骨向外推移，并伴有疼痛拒按。

2. 习惯性髌骨脱位　膝部弥漫性疼痛，上下楼梯时加重，疼痛位于膝关节前部，呈持续性钝痛。膝关节可有不稳感，有发软或踏空感，有髌骨骨擦音及膝关节肿胀。

（四）诊断依据

1. 外伤性髌骨脱位

（1）病史：有明确的急性外伤史。

（2）症状：膝关节疼痛肿胀，不能伸屈，髌骨内侧有瘀斑。

（3）体征：损伤局部压痛明显，推移髌骨时有松动感。

（4）辅助检查：膝关节正侧位 X 线片可显示为复位的髌骨异常变位，有时发现髌骨边缘性撕脱骨折；侧位片可显示高位髌骨或低位髌骨，并可显示髌骨的扭转变位。为进一步显示股骨髁部的发育状况，可拍髌骨轴位片，如显示髌骨外髁低平，表明有先天性骨骼发育不良存在，提示有形成习惯性髌骨脱位的可能。

2. 习惯性髌骨脱位

（1）病史：既往有 1 次或多次外侧方向的髌骨脱出或错动史。

（2）症状：膝关节前部弥漫性持续性钝痛，上下楼梯时加重，可有不稳感、发软或踏空感。

（3）体征

1）髌骨研磨试验阳性：压迫髌骨并用手法使其在滑车沟内向内、外、上、下移动，当髌股关节有病变时膝关节前部疼痛。

2）推髌试验阳性：屈膝 50° 位侧方推髌骨，髌骨一半以上超出股骨外侧髁外缘。

3）恐惧试验阳性：侧方推挤髌骨时，患者反应过敏，拒绝侧推。

4）Q 角增大：Q 角为伸膝位测量的髂前上棘至髌骨中心点连线与髌骨中心点到胫骨结节最高点连线的夹角（锐角），正常值男性为 8°~10°，女性为 10°~20°，若大于此范围则有脱位的倾向。

此外，体格检查还可发现导致习惯性髌骨脱位的原发病表现，如先天畸形、手术或创伤瘢痕、肌肉麻痹等。

（4）辅助检查：一般情况下，拍摄膝关节正侧位 X 线片即可确诊，有时需要加拍特殊位置的 X 线片。例如高位髌骨，需要在股四头肌强力收缩时拍摄侧位片，以确认髌骨关节异常变化；膝关节轴位片可显示股骨外侧髁发育状况，以及髌骨所处的位置。

（五）合并伤与并发症

外伤性髌骨脱位容易导致膝关节创伤性关节炎；习惯性髌骨脱位由于伴有膝关节解剖结构异常，手术的目的只是解决脱位问题，无法恢复正常的髌股关节对合关系，而且患者术前多存在髌股关节软骨损伤，术后又需经过一个长期的适应磨合过程，不可避免地会遗留一些并发症，较为常见的有关节屈伸受限、髌股关节软骨损伤和脱位复发等。

（六）辨证论治

1. 整复　新鲜单纯髌骨脱位手法整复比较容易，一般不需要麻醉，也不需要助手。术者一手扶踝，一手持膝上，牵拉膝关节伸直，髌骨可自动弹回复位，如不能弹回，可略施力于髌骨外缘（髌骨外侧脱位）或内缘（髌骨内侧脱位），同时使膝关节过伸，髌骨被推向内侧或外侧，即可复位。如仍有困难，可能为髌骨嵌夹于股骨外侧髁，可请助手协助，助手略屈曲膝关节，术者两拇指将髌骨向外推移，松解嵌夹后助手立即伸直膝关节，术者同时施力于髌骨外缘（髌骨外侧脱位）或内缘（髌骨内侧脱位），向内侧或外侧推挤，即可复位。

2. 固定　手法整复者可用长夹板固定 3~4 周；手术切开复位者要用石膏固定，固定时间依据手术的性质而定，仅软组织修复者固定 4~5 周，有骨折内固定者应固定 5~6 周。

3. 药物治疗　在固定期间服用活血止痛汤，解除固定后可外用中药熏洗。

4. 手术治疗　外伤性髌骨脱位应对撕裂的膝内侧软组织，包括股四头肌的扩张部进行手术修补。习惯性髌骨脱位应以手术矫治为主。

5. 功能锻炼 固定后积极做股四头肌收缩运动；解除外固定后，有计划地加强股内侧肌锻炼，逐渐锻炼膝关节屈伸功能。

（七）预防与调护

习惯性髌骨脱位一般需手术治疗；对外伤性髌骨脱位，注意是否合并其他膝关节稳定结构损伤，必要时应行手术治疗。非手术治疗注意预防后期并发症的发生。

案例分析

李某，男，40岁，搬运工。

主诉：右膝关节肿胀、疼痛20分钟。

病史：患者工作时被麻包砸伤右膝关节，致膝关节肿胀、剧烈疼痛、不能站立行走。约伤后20分钟就诊。

专科检查：一般情况良好，右膝关节伸直位，屈伸功能障碍，关节前后径增大，髌骨下陷，在腘窝部可触及突出的股骨髁，右足趾苍白，足背动脉搏动消失。

X线检查：右膝关节前脱位。

诊断：右膝关节前脱位合并腘动脉损伤。

治疗：急行手法复位，复位后右膝屈伸功能恢复，足背动脉搏动恢复。膝关节加压包扎，用长腿夹板固定右膝关节于屈曲20°~30°位。

分析：膝关节骨骼接触面宽阔，关节内外有坚强的韧带维持其稳定，因此，非强大的外力很难造成膝关节脱位，临床常见的原因多为重物砸伤、高处坠落、剧烈撞击等。强大暴力造成膝关节脱位的同时，必然损伤维系膝关节稳定的结构，如内外侧副韧带、交叉韧带、半月板等，尚可合并骨折，乃至损伤神经、血管。其中以腘动脉损伤最为严重，且发生率较高，达40%。如不及时治疗，可引起肢体远端缺血坏死，导致截肢。本案例恰为膝关节脱位合并腘动脉损伤，经复位解除了骨端对腘动脉的压迫，足背动脉搏动恢复。若复位后足背动脉搏动仍未恢复，应急诊行探查、修补手术。固定3~4周后开始膝关节屈伸功能锻炼，若发现膝关节不稳，抽屉试验或侧向应力试验阳性，要考虑交叉韧带断裂或侧副韧带断裂，即行交叉韧带重建或侧副韧带修补术。

（徐西林　盖大圣）

复习思考题

1. 关节的稳定性是如何维持的？
2. 脱位的一般症状、特殊体征各有哪些？
3. 试述肩关节前脱位的病因病机。
4. 肘关节后脱位和伸直型肱骨髁上骨折如何鉴别？
5. 试述髋关节后脱位的复位手法。
6. 髋关节后脱位和股骨颈骨折如何鉴别？
7. 分析膝关节脱位的病机及并发症。

扫一扫
测一测

◆◆◆ 第七章 ◆◆◆

筋　伤

第一节　上 肢 筋 伤

一、肩关节周围炎

　　肩关节周围炎简称肩周炎，又称冻结肩，俗称五十肩，属中医"肩痹"等范畴，是肩关节周围肌肉、肌腱、滑膜囊及关节囊的慢性损伤性炎症，以肩痛、肩关节活动障碍为特征。常见于 50 岁左右的成年人，女性多于男性。

　　（一）解剖特点

　　肩关节由肩胛骨关节盂与肱骨头组成，周围有三角肌、肩袖、滑膜囊及关节囊等软组织，可做屈、伸、外展、内收、外旋、内旋等动作。此外，还可做环转运动，由于其为人体运动最灵活的关节，因此遭受损伤的概率较高。

　　（二）病因病机

　　一般认为因慢性劳损导致肩关节囊挛缩，周围肌腱及肌肉广泛粘连，关节囊容积缩小，导致关节活动障碍。中医认为，本病由年老体衰，气血虚损，筋失濡养，风、寒、湿邪侵袭肩部，经脉拘急所致。

　　（三）临床表现

　　早期肩部肌肉痉挛性疼痛，其特点是疼痛范围较广，活动时加剧，夜间尤甚，压痛部位较多或不明显，伴有上肢外展、后伸及旋转活动受限。后期肩臂肌肉萎缩，尤以三角肌明显，最后因肩关节周围软组织广泛粘连而致肩部僵硬,形成"冻结肩"。

（四）诊断依据

1. **病史** 常见于中老年人,多数患者呈慢性发病,少数有外伤史。

2. **症状** 肩周疼痛,活动时加重,以夜间为甚,常因天气变化及劳累而诱发,肩关节活动受限。

3. **体征** 肩部肌肉萎缩,肩前、后、外侧可有压痛,外展功能受限明显。

4. **辅助检查** X线摄片检查多为阴性,有时可见骨质疏松、冈上肌腱钙化或大结节处有密度增高的阴影。

（五）辨证论治

1. **手法治疗** 患者坐位,术者右手的拇、示、中三指对握三角肌束,垂直于肌纤维走行方向拨动5~6次,再拨动痛点附近的冈上肌、胸肌各5~6次,然后按摩肩前、肩后、肩外侧。继之,术者左手扶住肩部,右手握患侧手腕部,做牵引、抖动、旋转活动。最后做肩关节外展、上举、内收、前屈、后伸等动作。

2. **药物治疗** 本病治宜益气温经、和经通痹,方用黄芪桂枝五物汤、独活寄生汤等;外用伤湿止痛膏、麝香追风膏或坎离砂等。

3. **功能锻炼** 可在早晚反复做内旋、外旋、外展、环转等动作,亦可采取"手指爬墙""手拉滑车"等锻炼方法。

4. **其他疗法**

（1）取肩髎、肩髃、肩外俞、巨骨、曲池等穴,并可以痛为腧取穴,针刺用泻法,结合灸法。

（2）局部痛点封闭。

（3）压痛点可行射频针灸肌骨介入治疗结合臭氧注射治疗,也可采用冲击波、针刀超短波、磁疗、中药离子导入等方法。

（4）必要时可在麻醉下做手法松解。

（六）预防与调护

本病病程长,部分患者虽可自行痊愈,但时间长,痛苦大,功能恢复不全。因此,要鼓励患者树立信心,加强自主功能锻炼,注意肩部保暖,以增进疗效、缩短病程、加速痊愈。

二、肱骨外上髁炎

肱骨外上髁炎又称网球肘,属中医"筋痹""筋伤"范畴。其临床主要特征是肱骨外上髁处,即前臂伸肌总腱的起点处有疼痛和压痛。

（一）解剖特点

肱骨外上髁是肱骨外髁外上缘的骨性突起,有桡侧腕长伸肌、桡侧腕短伸肌、指总伸肌、小指伸肌和尺侧腕伸肌的肌腱在环状韧带平面形成腱板样的总腱附着。当做抗阻力伸腕、伸指及前臂旋后动作时,均有牵拉应力作用于肱骨外上髁。

（二）病因病机

本病多因慢性劳损致肱骨外上髁形成急、慢性炎症,多见于特殊工种,如砖瓦工、木工、网球运动员等。中医认为,本病由慢性劳损而瘀阻经筋所引起。

（三）临床表现

多数起病缓慢,常无明显外伤史。肘部疼痛,可放射到前臂外侧或肩部,常因握拳或用力拧物而使疼痛加重。肱骨外上髁、肱桡关节后方或桡骨头附近常有压痛。若将患肘伸直,前臂旋前,腕部掌屈,此时抗阻力腕背伸或前臂旋后,即可引起患处疼痛。

（四）诊断依据

1. **病史**　常见于成年人,多数患者起病缓慢。

2. **症状**　肘外侧疼痛,呈持续渐进性发展,前臂无力,握力减弱,轻者静息时多无症状。

3. **体征**　肘外侧压痛,以肱骨外上髁处明显,腕伸肌紧张试验阳性。

4. **辅助检查**　X线摄片检查多为阴性。

（五）辨证论治

1. **手法治疗**

（1）扭拨法:术者左手握患肢上臂桡侧,拇指在上,余指在下,右手握腕部,做上下抖动、左右翻转,以扭拨臂筋,由肘至腕,重复1~2次。

（2）拨筋法:术者一手握患肢腕部,一手拇指置于肱骨外上髁肌腱附着处,做屈伸旋扭肘关节动作5~7次,然后拇指在肱骨外上髁下方寻找痛点,并用力由外向肘窝部推挤,拨动肌筋。

（3）扳法:此法适用于前臂旋前及肘关节伸屈活动受限者。术者一手握患肢肘部,一手握腕部,屈肘屈腕,前臂旋前位,做肘关节屈伸摇动数次,顺势向伸肘方向扳腕部,常可闻及弹响。

2. **药物治疗**　本病治宜养血荣筋、舒筋活络,方用舒筋汤、小活络丹等;外用散瘀和伤汤煎水熏洗患处等。

3. **功能锻炼**　疼痛发作期应减少活动,疼痛缓解期可进行伸腕肌牵拉练习。

4. **其他疗法**

（1）局部痛点封闭。

（2）症状严重者可采用小针刀治疗,一般平行肌纤维走行进刀,纵行疏通剥离。

（3）取尺泽、阳溪、曲池等穴,行针灸强刺激手法。

（4）超短波、磁疗、蜡疗、光疗、离子透入疗法等。

（六）预防与调护

平素注意防护,避免长时间、反复牵拉。发作时更应减少活动,必要时可适当固定,如三角巾悬吊或前臂石膏固定等。

三、桡骨茎突狭窄性腱鞘炎

桡骨茎突的肌腱在腱鞘内长时间摩擦和反复损伤后,滑膜出现水肿、增生等炎症变化,引起腱鞘管壁增厚、粘连或狭窄者,称桡骨茎突狭窄性腱鞘炎。

（一）解剖特点

桡骨茎突的腱沟窄而浅,底面突出不平,沟面覆盖腕背韧带,拇长展肌和拇短伸肌从这一狭窄而较坚硬的鞘内通过,加之此处形成一尖锐角度,且拇指活动度较大,故而容易产生摩擦,造成劳损或引起创伤。

（二）病因病机

由于手腕部的过度劳累,导致桡骨茎突部的腱鞘发生损伤性炎症,造成纤维管充血、水肿、肥厚、管腔变窄,肌腱在管内滑动受阻而产生症状。如迁延日久,腱鞘纤维化和挛缩,腱鞘腔变得更狭窄,将使症状更为顽固。多见于从事手工操作者等。

（三）临床表现

大多起病缓慢,疼痛局限于桡骨茎突部且逐渐加重,可向手及前臂放射。拇指运动无力,活动受限,严重者局部可有轻度肿胀、潮红、发热,触痛敏感,个别患者在局部触诊时有细微的摩擦感。

（四）诊断依据

1. 病史　有劳损史,好发于长期从事手工操作者。

2. 症状　桡骨茎突部疼痛,持重时乏力、疼痛加剧,活动受限。

3. 体征　桡骨茎突处肿胀,有一结节状轻微隆起,扪之约豌豆大小,压痛明显,握拳尺偏试验阳性(图 7-1)。

4. 辅助检查　X 线摄片检查多无明显变化。

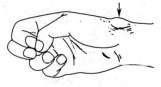

图 7-1　桡骨茎突
狭窄性腱鞘炎

（五）辨证论治

1. 手法治疗　术者一手托扶患手,另一手在腕部桡侧痛处做轻揉按摩,边做边拔伸牵引与旋转腕部,最后将拇指伸屈外展 5~6 次,并向远心端牵拉。

2. 药物治疗　本病治宜调养气血、舒筋活络,方用活血止痛汤或桂枝汤等加减;外用海桐皮汤熏洗。

3. 功能锻炼　拇指与腕部及其余四指的活动,应在不引起桡骨茎突部疼痛的情况下,循序渐进地进行。

4. 其他疗法

(1)局部痛点封闭。

(2)局部封闭治疗后症状缓解不明显者可行小针刀治疗,经封闭点顺肌纤维走行进针刀,达骨面后稍退针刀,纵行切开,疏通分离,再横向推移松解数次。

(3)取阳溪为主穴,配合谷、曲池、手三里、列缺、外关等,针刺得气后留针 15 分钟。

（六）预防与调护

平时注意防护,勿使手腕过于疲劳。一旦发病,如能在早期尽可能减少或暂时中止做腕关节背伸及尺偏和拇指频繁内收的动作,可减少肌腱在腱鞘内滑动摩擦,有利恢复。

四、腕管综合征

腕管综合征临床较常见,是由于正中神经在腕管中受压而引起的以手指麻木为主的感觉、运动功能障碍等一系列表现的疾病。

（一）解剖特点

腕管是由屈肌支持带与腕骨所构成的骨 - 韧带隧道。通过腕管的有拇长屈肌腱、指浅屈肌腱、指深屈肌腱及正中神经。正中神经居于浅层,处于肌腱与屈肌支持带之间(图 7-2)。

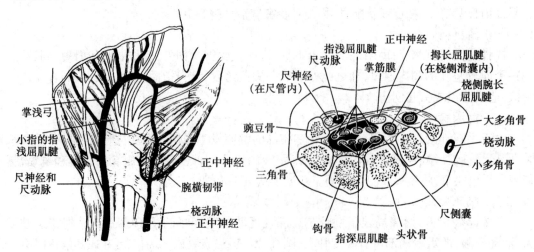

图 7-2　腕管解剖结构

（二）病因病机

腕部创伤（如桡骨远端骨折、腕骨骨折脱位、腕部扭挫伤、腕部慢性损伤）或腕管内腱鞘囊肿、脂肪瘤等导致腕管内容积相对减小，肌腱和正中神经与屈肌支持带来回摩擦，引起肌腱、滑膜等组织水肿、肿胀、增厚，使管腔内压力增高，最终压迫正中神经而发病。

（三）临床表现

主要表现为正中神经受压后，引起腕以下正中神经支配区域的感觉、运动功能障碍。桡侧 3 个半手指麻木、刺痛或烧灼样痛、肿胀感，握力减弱，拇指外展、对掌无力，握物、端物时偶有突然失手的情况。夜间、晨起或劳累后症状加重，活动或甩手后症状可减轻。寒冷季节患指可有发冷、发绀等改变。病程长者，大鱼际萎缩，患指感觉减退，出汗减少，皮肤干燥脱屑。叩诊试验阳性：轻叩腕管正中部位的正中神经（桡侧腕屈肌与掌长肌之间），正中神经支配区域的手指有放射性触电样刺痛感。

（四）诊断依据

1. 病史　常有慢性劳损史或外伤史。

2. 症状　早期出现患手桡侧 3 个半手指麻木、刺痛或烧灼样痛；后期出现大鱼际萎缩、肌力减弱，正中神经支配区域感觉障碍，拇指不能外展。

3. 体征　叩诊试验阳性。

4. 辅助检查　某些病例因同时患有手部肥大性关节炎、桡骨远端骨折、腕骨骨折脱位等，导致 X 线摄片异常；肌电图检查异常。

📖 **知识链接**

肌电图检查

在近侧腕掌横纹正中神经部位置一双极电极，测定拇对掌肌或拇短展肌处的运动神经纤维传导时间。正常短于 5ms，在本病可长达 20ms。肌电图检查可用于手术前后对比及腕关节以上正中神经病变的鉴别诊断。

（五）辨证论治

1. 手法治疗　术者拇、示指指腹或指尖按压、揉摩患侧外关、阳溪、鱼际、合谷、劳宫等穴及痛点，在轻度拔伸下，缓缓旋转、屈伸腕关节，然后依次拔伸第 1~4 指，以能发出弹响为佳。

2. 药物治疗　本病治宜活血祛瘀、温经通络，方用舒筋活血汤或当归四逆汤等加减；外贴宝珍膏、万应膏，或用八仙逍遥汤熏洗。

3. 功能锻炼　练习手指、腕关节的屈伸及前臂的旋转活动，防止失用性肌萎缩和粘连。

4. 其他疗法

（1）封闭治疗，于掌长肌腱与正中神经尺侧、腕掌横纹处进针，注射于屈肌支持带内。

（2）取阳溪、外关、合谷、劳宫等穴，针刺得气后留针 15 分钟。

（3）症状严重且非手术治疗无效时，可考虑切开屈肌支持带以缓解对正中神经的压迫。

（六）预防与调护

腕部创伤要及时、正确地处理。已发生腕管综合征者，施行理筋手法后要固定腕部，不宜热疗，以免加重病情。非手术治疗无效者应尽快手术治疗，防止正中神经长时间严重受压而变性。

五、指肌腱断裂

(一) 解剖特点

指伸肌腱止于末节指骨的基底部背面,在近指间关节的背面分成中央束和两侧束,并有骨间肌和蚓状肌的肌腱加入侧束,形成腱帽。指深屈肌腱止于末节指骨基底部之掌面,指浅屈肌腱止于中节指骨干的掌面。

(二) 病因病机

锐器切割导致肌腱断裂或手指在伸直位时指端突然受到暴力冲击,指伸、屈肌腱强烈收缩,可造成指伸、屈肌腱断裂。

(三) 临床表现

伤后患指出现疼痛、肿胀、压痛及畸形。指伸肌腱不同部位断裂,其相应关节不能伸展,并可出现畸形。指屈肌腱断裂表现为患指伸直角度加大,手指屈曲活动受限。

(四) 诊断依据

1. 病史　有明确的外伤史。

2. 症状　伤后患指剧痛、肿胀、压痛,可呈现典型的畸形(如指伸肌腱断裂时出现"锤状指")。

3. 体征　患指主动伸直或屈曲活动受限。

4. 辅助检查　X线摄片检查多为阴性,有时可见末节指骨基底部背侧撕脱骨折、指间关节脱位等。

(五) 辨证论治

1. 手术治疗　新鲜指肌腱完全断裂时,应尽可能行一期手术缝合。晚期由于肌腱断端的粘连及回缩等,手术难度增加。

2. 药物治疗　参照筋伤三期辨证论治。后期可配合中药热敷、熏洗等,方用上肢损伤洗方。

3. 固定　肌腱缝合术后宜用夹板或石膏固定3周。对于闭合性手指末节的伸肌腱断裂,可考虑非手术治疗,仅将远指间关节过伸,而将近指间关节尽量屈曲,用铝板固定6周。

4. 功能锻炼　早期的功能锻炼至关重要。指屈肌腱缝合术后,提倡尽早开始保护性的被动活动,3周后在原有被动活动的基础上逐步进行主动活动。

(六) 预防与调护

指伸肌腱、指屈肌腱断裂无论手术与否,都应予以固定,原则上应达4~6周。患指因肌腱粘连、关节僵硬等原因导致功能恢复的时间较长,应在医生的指导下积极、主动地进行功能锻炼。

📖 知识链接

肌腱缝合常用方法

肌腱缝合的常用方法有间断缝合、抽出缝合、双垂直缝合和编织缝合等(图7-3)。

缝合肌腱时宜用细针细线,手术操作必须轻巧,以3-0丝线或尼龙单线细致地缝合,不破坏肌腱内部的血液循环,缝线最后打结的线头在外,其余部分皆可在肌腱内,以减少粘连。

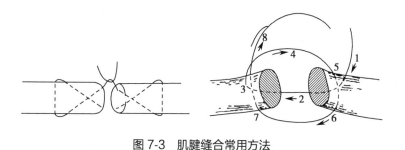

图 7-3　肌腱缝合常用方法

六、指屈肌腱狭窄性腱鞘炎

指屈肌腱狭窄性腱鞘炎又称弹响指、扳机指,以拇指发病为最多。

（一）解剖特点

第 1 掌骨颈与掌指关节的浅沟与鞘状韧带组成骨性纤维管,内层为滑膜,可使拇长屈肌大幅度来回滑动。其余手指的屈肌腱亦有腱鞘将其约束在掌骨头和指骨上。

（二）病因病机

手指经常屈伸,使屈肌腱与骨性纤维管反复摩擦,或长期用力握持硬物,骨性纤维管受硬物与掌骨头两者的挤压,局部充血、水肿,继之纤维管变性,管腔狭窄,指屈肌腱因受压而变细,两端膨大呈葫芦状,阻碍肌腱的滑动。当肿大的肌腱通过狭窄的隧道时,发生弹跳动作和响声,称弹响指;肿大的肌腱不能通过狭窄的隧道时,手指不能伸屈,称为闭锁（图 7-4）。中医认为,本病由局部过劳或受凉引起气血凝滞,不能濡养经筋所致。

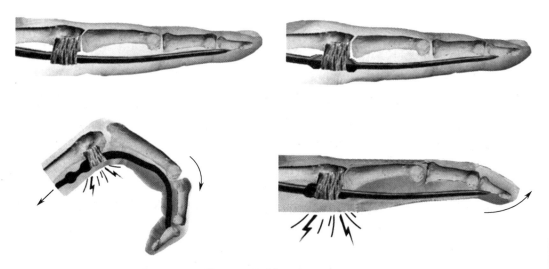

图 7-4　弹响指的发生机制

（三）临床表现

本病起病缓慢,早期患指发僵、疼痛、伸屈困难,活动后即消;逐步出现弹响;后期患指疼痛,不能屈伸,终日有闭锁。在掌侧面、掌骨头部有压痛,并可触及黄豆大小的结节。

（四）诊断依据

1. 病史　有手部劳损病史,多见于妇女及手工劳动者,好发于拇指、中指。

2. 症状 手指活动不灵活,局限性酸痛,晨起或劳累后症状明显。

3. 体征 掌指关节掌侧压痛,可触及结节,指伸屈活动困难,有弹响或闭锁现象。

4. 辅助检查 X线摄片检查多无明显改变。

（五）辨证论治

1. 手法治疗 术者手指按压于患指掌指关节的结节处,横向推动,纵向推按,轻缓伸屈掌指关节,并向远端牵拉。

2. 药物治疗 本病治宜活血化瘀、消肿止痛,或补气养血、温经散寒,方用活血止痛汤或黄芪桂枝五物汤加减;外用海桐皮汤煎水熏洗。

3. 功能锻炼 局部疼痛减轻后即可做腕关节、指间关节的伸、屈等功能锻炼。

4. 其他疗法

（1）腱鞘内局部封闭治疗。

（2）以痛为腧取穴,针刺治疗;结节及其周围痛点亦可针刺。对于症状严重者,可行针刀松解术。

（六）预防与调护

平时做手部动作要缓慢,避免劳累及受凉。发病时间短且疼痛严重者,需充分休息;晚期局部硬结明显者,尽量不用理筋手法,可选择水针刀或小针刀治疗。

知识链接

指屈肌腱狭窄性腱鞘炎针刀松解术

局麻后,以结节为中心,小针刀平行于肌腱走行方向刺入结节,沿肌腱走行方向上下挑割。不要向两侧偏斜,注意勿挑伤肌腱、神经及血管。如弹响已消失,手指屈伸无障碍及发紧感,说明已切开腱鞘。用无菌纱布加压包扎。

七、肩袖损伤

肩袖是由冈上肌、冈下肌、小圆肌、肩胛下肌的肌腱组成的腱帽样结构。随年龄增长肌腱退变或积累性损伤导致肌腱变性使其变脆,弹性及伸展性下降,在轻微外力作用下即可发生肩袖挫伤乃至完全性肌腱断裂,称为肩袖损伤。

（一）解剖特点

肩袖由冈上肌、冈下肌、小圆肌、肩胛下肌的肌腱组成,保持肱骨头于关节盂内,使关节稳定,协助肩关节外展,且有旋转功能。冈上肌经常受肩峰与喙肩韧带的摩擦,为肩袖的薄弱点。肩袖破裂后,受上肢重力牵拉不易愈合。

（二）病因病机

多发生于上肢运动为主的运动员,如举重、棒垒球运动员等;40岁以上的男性也很多见,且随年龄的增加而患病率增高。由于肩袖受肩峰保护,直接暴力很少造成肩袖破裂。间接暴力致肩袖损伤多因肩袖随年龄增长发生退行性变后上肢外展,手掌撑地,肩袖骤然内收而破裂,尤因冈上肌肌力薄弱,而承受牵拉力最大,故易破裂,约占50%。肩袖损伤依据破裂程度可分为部分破裂和完全破裂两类。若处理不当,部分破裂可发展为完全破裂。

（三）临床表现

多见于40岁以上的男性,如为青年人必有严重外伤史,当肩袖破裂时,患者常自觉有撕裂声响,局部肿胀,皮下出血,伤后局部疼痛多限于肩顶,并可向三角肌止点放射,大结节与肩峰间压痛明显,肩关节不能主动外展。最典型的疼痛是颈肩部的夜间疼痛,侧卧位加重,严重影响睡眠。由于肩袖损伤常表现为颈肩部疼痛甚或患侧上肢的放射痛,当与神经根型颈椎病鉴别。另外,本病肩关节的主动活动受限,被动活动尚可,区别于冻结肩。

（四）诊断依据

1. 病史 多有上肢过度运动史或老年人外伤史。

2. 症状 肩袖周围及颈肩部疼痛,夜间加重,外展无力,肩关节主动活动受限。

3. 体征 肩峰下压痛明显,活动时有弹响,肩关节外展或可出现疼痛弧,完全破裂者,可以摸到破裂的裂隙,日久肩袖肌群失用性萎缩,尤以冈下肌明显,肩关节活动异常,同时抗阻力外展力量减弱。上臂下垂试验:行局部麻醉后,将患侧上臂被动外展至 90°,如不加以支持,患肢仍能保持这一位置,表明肩袖无严重损伤,如不能维持被动外展位置,则表明肩袖严重破裂或完全破裂。

4. 辅助检查 X线(关节造影)、B超等可辅助诊断;肩关节 MRI 对本病诊断具有重要意义。

（五）辨证论治

1. 手法治疗 急性期忌手法治疗,在功能恢复期可在肩关节周围使用揉法、穴位点按、拿捏、弹拨、摇肩、牵抖等手法,并配合被动外展及上举上肢,争取及早恢复肩关节功能。

2. 固定 不完全破裂者大多不需要手术治疗,多在局部封闭下,将肩关节于外展、前屈、外旋位,用人字形石膏或外展夹板支架固定 3~4 周,以使肩袖破裂部分接近而获得愈合。

3. 药物治疗 初期治宜活血行气、消肿止痛,可用云南白药、跌打丸,后期治宜舒筋、活络、止痛,药用舒筋丸;外用消瘀止痛膏、接骨续筋膏等。

4. 功能锻炼 在疼痛可以耐受的情况下可进行肩关节功能锻炼,初始以被动活动为主,3 个月内应避免做提举重物等动作。

5. 其他疗法

(1)局部疼痛较剧烈的患者,可在肩峰下间隙行局部封闭。

(2)肩袖部分破裂经 4~6 周非手术治疗仍不能恢复肩关节有力、无痛、主动的外展活动,以及完全破裂和陈旧性破裂的患者,应行手术修补。

（六）预防与调护

注意防护,运动员在运动前做好准备活动,老年人尽量避免摔倒。损伤早期可冷敷,患侧上肢制动。损伤后期可以逐步分阶段地进行功能锻炼。

ER-7-1

正常肩袖及损伤肩袖的 MRI 表现

第二节 下 肢 筋 伤

一、髋关节一过性滑膜炎

本病常见于 5~10 岁的儿童,是一种非特异性炎症所引起的短暂的以急性髋关节疼痛、跛行和功能障碍为主的病症,又称暂时性髋关节滑膜炎。

（一）解剖特点

儿童时期,由于股骨头及髋臼的发育尚未成熟,且关节囊比较松弛、肥大,因而髋关节活动度相对成人较大。

（二）病因病机

跳跃、滑倒、劈叉等致下肢过度外展或内收时,由于关节腔内的负压作用,将关节滑膜或脂肪、韧带吸入并嵌顿于关节腔内使之受损,引起髋关节滑膜急性炎症改变。部分患儿病前2周有上呼吸道感染病史,故也有学者认为本病与病毒感染相关。

(三) 临床表现

发病前几天有上呼吸道感染或外伤史。半数患儿有低热,大腿内前方和膝部疼痛,跛行,患髋各方向活动均受限,有时会有轻度屈髋挛缩。

(四) 诊断依据

1. 病史 好发于5~10岁的儿童,多数有上呼吸道感染或外伤史。

2. 症状 跛行,大腿内前方和膝部疼痛。

3. 体征 腹股沟压痛,髋关节各方向活动均受限,4字试验阳性,重者托马斯征阳性。

4. 辅助检查 X线片主要表现为髋关节骨性结构无异常,如关节积液严重时,关节间隙增宽,股骨头轻度向外侧移位。血常规及血沉均正常,细菌培养阴性。

(五) 辨证论治

1. 物理治疗 卧床休息,避免负重行走,患髋如有屈曲畸形应牵引治疗。

2. 药物治疗 按筋伤三期辨证论治。局部疼痛者,可外敷消瘀止痛药膏或外贴麝香关节止痛膏。

(六) 预防与调护

避免下肢过度外展、外旋或内收、内旋活动。治疗期间应卧床,避免负重行走。

二、梨状肌综合征

因梨状肌损伤、痉挛、变性等导致梨状肌下孔狭窄,使通过该孔的坐骨神经和其他骶丛神经及臀部血管遭到牵拉、压迫或刺激,出现以臀部、大腿后侧疼痛为主要表现的疾病称为梨状肌综合征。它是引起干性坐骨神经痛的原因之一,是常见腰腿痛病证之一。

(一) 解剖特点

梨状肌起自骨盆内骶骨前面,穿出坐骨大孔达臀部,止于股骨大转子,将坐骨大孔分为梨状肌上孔及下孔,坐骨神经出梨状肌下孔。髂后上棘与坐骨结节连线中点、坐骨结节与股骨大转子连线中点,这两点的连线为坐骨神经在臀部的体表投影。坐骨神经走行变异者,梨状肌有损伤时更易导致梨状肌综合征。

(二) 病因病机

梨状肌损伤多由间接外力所致,如闪、扭、跨越、反复下蹲等;或由于某些动作,尤其是下肢外展、外旋或蹲位变直立时,使梨状肌被牵拉过长而致损伤;臀腰部感染或外邪侵袭亦可造成梨状肌炎性损伤。

(三) 临床表现

疼痛多发生于一侧臀腿部,呈刀割样或烧灼样,大小便或大声咳嗽等引起腹内压增高时可使疼痛加剧。

(四) 诊断依据

1. 病史 大多数患者有过度旋转、外展大腿的病史,有些患者有夜间受凉病史。

2. 症状 常表现为一侧臀部、大腿后侧疼痛。

3. 体征 臀肌有不同程度萎缩,梨状肌表面有深压痛,可触及条索状肌束或痉挛的肌肉。Pace试验阳性:患者坐位,双膝合拢后再分开,用力对抗术者双手向内的推挤(对抗力为髋的外展和外旋力),出现肌力弱、疼痛加重为阳性。Thiele试验阳性:内收、屈曲和内旋髋关节时,因梨状肌被牵拉致使疼痛加重,为阳性。

4. 辅助检查 X线多无异常发现,可帮助排除髋部及骶髂关节病变。

（五）辨证论治

1. 手法治疗　先按摩臀部痛点,可用擦法、揉法等,使局部有温暖舒适感。然后以指代针点按痛点阿是穴。使用拨络法,双手拇指推拨梨状肌,推拨的方向与肌纤维走行方向相垂直,以剥离其粘连。按照髋关节后侧部筋伤手法施用摇拔、屈按等手法,以及"伸膝蹬空法"被动活动臀部肌群,以解除其痉挛。最后用捋顺法、拍打法作结束手法。梨状肌牵拉:患者半坐位,患侧手扶床,患侧足部置于健侧膝外侧,术者扳患侧膝关节内收、内旋,与上身呈相反方向牵拉臀部肌肉。

2. 药物治疗　本病治宜活血化瘀、通络散结或补肾强筋;局部外贴温经通络膏、消肿止痛膏或外搽正红花油、独活止痛搽剂等。

3. 其他疗法

(1)疼痛局限者可做梨状肌封闭,或行针灸、拔罐疗法。

(2)红外线、频谱仪照射理疗。

（六）预防与调护

负重时不要用力髋关节外旋或内旋,可进行梨状肌被动拉伸训练。

三、臀肌挛缩

臀肌挛缩是由多种原因引起的臀肌及其筋膜纤维变性、挛缩,继发髋关节内收、内旋、屈曲功能障碍,进而表现为特有的步态、姿势异常的临床病症。发病常与重复多次的臀部肌内注射药物有关。

（一）解剖特点

臀大肌位于臀部皮下,起于髂骨外面和骶、尾骨的后面,肌束斜向外下,止于股骨的臀肌粗隆,是髋关节有力的伸肌,并可使股骨外旋。臀大肌肌束肥厚,是肌内注射的常用部位。

（二）病因病机

多见于注射后导致臀大肌纤维变性、挛缩,如挛缩波及臀中肌、阔筋膜张肌及髂胫束时,症状更加典型。本病亦可见于未经臀肌注射的患儿,原因不明。

（三）临床表现

本病患者常因步态特殊,坐位双膝不能靠拢而就诊。由于臀大肌纤维挛缩,患者不能在中立位屈髋,因此下坐或下蹲时,必须将大腿分开、患髋外展外旋,呈典型蛙式位。站立时,下肢常呈外旋步态,不能完全并拢。双髋病变者,跛行更为明显,表现为"绕圈"步态。

（四）诊断依据

1. 病史　多见于儿童,起病缓慢,常有臀部注射药物史。

2. 症状　患侧髋关节内收、内旋、屈曲受限,行走步态异常。

3. 体征　臀区外上 1/4 象限可见皮肤凹陷,沿臀大肌纤维可触及条索状物或硬结,髋关节内收、内旋时尤为明显,Ober 征阳性。

4. 辅助检查　X 线摄片检查大多无异常。

（五）辨证论治

1. 手法治疗　患者侧卧位,患侧在上,术者在臀部施揉按法约 3 分钟,同时做患肢内旋被动活动,幅度由小到大。术者拇指触摸清楚髂前上棘上方的髂嵴部、臀大肌及大转子处的条索状物和硬结,并用弹拨法来回拨动,继而沿臀大肌纤维走行方向捋顺。一手扶持膝部,一手握踝部,先顺势屈髋屈膝,再将髋内收、内旋、伸直,反复活动数遍,活动范围由小到大,力量由轻到重,使髋关节屈曲、内收、内旋活动达到最大限度。

2. 药物治疗　本病治宜活血通络或养血壮筋,方用补阳还五汤或壮筋养血汤加减;局部可外擦红花油、万花油、治伤水等。

3. 功能锻炼　除加强股四头肌锻炼和步行练习以防止患肢肌肉萎缩外,还应加强髋关节活动,如练习屈髋下蹲、四面摆腿、仰卧举腿、蹬空增力等动作。

4. 手术治疗　如果臀肌挛缩已形成,已明显影响患肢功能,并经非手术治疗无效者,可采取切开或关节镜下臀肌松解术。

（六）预防与调护

儿童时期应尽量避免反复、多次的臀部注射,如必须采取此法时,可对注射部位热敷及按摩等。一旦病发,则应尽早就医。

🔍 知识拓展

关节镜下臀肌松解术

患者侧卧位,后外侧入路,于大转子顶点下方 1cm 做一长约 1cm 的切口,切开皮肤后,用剥离子将臀下脂肪剥离显露挛缩筋膜,注射生理盐水,将关节镜镜头深入,观察挛缩筋膜,并于挛缩筋膜上做一切口,长约 1cm,放入等离子刀,将挛缩筋膜逐步消融,术中活动髋关节,至完全恢复正常功能为止。术后行双下肢并拢固定 1~2 周并进行功能锻炼,多能获得满意的效果。

四、膝关节侧副韧带损伤

膝关节是人体行走、站立的重要关节,膝关节周围及关节内有许多韧带等组织附着维持其稳定,故中医认为"膝为筋之府"。

（一）解剖特点

膝关节的内侧及外侧各有坚强的韧带附着,是维持膝关节稳定的重要结构。内侧副韧带起于股骨内上髁,止于胫骨内侧髁的内侧面,其浅层是一条上窄下宽呈扇形的坚韧宽带,深层是关节囊的增厚部分,与内侧半月板相连,前缘与股四头肌扩张部分和髌韧带相接,后缘与关节囊相连,它的主要作用是限制膝关节的外翻,同时还具有限制膝关节外旋的作用。外侧副韧带起于股骨外上髁,止于腓骨头,呈条索状,韧带与外侧半月板之间有腘绳肌腱和滑膜囊相隔,其作用是限制膝关节内翻。屈膝时侧副韧带较松弛,使膝关节有轻度的内收、外展和旋转活动;伸膝时侧副韧带较紧张,膝关节无侧向和旋转运动。

（二）病因病机

膝部外侧受到暴力打击或重物压迫,迫使膝关节过度外翻时,可使膝内侧间隙拉宽,内侧副韧带发生扭伤或断裂。如为强大的旋转暴力,则易合并内侧半月板或前交叉韧带损伤。

若外力迫使膝关节过度内翻,可发生外侧副韧带损伤或断裂。若暴力强大,损伤严重,可伴有关节囊撕裂,腘绳肌及腓总神经损伤。

（三）临床表现

内侧副韧带损伤后,局部肿胀疼痛、皮下瘀斑,患肢常呈半屈曲位。若合并半月板损伤,可出现膝关节交锁。

外侧副韧带损伤后,压痛点在腓骨头或股骨外上髁。若合并腓总神经损伤,可见足下垂及小腿外下 1/3 和足背皮肤外侧感觉障碍。

（四）诊断依据

1. 病史 有明确的膝关节过度内、外翻外伤史。

2. 症状 膝关节内侧或外侧副韧带走行处肿胀、疼痛,可见皮下瘀斑,膝关节呈半屈曲位,活动受限。

3. 体征 膝关节内侧或外侧副韧带走行处有固定压痛点,膝关节侧方应力试验阳性。

4. 辅助检查 在内翻或外翻应力作用下摄片,可发现侧副韧带损伤处关节间隙增宽。膝关节 MRI 对诊断有重要参考意义。

（五）辨证论治

1. 手法治疗 损伤初期一般不予手法理筋,侧副韧带部分撕裂如需理筋者,可予伸屈膝关节 1 次,以整复轻微移位,并可舒顺筋膜,但手法不宜多做,以免加重损伤。晚期予手法治疗,则可解除粘连,恢复关节功能。以内侧副韧带损伤为例,患者仰卧,患肢伸直并外旋,术者先点按血海、阴陵泉、三阴交等穴,然后在损伤局部及其上下施以揉、摩、擦等法。

2. 固定 侧副韧带有部分断裂者,可用长腿石膏管型固定于膝关节功能位 4~5 周。

3. 药物治疗 本病初期治宜活血消肿、祛瘀止痛,方用桃红四物汤加减;后期治宜温经活血、壮筋活络,方用健步虎潜丸加减。局部肿痛者,可外敷消瘀止痛药膏或三色敷药。伤后日久者,用海桐皮汤熏洗患处,洗后贴宝珍膏。

4. 功能锻炼 损伤轻者,在伤后两三天即可鼓励患者锻炼股四头肌的功能。损伤后期可做膝关节伸屈运动及肌力锻炼,如蹬车等。

5. 手术治疗 侧副韧带完全断裂者,或合并交叉韧带损伤,或半月板损伤,一般应尽早手术治疗。

（六）预防与调护

伤后应立即采取有效的固定(如膝关节活动支具),限制患侧膝关节内翻、外翻动作。

五、交叉韧带损伤

交叉韧带位于膝关节之中,有前后两条,交叉如十字,亦称十字韧带。

（一）解剖特点

前交叉韧带起于股骨髁间窝的外后部,向前内止于胫骨髁间隆起的前部,能限制胫骨向前移位。后交叉韧带起于股骨髁间窝的内前部,向后外止于胫骨髁间隆起的后部,能限制胫骨向后移位。因此,交叉韧带对稳定膝关节起着重要作用。

（二）病因病机

交叉韧带位置深在,常由暴力引起损伤或断裂,多伴有侧副韧带及半月板损伤。

（三）临床表现

损伤时可闻及或感觉到膝关节内发出响声,损伤后患肢通常无法负重,膝关节内迅速出现肿胀、积液。陈旧性损伤主要表现为膝关节疼痛,膝关节不稳定症状,晚期可出现交锁、反复关节积液及无力等症状。

（四）诊断依据

1. 病史 多有明确的外伤史。

2. 症状 早期膝关节明显肿胀、疼痛,被动活动时疼痛加剧,中后期疼痛可不明显,主要表现为关节不稳。

3. 体征 抽屉试验阳性、Lachman 试验阳性。

4. 辅助检查 X 线摄片有时可见胫骨髁间隆起撕脱之骨片;MRI 可以确诊。

（五）辨证论治

1. **手法治疗** 交叉韧带损伤后期，有膝关节屈伸功能受限者，可采用手法松解粘连，恢复膝关节活动范围。

（1）拔伸归挤法：患者正坐床边，助手双手固定患侧大腿远端，术者一手由内侧握住小腿远端，另一手虎口拿住膝关节，用拇、示二指捏住膝关节两侧，施术时与助手同时用力相对拔伸，并内、外转动小腿，拿膝之拇、示指用力归挤。

（2）拔伸屈膝法：将患者小腿夹于术者两腿之间，与助手相对用力拔伸。术者双手拇指在上，其余四指在下，合掌拿住患膝，使膝关节逐渐尽量屈曲。

2. **固定** 不完全断裂的交叉韧带损伤，可予膝关节活动支具或长腿石膏管型固定膝关节于屈膝 20°~40° 位 6 周，使韧带处于松弛状态，以便修复。

3. **药物治疗** 初期治宜活血祛瘀、消肿止痛，方用桃红四物汤、舒筋活血汤；后期治宜补养肝肾、舒筋活络，方用补筋丸；肌肉瘦削、痿弱无力者，可选用补肾壮筋汤等；局部瘀肿者，可外敷消瘀止痛药膏或清营退肿膏。伤后日久关节屈伸不利者，可选用海桐皮汤熏洗患处，洗后贴宝珍膏。

4. **功能锻炼** 膝关节制动期间可进行股四头肌舒缩锻炼，防止肌肉萎缩。解除外固定后，可练习屈曲膝关节，并逐步练习扶拐行走。

5. **手术治疗** 交叉韧带完全断裂者，应尽早行关节镜交叉韧带重建术。

（六）预防与调护

伤后如有膝关节不稳时，可佩戴护膝，以增加膝关节的稳定性。

六、半月板损伤

半月板是位于股骨髁与胫骨平台之间的纤维软骨，具有稳定关节和缓冲震荡的功能。

（一）解剖特点

膝关节有内侧和外侧两个半月板，分别位于胫骨平台与股骨内外髁的关节面上（图7-5）。内侧半月板较大，呈 "C" 形，弯如新月，前 2/3 窄，后 1/3 宽，内缘薄，游离于关节内，外缘增厚，其体部与内侧副韧带相连以限制其过度移动。前角附着于胫骨髁间隆起的前方，在前交叉韧带附着点之前，并有横韧带与外侧半月板前角相连。后角附着于胫骨髁间隆起和后交叉韧带附着点的后方。外侧半月板较小而厚，近似 "O" 形，前后等宽，后部有腘肌与关节囊韧带分隔。前角附着于胫骨髁间隆起的前方，后角附着于胫骨髁间隆起之间。

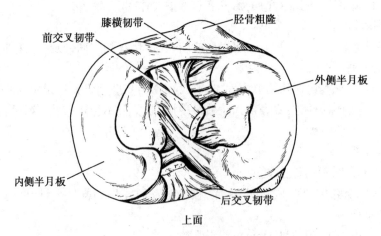

图 7-5 半月板结构

（二）病因病机

半月板损伤通常发生于膝关节屈曲并受到旋转外力时。内侧半月板在胫骨上的活动范围较小,容易挤在髁间造成损伤。半月板撕裂的最常见部位是半月板后角,撕裂的长度、深度和位置取决于损伤时半月板后角与股骨髁和胫骨平台的相对位置。

（三）临床表现

典型表现包括疼痛、肿胀、关节内弹响、打软腿、关节交锁和卡感,通常与运动相关。

（四）诊断依据

1. 病史 大多数患者有膝关节外伤史。

2. 症状 伤后疼痛、肿胀、关节内弹响、打软腿、关节交锁和卡感。

3. 体征 患侧股四头肌萎缩,膝关节间隙压痛,半月板回旋挤压试验、半月板研磨试验阳性。

4. 辅助检查 膝关节 MRI 对本病的诊断具有重要意义。

（五）辨证论治

1. 手法治疗 患者仰卧,放松患肢,术者左拇指按揉痛点,右手握踝部,徐徐屈曲膝关节并内外旋转小腿,然后伸直患膝,初期可在膝关节周围和大腿前部施以按法、揉法以促进血液循环,加速血肿消散。

对膝关节交锁的患者亦可采取屈伸手法解除交锁。患者仰卧,屈膝屈髋 90°,助手握持股骨远端,术者握持踝部,相对牵引,术者内外旋转小腿几次,然后使膝关节尽量屈曲,再做伸直动作,即可解除交锁。

2. 固定 急性损伤期用长腿石膏管型或膝关节支具固定膝关节于功能位 3~4 周。

3. 药物治疗 初期治宜活血化瘀、消肿止痛,方用桃红四物汤或舒筋活血汤加减;后期治宜温经通络止痛,方用补肾壮筋汤、大活络丸等。早期局部瘀肿者,可外敷三色敷药;局部红肿者,可敷清营退肿膏;后期可用海桐皮汤熏洗患膝。

4. 功能锻炼 在急性期有外固定的情况下,应尽早进行下肢肌肉的主动舒缩锻炼。去除固定后,可在医生指导下进行膝关节的伸屈活动和步行锻炼。

5. 手术治疗 半月板损伤症状明显或交锁严重者应尽早行关节镜手术治疗。对于年轻患者,急性边缘性撕裂可考虑行半月板撕裂修补术。

（六）预防与调护

伤后应减少患膝运动,避免骤然的扭转、伸屈动作。后期功能锻炼中,如出现关节积液则应立即停止,并及时采取理疗及中药治疗等。

七、踝关节扭伤

踝关节扭伤甚为常见,可发生于任何年龄,但青壮年较多,一般分为内翻扭伤和外翻扭伤两大类,前者多见。

（一）解剖特点

踝关节周围主要的韧带有内侧副韧带、外侧副韧带和下胫腓韧带。内侧副韧带又称三角韧带,起于内踝,自上而下呈扇形附于足舟骨、距骨前内侧、跟舟韧带和跟骨的载距突,是一条坚强的韧带,不易损伤;外侧副韧带起自外踝,止于距骨前外侧的为距腓前韧带,止于跟骨外侧的为跟腓韧带,止于距骨后外侧的为距腓后韧带;下胫腓韧带又称胫腓联合韧带,为胫骨与腓骨远端之间的骨间韧带,是保持踝关节稳定的重要韧带。

（二）病因病机

行走或跑步时突然踏在不平的地面上,或上下楼梯、走坡路不慎失足,或骑自行车、踢球等运动中不慎跌倒,踝关节过度内外翻而导致踝部扭伤。

跖屈内翻时,容易损伤距腓前韧带;踝关节跖屈90°位内翻损伤时,容易损伤跟腓韧带。背伸内翻时,容易损伤距腓后韧带。由于三角韧带比较坚强,踝关节外翻位较少发生损伤,但可引起下胫腓韧带撕裂。

（三）临床表现

伤后踝部即觉疼痛,活动障碍,损伤轻者仅局部肿胀,损伤重时整个踝关节均可肿胀,并有明显的皮下积瘀,皮肤呈青紫色,跛行步态,患足不敢用力触地,活动时疼痛加剧。

内翻损伤时,外踝前下方压痛明显,做踝关节内翻动作时,外踝前下方疼痛;外翻损伤者,内踝前下方压痛明显,强力做踝关节外翻动作时,内踝前下方剧痛。严重损伤者,在韧带断裂处可摸到凹陷,甚至摸到移位的关节面。

（四）诊断依据

1. 病史　多有明确的踝部扭伤史。

2. 症状　踝关节肿胀、疼痛,皮下瘀斑,跛行明显。

3. 体征　内踝前下方或外踝前下方压痛,被动外翻或内翻踝部时压痛点疼痛剧烈。

4. 辅助检查　X线摄片检查可以帮助排除内踝或外踝的撕脱骨折;损伤较重者,内翻、外翻应力下踝关节正侧位X线片可见距骨倾斜角度增大,甚则可见到移位现象。MRI可协助诊断。

（五）辨证论治

1. 手法治疗　损伤严重,局部瘀肿较甚者,不宜做重手法。对单纯的韧带损伤或部分撕裂者,可使用理筋手法。患者仰卧,术者一手托足跟,另一手握住足尖部,缓缓做踝关节的背伸、跖屈及内翻、外翻动作,然后两掌心对握内外踝,轻轻用力按压,理顺筋络。再对商丘、解溪、丘墟、昆仑、太溪、足三里等穴按摩,以通经络之气。

陈旧性踝关节损伤者,手法宜重,特别是血肿机化、产生粘连、踝关节功能受损的患者,可施以分筋、按揉、捻散及踝关节摇法,以解除粘连,恢复功能,其中常用足蹬膝关节摇法。

2. 固定　施行理筋手法后,将踝关节固定于损伤韧带的松弛位置。若为韧带断裂者,可用石膏管型固定,内侧副韧带断裂固定于内翻位,外侧副韧带断裂固定于外翻位,6周后解除固定下地活动。韧带不完全断裂者,可用8字绷带固定,位置同上,时间一般为2~3周。

3. 药物治疗　损伤早期治宜活血祛瘀、消肿止痛,方用七厘散或桃红四物汤加味;损伤后期治宜养血壮筋,方用补肾壮筋汤或壮筋养血汤加减。初期肿胀明显者,可外敷消肿化瘀散、七厘散、双柏散等;中后期肿胀减轻,可外贴狗皮膏、伤湿止痛膏。并可配合活血舒筋的外洗药物,如骨科外洗一方、骨科外洗二方。

4. 功能锻炼　解除外固定后,应尽早练习跖趾关节屈伸活动,进而可做踝关节背伸、跖屈活动。肿胀消退后,指导患者做踝关节的内翻、外翻活动,以防止韧带粘连,增强韧带的力量。

5. 其他疗法

(1)踝部损伤的中后期,关节仍疼痛,压痛较局限者,可行痛点局部封闭。

(2)陈旧性损伤韧带断裂者,可考虑行韧带修补术,术后均采用石膏固定6周。

（六）预防与调护

损伤早期应及时治疗,严格固定,严禁患肢负重及行走。患足抬高,以利消肿。

八、跟腱损伤

跟腱损伤多发生于 20~40 岁的男性,在行走、跳跃和足扭伤时均可发生。

（一）解剖特点

跟腱由腓肠肌与比目鱼肌肌腱合成,是人体最强有力的肌腱之一。约起始于小腿中下 1/3 部,呈片状牢固地止于跟骨结节的后上方。长约 15cm,主要功能为使足跖屈,并且是行走、跑跳的主要肌力传导结构。

（二）病因病机

跟腱损伤的原因很多,急性损伤多由于直接暴力引起,慢性损伤一般与长期过度运动有关。

急性损伤可分为直接暴力损伤和间接暴力损伤。直接暴力损伤由直接暴力造成跟腱断裂,常为锐器伤,如铁器、玻璃等切割所致,往往造成局部开放性损伤,断端较为整齐。间接暴力损伤主要因踝关节极度背伸时突然蹬地发力,跟腱受到强力牵拉所致,局部多无伤口,断端常参差不齐呈马尾状。

（三）临床表现

跟腱断裂时可闻及断裂声,跟腱部疼痛、肿胀,有皮下瘀斑。足跖屈无力,但由于足趾的屈肌腱和胫后肌腱的代偿,跖屈功能不一定完全丧失。跟腱完全断裂时,在断裂处可摸到凹陷空虚感,同时跟腱近端由于小腿三头肌的收缩而向上回缩,在腓肠肌肌腹内可摸到隆起物。

（四）诊断依据

1. 病史 有明确的外伤史。

2. 症状 伤后跟腱部疼痛,小腿无力及行走困难,继而发生局部肿胀,若为开放性损伤则可见伤口及跟腱部断裂。

3. 体征 跟腱断裂处可扪及一横沟,踝关节跖屈无力。捏小腿三头肌试验阳性、提踵试验阳性。

4. 辅助检查 X 线摄片检查可以排除跟骨结节部的撕脱骨折。B 超、MRI 可明确诊断。

（五）辨证论治

1. 手术治疗 对于新鲜的完全性或开放性跟腱断裂,早期予手术缝合。对陈旧性跟腱断裂,因腓肠肌短缩,一般常做跟腱修补,可采用近侧肌腱延长术或用阔筋膜修补缺损。

2. 手法治疗 急性期不宜行手法治疗。解除外固定后可在局部施用按压、揉摩手法,以及在小腿三头肌部位做按压揉摩,加速肌肉松弛,促进功能恢复。

3. 固定 跟腱部分断裂者,可选用石膏管型固定于膝关节屈曲、踝关节跖屈位 3~4 周。跟腱修补缝合术后者,需延长固定 1~2 周。

4. 药物治疗 早期治宜活血祛瘀、消肿止痛,方用续骨活血汤、七厘散、活血丸、舒筋丸等;后期治宜补益肝肾、强筋壮骨,方用六味地黄丸、壮筋续骨丹。后期可外用熏洗外擦药物,如海桐皮汤外洗、跌打酒外擦。

5. 功能锻炼 早期指导患者做股四头肌收缩锻炼,外固定解除后指导患者做踝关节伸屈活动及行走锻炼。

（六）预防与调护

伤后早期应抬高患肢以利消肿,并禁止做踝关节背伸活动。后期解除外固定后的功能锻炼应循序渐进,半年内不做足踝部剧烈运动。

九、跟痛症

跟痛症是以跟部周围疼痛为主要症状的疾病的总称,常见于跟周滑囊炎、跟骨脂肪垫炎、跟骨骨刺等。

（一）解剖特点

足跟部是人体皮肤最厚的部位,皮下脂肪致密而发达,又称脂肪垫。在脂肪与跟骨之间有滑膜囊存在。跖筋膜及趾短屈肌附着于跟骨结节前方。跖筋膜起自跟骨结节跖面,向前伸展沿跖骨头附着于 5 个趾骨的脂肪垫上,止于骨膜上,其深部为外跖神经。胫神经进入足部后分为内跖神经、外跖神经。内跖神经走向跟骨脂肪垫内,外跖神经支配小趾展肌。各种原因压迫内跖神经、外跖神经分支,慢性刺激导致跖筋膜炎,均可造成足跟部疼痛。

（二）病因病机

多发生于 40~60 岁的中老年,多因肝肾不足或久病体虚,气血衰少,筋脉懈惰,加之体态肥胖,负重增加,久行久站,最终造成足底部皮肤、皮下脂肪、筋膜及滑膜囊等负担过重而发病。

（三）临床表现

临床常见足跟部疼痛,晨起后站立或久坐起身站立时足跟疼痛剧烈,行走片刻后疼痛稍减,但行走或站立过久疼痛又加重。

（四）诊断依据

1. 病史　起病缓慢,常为单侧发病,可有数月或数年不等的病史。

2. 症状　晨起踏地行走时足跟刺痛,行走片刻后疼痛缓解,行走过多时疼痛加重。病程日久则呈持续性疼痛,甚至每走一步均疼痛难忍,尤其在不平路面行走时疼痛更甚。

3. 体征　足跟着力部软组织坚韧,压痛以足跟跖面偏内侧最为明显。

4. 辅助检查　初期 X 线摄片无异常改变,后期可有骨刺形成。

（五）辨证论治

1. 手法治疗　在足跟周围施以按压、揉摩等手法,以加速局部血液循环,起到活血通络作用。

2. 药物治疗　早期治宜化瘀、消肿、止痛,方用桃红四物汤加减;中后期治宜舒筋活络、行气止痛,方用肢伤二方。早期可外敷定痛膏、损伤风湿膏等,或外用熨风散热敷;中后期可外敷狗皮膏、伤湿止痛膏等,并可配合海桐皮汤外洗。

（六）预防与调护

急性期为利于损伤的修复可适当制动,或卧床休息。症状好转后仍宜减少步行,穿着宽松的鞋,并在患足鞋内放置海绵垫,以增加缓冲力。

第三节　躯 干 筋 伤

一、落枕

落枕多见于青壮年,男性多于女性,春冬两季发病较多。一般情况下 1 周左右自愈,适当治疗能减轻痛苦,促进恢复。

（一）病因病机

多因睡眠姿势不良或项背部遭受风寒侵袭所致。睡眠时头部处于过高或过低位,或头颈过度偏转经久不动,致使颈部肌肉长时间受到牵拉而致伤,气血瘀滞而痛;另外,夜卧当风或汗出受风寒,项背部气血凝滞,肌肉痉挛,经络痹阻而痛。

（二）临床表现

颈部一侧或双侧疼痛不适,因转动时疼痛加剧而不敢活动头颈,可向背部和肩部放射。头部倾向患侧,转头时常与上身同时转动,以腰部活动代偿颈部活动。

（三）诊断依据

1. 病史 多晨起发病,起病快,病程短,常有外感风寒史。

2. 症状 颈部一侧或双侧疼痛不适,头颈呈强迫体位,头歪向患侧,颈项不能自由旋转后顾,转头时常需整个躯干同时转动。疼痛可向肩背部放射。

3. 体征 颈项部肌肉痉挛,触之如条索状、块状,受损肌肉常有明显压痛。

4. 辅助检查 X线检查无特异性,或可见脊柱颈段生理曲度变直或侧弯。

儿童头颈部突然歪斜,不能轻易诊断为落枕,应考虑是否有特发性寰枢关节半脱位或颈部其他疾病。成人落枕症状反复发作,应注意与颈椎病等疾病鉴别。

（四）辨证论治

治宜舒筋活络,缓急止痛。以手法治疗为主,配合药物治疗、针灸治疗等。

1. 手法治疗 患者端坐,术者用拇、示、中三指分别按压天柱、风池等穴 3~5 分钟,向下推按数次,以弹筋手法捏拿患侧肩部肌肉数次,并向左右前后旋转和摇摆头颈部数次,继而一手托枕部,另一手托下颌,使头略后仰,两手左右旋转头颈,待患者能主动配合至头的旋转流利无阻时,突然向患侧加大活动范围(使下颌角处于锁骨前缘),在活动过程中,可闻及清脆的弹响,略停片刻随即反向操作,最后用理顺手法,徐徐在颈后和肩部按摩 3~5 分钟以理顺肌肉。手法治疗可局部热敷。

2. 药物治疗 本病治宜舒筋活络、缓急止痛,方用羌活胜湿汤、葛根汤、荆防败毒散、活血舒筋汤等;外用麝香止痛膏、复方南星止痛膏或正红花油等。

3. 针灸治疗 体针选取落枕、后溪为主穴,绝骨、昆仑、风池为配穴,用强刺激手法。耳针选取压痛点、神门、皮质下等穴,留针 20 分钟。

（五）预防与调护

落枕一般起病较快,病程较短,2~3 天内多可缓解,1 周内多能痊愈,若恢复不彻底,易于复发。睡觉时应选择合适的枕头,使头颈部处于比较放松而又平衡的姿势,尽量不要斜靠在沙发上或趴在桌面睡觉,同时注意颈部保暖,免受风寒侵犯,有助于预防落枕的发生。

二、颈椎病

颈椎病是一种常见病和多发病,即由于颈椎间盘退行性改变及其继发系列病理改变累及其周围组织(神经根、脊髓、椎动脉、交感神经等),出现相应临床表现的综合征。仅有颈椎退行性改变而无临床表现者不能诊断为颈椎病。

（一）病因病机

随着年龄的增长,或伴有颈部外伤、劳损,或遭受风、寒、湿邪侵袭,颈椎间盘逐渐发生退行性变,继而引起椎间隙变窄,周围韧带松弛,椎体失稳而移位,椎体边缘骨质增生,黄韧带肥厚、变性,钩椎关节增生及关节突关节增生退变等,压迫或刺激颈部的神经、脊髓、血管等组织引起相应的临床症状。一般多与长期低头或伏案工作有关,或因个人不良生活习惯所致。

1. 颈型颈椎病 又称软组织型颈椎病。最多见,由于颈椎间盘纤维环、韧带、关节囊及骨膜等组织的神经末梢受刺激而致颈痛及反射性颈肌痉挛。

2. 神经根型颈椎病 又称痹痛型颈椎病。多见于 30~50 岁者,发生率仅次于颈型。主要由颈椎椎体侧后方骨质增生、椎间孔变窄、椎间盘突出等因素,使颈神经根受刺激或压迫所致(图 7-6)。其中以颈 6、颈 7 神经根受累多见。

3. 脊髓型颈椎病 又称瘫痪型颈椎病。多由于颈椎管狭窄、颈椎间盘向椎管突出、椎体后缘骨刺、后纵韧带骨化、黄韧带肥厚等,压迫颈髓或导致脊髓缺血,引起脊髓功能障碍而发病。起病常呈慢性经过,但有时亦可急性发生。中老年人多发。

4. 椎动脉型颈椎病 又称眩晕型颈椎病。常由于颈椎增生、椎间不稳等改变刺激椎动脉周围的交感神经丛,致椎 - 基底动脉系统的血管发生痉挛,或直接压迫椎动脉使其扭曲变形、管腔狭窄,甚至闭塞,引起椎 - 基底动脉供血不足而发病。

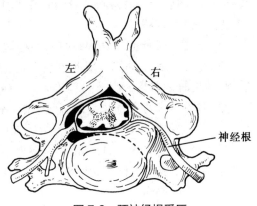

图 7-6 颈神经根受压

5. 交感神经型颈椎病 由于颈椎间盘退变和节段性不稳等因素,引发颈部小关节囊、韧带、肌肉等出现创伤性反应,刺激颈椎周围交感神经末梢而引起一系列的交感神经功能紊乱症状。

如果上述两种及两种以上类型同时存在,称为混合型颈椎病。

(二) 临床表现

1. 颈型颈椎病 表现为颈项疼痛,部位多较深在而弥散,常伴有颈部僵硬感。

2. 神经根型颈椎病 表现为根性神经痛,颈、肩、背疼痛并向一侧或两侧上肢放射,上肢沉重无力、麻木或有虫爬等异样感觉,握力减弱或持物易坠落。

3. 脊髓型颈椎病 主要表现为慢性、进行性四肢运动及感觉功能障碍,一般先从下肢开始,如沉重、无力、行走不稳,有"踩棉花感",逐渐向上肢发展。

4. 椎动脉型颈椎病 主要表现为头痛、眩晕,可伴有耳鸣、耳聋、恶心、呕吐、持物落地、猝倒、发作性视觉障碍和意识障碍等。

5. 交感神经型颈椎病 症状繁多,大多表现为交感神经兴奋症状,如头晕、头痛、眼窝胀痛、心跳加快、血压升高,少数患者可出现交感神经抑制症状,如头晕、眼花、上睑下垂、流泪、心动过缓、血压偏低等。

(三) 诊断依据

1. 颈型颈椎病 常表现为项背疼痛、僵硬不适,头颈活动时可有响声,常在晨起、劳累、姿势不正及寒冷刺激后突然加剧。查体颈项背部肌肉紧张、压痛,或有颈部活动受限。X 线表现为颈椎生理曲度变直,椎体增生,项韧带钙化等。

2. 神经根型颈椎病 主要表现为颈肩背疼痛并向一侧或两侧上肢放射。查体颈项肌肉紧张、压痛,以受累神经根节段棘突旁最显著,椎间孔挤压试验阳性,臂丛神经牵拉试验阳性,头顶叩击试验阳性;受累神经根支配区域皮肤感觉异常,肌力减弱,可出现肌萎缩,肱二头肌和肱三头肌腱反射活跃,或反射减退甚至消失。影像学表现为椎体增生,椎间隙变窄,椎间孔变形变窄,椎间盘突出等;肌电图检查可帮助确定神经损伤的类型。应与尺神经炎、胸廓出口综合征、腕管综合征等相鉴别。

3. 脊髓型颈椎病 常呈慢性、渐进性肢体瘫痪,一般先从下肢开始,逐渐发展到上肢,颈部活动受限不明显。查体可见行走不稳,肢体肌张力增高,肌力降低,腱反射亢进,可有踝阵挛或髌阵挛,常可引出病理反射,如霍夫曼征、巴宾斯基征阳性等。影像学表现为椎管狭窄,椎间盘变性、脊髓受压等改变,颈椎 MRI 显示最明确(图7-7)。需要注意与其他运动神经元疾病鉴别,如脊髓空洞症等。

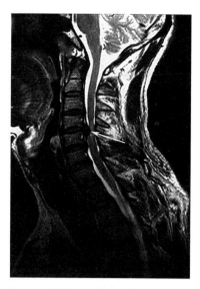

图 7-7 脊髓型颈椎病颈椎 MRI 影像

4. 椎动脉型颈椎病 表现为头痛、头晕等,常因头部转动或侧弯至某一位置时诱发或加重。查体可见颈项肌紧张、压痛,旋颈试验阳性。影像学表现为椎体间关节失稳或钩椎关节骨质增生,椎动脉变形、变细等,血管造影、CTA、MRA 等均可用于诊断。常规除外颅脑疾病、眼源性和耳源性眩晕。

5. 交感神经型颈椎病 诊断比较困难,目前尚缺乏客观指标,若出现交感神经功能紊乱症状,影像学显示有颈椎骨质增生、节段不稳等颈椎病改变可考虑交感神经型颈椎病,同时需排除其他相关疾病。

(四) 辨证论治

治宜理筋复位,舒筋活络,强筋壮骨。以手法治疗为主,配合药物治疗、牵引、功能锻炼等。非手术治疗无效或反复发作者,或脊髓型颈椎病病情严重者,可行手术治疗。

1. 手法治疗 是治疗颈椎病的重要方法之一,有活血舒筋,滑利关节,复位出槽之筋、错缝之骨的功效。常用的手法有舒筋法、提拿法、揉捏法、点穴拨筋法、端提运摇法(图 7-8)、旋转复位法(图 7-9)、提牵旋转法(图 7-10)、拍打叩击法。操作时,动作宜轻柔和缓,力度适中,不宜粗暴、猛烈地旋转头部,以免引起脊髓损伤,脊髓型颈椎病患者禁用。

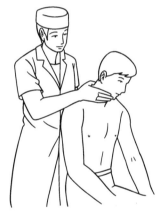

图 7-8 端提运摇法

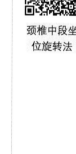

颈椎中段坐位旋转法

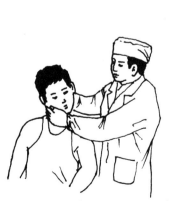

图 7-9 旋转复位法

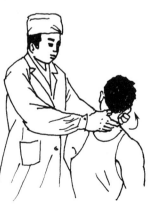

图 7-10 提牵旋转法

课堂互动

两人一组,相互操作颈部旋转复位法。

2. 药物治疗 本病治宜补肝肾、祛风寒、活络止痛,方用补肾壮筋汤或补肾壮筋丸、骨刺丸等;急性发作,颈臂部疼痛明显者,治宜活血舒筋,方用舒筋汤;麻木明显者,可内服全蝎粉。

3. 功能锻炼 适当卧床休息。急性发作期应局部外固定,有利于组织水肿的消退和巩固疗效;慢性期可配合颈项功能锻炼,以强健筋骨。

4. 牵引 适用于各型颈椎病,尤其神经根型。通常用坐位枕颌带牵引法,牵引重量4~10kg,每日1~2次,每次20~30分钟,10~15次为一个疗程。对部分椎动脉型、交感神经型、脊髓型颈椎病,有时牵引可使症状加重,故应当慎用。

5. 其他疗法

(1)针刺颈夹脊穴、风池、肩井、天宗、曲池、合谷、后溪等穴。

(2)痛点封闭注射。

(3)小针刀剥离松解,以疏通经络、松解粘连。

(4)局部热敷、熏洗、蜡疗或用 TDP、红外线、频谱仪等理疗。

(五) 预防与调护

多数颈型、神经根型、椎动脉型和交感神经型颈椎病经过治疗可取得满意疗效,预后良好。部分患者因病久或病变严重,可能会反复发作。脊髓型颈椎病可能持续进展,预后较差。选择合适的坐姿、枕头和睡姿,保持颈椎的正常生理曲度,减缓颈椎的退变。在乘车、驾车时注意安全保护,纠正不良的工作和生活姿势,避免长时间保持单一姿势,尤其低头伏案。颈部功能锻炼可保持颈椎稳定性,延缓颈椎退变。

三、急性腰扭伤

急性腰扭伤指腰部肌肉、韧带、筋膜、腰骶关节、关节突关节的急性损伤,俗称"闪腰""岔气"。多见于青壮年或体力劳动者。

(一) 病因病机

急性腰扭伤常见类型有以下几种:

1. 急性腰肌筋膜扭伤 多由腰部突然闪扭所致,受损组织以腰部肌群及筋膜为主,是一种较常见的损伤。多由间接暴力造成,常常由于动作失调、姿势不良、重心失衡所致。

2. 急性腰椎关节突关节扭伤 因腰椎关节突关节周围的韧带、关节囊及滑膜的扭伤或撕裂,或滑膜嵌顿于关节突关节内而发生的一种损伤。常见腰椎关节突关节扭伤和腰骶关节扭伤。

(二) 临床表现

腰部一侧或两侧疼痛剧烈,活动、咳嗽、打喷嚏,甚至深呼吸时疼痛加剧。可影响神经根,故有时伴有不同程度的下肢放射痛。

(三) 诊断依据

1. 病史 有腰部用力不当或受打击史。

2. 症状 腰骶部疼痛,活动困难,活动时疼痛加剧,腰部僵直,常以双手扶腰。

3. 体征 腰肌紧张或痉挛,腰椎生理曲度减小或消失,各方向活动受限,在竖脊肌、横突、髂嵴后部、棘突上、棘突间、棘突旁等有明确压痛点,有时可扪及棘突偏歪。部分患者直腿抬高试验阳性,但直腿抬高加强试验阴性。

4. 辅助检查　X线片仅显示腰椎生理曲度减小或消失,也可出现侧弯。必要时行CT或MRI检查排除椎间盘突出等病变。

（四）辨证论治

1. 手法治疗　常用按揉、调理腰肌、捏拿腰肌、按腰扳腿、揉摸舒筋、脊柱旋转、侧卧斜扳等方法。

2. 药物治疗　本病治宜活血散瘀、行气止痛,可口服跌打丸、云南白药、三七总甙片、龙血竭胶囊、伤科七厘散等中成药;外用狗皮膏贴于患处,或用正红花油、正骨水、独活止痛搽剂外搽腰部痛处。

3. 功能锻炼　损伤早期不宜锻炼,应卧硬板床适当休息。后期宜加强腰部肌力锻炼,以防止粘连,可做仰卧架桥、飞燕点水等锻炼。

4. 其他疗法

（1）局部取穴或循经取穴,针刺阿是穴、肾俞、命门、腰阳关、委中、承山、后溪等穴,多用强刺激泻法。

（2）封闭治疗。

（3）疼痛缓解后可用理疗等方法进一步治疗。

（五）预防与调护

急性腰扭伤强调预防为主,伤后积极治疗多可痊愈。劳动或运动前应做好充分的准备活动,量力而行,掌握正确的搬持重物姿势。腰部肌力弱或劳动/活动强度大者使用防护腰带保护,增强腰部承受负荷的能力。适当的腰背部运动锻炼可减少本病的发生。

四、第三腰椎横突综合征

腰部肌肉在第3腰椎横突处反复摩擦,产生炎症反应,刺激周围神经,出现以第3腰椎横突处压痛为主要特征的慢性腰痛,称为第三腰椎横突综合征。本病多见于中青年,尤以体力劳动者常见。

（一）病因病机

第3腰椎处于脊柱腰曲前凸的顶点,为5个腰椎椎体的活动中点,其两侧的横突最长,故腰腹部肌肉收缩时,此处受力最大,易使附着点处撕裂或劳损致伤。

（二）临床表现

腰部功能多无明显受限,多表现为腰部及臀部弥散性疼痛,一般不超过膝关节。

（三）诊断依据

1. 病史　有急性腰扭伤或慢性劳损史,也可无任何明显诱因。

2. 症状　早期患侧腰部疼痛痉挛,臀部有放射痛,一般不超过膝部以下。

3. 体征　第3腰椎横突尖端处有局限性压痛(有的可在第2腰椎或第4腰椎横突尖端处)。

4. 辅助检查　X线表现无明显异常,部分患者可见第3腰椎横突明显过长,有时左右两侧横突不对称或向后倾斜。

（四）辨证论治

1. 手法治疗　以推、揉、按等手法作用于脊柱两侧的竖脊肌,直至骶骨或臀及大腿后侧。用拇指及中指分别挤压、弹拨第3腰椎横突尖端两侧,以剥离粘连。以肘尖压揉环跳穴及臀部条索状结节。

2. 药物治疗　本病治宜壮腰健肾、温经通络,可口服壮腰健肾丸;外用麝香壮骨膏或温

腰骶关节俯卧位扳法

腰椎中段坐位旋推法

腰椎中段侧卧位旋转法

经通络膏外贴,或局部涂搽正骨水、麝香止痛喷雾剂等。

3. 功能锻炼 身体直立,两足分开与肩同宽,两手叉腰,两手拇指向后揉按第 3 腰椎横突,然后旋转、后伸和前屈腰部。

4. 其他疗法

(1)针刺阿是穴,进针深度为 4~8cm,留针 10~15 分钟。

(2)于压痛明显的第 3 腰椎横突处做骨膜及周围组织封闭治疗。

(3)用小针刀直达第 3 腰椎横突尖部松解粘连。

(4)可同时做局部热敷、熏洗、蜡疗,或用 TDP、红外线、频谱仪等理疗。

(五) 预防与调护

第三腰椎横突综合征经积极治疗多能缓解症状,但较易复发。平时应注意避风寒,并加强腰背肌功能锻炼,注意坐姿并经常变换腰部体位。

五、腰椎滑脱症

腰椎滑脱症指腰椎相邻椎体间自发性移位,多见于中老年,男女比例约为 1∶5。病程可长达数年至数十年。

(一) 病因病机

脊柱在任一运动节段上均存在剪切力,上一椎体对下一椎体有向前滑移、旋转的趋势。在生理重量负荷下,腰椎保持相互间的正常位置关系有赖于关节突关节、完整的椎间盘纤维环、周围韧带、背伸肌收缩力量和正常的脊柱力线,任何一种或数种抗剪切力机制的减弱或丧失均将导致腰骶部不稳,久之产生滑脱。滑脱方向可为向前、向后或侧方。滑脱的椎体可引起或加重椎管狭窄,刺激或挤压神经,另外,滑脱后腰背肌的保护性收缩可引起腰背肌劳损,产生腰背痛。

> **知识拓展**
>
> ### 腰椎滑脱 Meyerding 分级
>
> 腰椎侧位片可显示腰椎滑脱征象,并能测量滑脱分度。国内常用的是 Meyerding 分级,即将下位椎体上缘分为 4 等份,根据上位椎体相对下位椎体向前滑移的程度分为 I ~ IV 度。
>
> I:椎体向前滑动不超过椎体中部矢状径的 1/4 者。
>
> II:超过 1/4,但不超过 2/4 者。
>
> III:超过 2/4,但不超过 3/4 者。
>
> IV:超过椎体矢状径的 3/4 者。

(二) 临床表现

腰椎滑脱症临床表现有很大的变异性,取决于脊柱周围结构的代偿能力和继发损害的程度,如关节突增生、椎管狭窄、马尾及神经根受压等。主要症状包括腰骶部疼痛、下肢放射痛和麻木、间歇性跛行、下肢乏力、鞍区麻木及大小便功能障碍等。总的来说,退行性腰椎滑脱症的疼痛多为缓慢发生,进行性加重,经休息后可缓解。

(三) 诊断依据

1. 病史 中老年多见,有腰椎退行性改变。

2. 症状　腰痛为主要症状,可伴行走无力,间歇性跛行,少数可有会阴部麻木感,小便潴留或失禁。

3. 体征　局部压痛。

4. 辅助检查　X线检查可发现椎体向前移位,伴有骨质硬化及骨赘形成。

（四）辨证论治

1. 手法治疗

（1）推理竖脊肌：患者俯卧,两下肢伸直,术者两手掌或鱼际自上而下地反复推理竖脊肌,直至骶骨背面或股骨大转子附近,并以两拇指分别点按两侧志室和腰眼穴。

（2）拔伸牵引：患者俯卧,两下肢伸直,助手拉住患者腋下,术者握住患者两踝,沿纵轴方向进行对抗牵引2~5分钟。

手法宜刚柔相济、和缓轻快、稳妥适度,切忌强力按压以免扭伤腰部,造成严重损害。

2. 药物治疗　证属肝肾亏虚者,治以补益肝肾、强壮筋骨,方用补肾壮筋汤加减;证属肝肾不足夹风寒湿阻者,治以补益肝肾、祛风散寒、除湿止痛,方用独活寄生汤加减。外用麝香壮骨膏或温经通络膏外贴,或局部涂搽正骨水、麝香止痛喷雾剂等。

3. 其他疗法

（1）针灸、热敷、熏蒸、TDP、红外线照射、频谱仪治疗、磁疗等都可采用。

（2）非手术治疗无效者可行手术治疗,手术以有效的减压和恢复脊柱节段的稳定性为原则,如椎管减压术和脊椎固定融合术。

（五）预防与调护

适当进行腰腹肌功能锻炼可减轻骨质疏松,减缓退变进程。禁止做弯腰动作,同时应注意休息,佩戴腰围以控制腰椎进一步滑脱。

六、腰椎间盘突出症

腰椎间盘突出症是腰腿痛最常见的原因。由于退行性变或外力作用,使腰椎间盘纤维环破裂、髓核突出,压迫神经根或马尾神经等,产生以腰痛、下肢放射痛为主要表现的疾病,称为腰椎间盘突出症。本病好发于20~40岁,占腰椎间盘突出症总发病人数的80%,男性多于女性,下腰部(即腰4~5椎间盘、腰5~骶1椎间盘)为好发部位,约占总发病人数的98%。

（一）病因病机

一般认为腰椎间盘突出症是在椎间盘退行性变的基础上发生的,椎间盘退行性变是造成纤维环破裂、髓核突出的基本原因。急性或慢性损伤为发生椎间盘突出的主要外因。在某些情况下,如弯腰、打喷嚏或咳嗽,可引起本病,甚至腰部的轻微扭动也可导致腰椎间盘突出症的发生。有些患者无明显诱因而发病,可能由于腰部肌肉痉挛所致。

📖 **知识拓展**

腰椎间盘突出症的分型

根据突出物与神经根的关系可分为：

1. 肩上型　突出物位于神经根外上方。

2. 腋下型　突出物位于神经根内下方。

3. 肩前型　突出物位于神经根的正前方向上。

（二）临床表现

腰腿痛是腰椎间盘突出症最主要的症状。突出的椎间盘刺激不同节段的神经根，可出现不同部位皮肤感觉减退、肌力下降、腱反射减弱及一些特殊体征。

腰3~4椎间盘突出，压迫腰4神经根，引起小腿前内侧感觉异常，股四头肌肌力减弱，踝背伸（胫前肌）肌力减退、肌肉萎缩，膝反射减弱。

腰4~5椎间盘突出，压迫腰5神经根，引起小腿前外侧、足背前内侧皮肤感觉异常，肌力减退。

腰5~骶1椎间盘突出，压迫骶1神经根，引起小腿后外侧、足背外侧缘及足底皮肤感觉减退，足跖屈力量减弱，跟腱反射减弱或消失；中央型突出则表现为马鞍区麻木，膀胱、肛门括约肌功能障碍。

（三）诊断依据

1. 病史　常有腰部扭伤史，损伤后出现严重腰痛。

2. 症状　腰腿痛是最主要的症状。行走时常取前倾位，卧床休息时取弯腰、侧卧、屈髋、屈膝的"三屈位"。

3. 体征　腰部畸形、活动受限，椎旁压痛及叩痛并向同侧下肢放射，直腿抬高试验及直腿抬高加强试验阳性，股神经牵拉试验阳性，腱反射异常，皮肤感觉异常，肌力减弱。

4. 辅助检查　腰椎正位X线片可显示腰椎侧弯，椎间隙变窄或左右不等，患侧间隙较宽；侧位片显示腰椎生理前曲减少或消失，发生椎间盘突出的椎间隙后方宽于前方。CT、MRI可清晰地显示椎间盘突出的影像，通过断层反映硬脊膜囊及神经根受压的状态，是目前诊断本病最常用的检查方法。

另外，根据异常肌电图的分布范围可判定受损的神经根及其对肌肉的影响程度。

（四）辨证论治

1. 手法治疗　手法治疗的机理并非将退变突出的椎间盘复位，而是改变、调整突出的椎间盘组织与受压神经根的相对位置关系。

（1）循经按揉法：患者俯卧，术者两手拇指或掌部自肩向下按摩脊柱两侧膀胱经，至患肢承扶穴处改用揉捏法，下抵殷门、委中、承山穴，反复数次。两手交叉，右手在上，左手在下，手掌向下用力推压脊柱，从胸椎至骶椎，反复数次。此法作用于背腰及臀、腿部，着重于腰椎，调理松解肌肉。

（2）俯卧拔腿法：患者俯卧，术者一手按患者腰部，另一手托住患者两腿或单腿，使下肢尽量后伸。两手相对用力拔伸1~2次，可闻及弹响。

（3）斜扳法：患者侧卧，在上的下肢屈曲，贴床的下肢伸直。术者一手扶患者肩部，另一手同时推髂部向前，两手反向用力使腰部扭转，可闻及"咔嗒"响声。

（4）牵引按压法：患者俯卧，一助手于床头抱住患者肩部，另一助手牵拉患者两踝，对抗牵引数分钟。术者用拇指或掌根按压疼痛部位，按压时由轻到重，使腰后伸，椎间隙进一步增宽，回纳突出的椎间盘。

（5）旋转复位法：患者端坐，两足分开与肩同宽。以右侧为例，助手面对患者，两腿夹持固定患者左腿。术者站于患者身后，右手经患者腋下绕至颈部，左拇指顶推偏歪的腰椎棘突右侧，右手压患者颈部，使其腰部前屈60°~90°，再向右旋转，左拇指同时发力向左顶推，可感觉椎体轻微错动或闻及弹响。

（6）抖法：患者俯卧，两手抓住床头。术者双手握住患者两踝，用力牵抖并上下抖动其下腰，带动腰部，再行按摩下腰部。

（7）滚摇法：患者仰卧，双髋、双膝屈曲。术者一手扶患者两踝，另一手扶患者双膝，将患者腰部旋转滚动,持续 1~2 分钟。

也可在麻醉下行手法治疗,方法同上。

2. 药物治疗　按筋伤三期辨证论治。可在疼痛部位或腰阳关、环跳、承山等穴贴敷温经通络膏、痛痹贴或麝香壮骨膏等。

3. 其他疗法

(1)骨盆牵引适用于早期或反复发作的急性患者。患者仰卧,缚骨盆牵引带,牵引重量可根据患者的感受进行调节,一般 20kg 左右,每日牵引 1 次,每次约 30 分钟。目前,临床多采用多功能牵引床牵引,可配合熏蒸疗法。

(2)针刺肾俞、环跳、委中、承山等穴,也可做穴位注射,慢性期可配合灸法。

(3)椎间孔封闭或硬膜外封闭,对慢性期疗效尚可。

(4)经非手术治疗无效、症状严重者及中央型突出压迫马尾神经者,可手术治疗。

(五) 预防与调护

非手术治疗腰椎间盘突出症效果较好,但容易复发。急性期应卧硬板床休息,手法治疗后也应卧床休息。疼痛减轻后,注意加强腰背肌锻炼以巩固疗效。久坐或久站时可佩戴腰围保护腰部,避免腰部过度屈曲、劳累或感受风寒。应用正确的弯腰姿势搬重物等,避免腰部损伤。

七、腰椎管狭窄症

因腰椎管、侧隐窝及椎间孔隧道变形或狭窄而引起马尾神经或神经根受压,出现腰腿痛、间歇性跛行等临床症状,称为腰椎管狭窄症(lumbar spinal stenosis,LSS)。多见于中老年,约 80% 发生于 40~60 岁,男性多于女性,体力劳动者多见。

(一) 病因病机

腰椎管狭窄症按病因分为先天性(原发性)椎管狭窄和后天性(继发性)椎管狭窄两大类;按解剖部位分为中央管(主椎管)狭窄、侧方型(侧隐窝)狭窄、椎间孔狭窄。原发性腰椎管狭窄症因先天性或发育性因素所致,表现为腰椎管的前后径和横径均匀一致性狭窄,较少见;继发性腰椎管狭窄症为退行性变等后天因素所致。腰椎退行性变,如腰椎骨质增生、黄韧带及椎板肥厚、椎体间失稳等造成腰椎管内径缩小、容积变小,可导致神经根或马尾神经受压而发病。

中医学认为,本病的主要内因是先天肾气不足,后天肾气虚弱,劳役伤肾等;外因是反复外伤、慢性劳损和风寒湿邪侵袭。其主要病机是肾虚不固,邪阻经络,气滞血瘀,荣卫不和,以致腰腿筋脉痹阻而产生疼痛。

(二) 临床表现

主要症状是长期慢性腰腿痛、间歇性跛行,腰痛仅表现为下腰及骶部痛,多于站立或行走过久时发生,若躺下、蹲下或骑自行车时疼痛多可自行消失。腰部常处于强迫前屈位,后伸时因腰骶神经根受压使腰痛加剧。腿痛常累及两侧,亦可单侧或左右交替出现。本病的特点是症状重而体征轻。

(三) 诊断依据

1. 病史　有长期慢性腰痛史,一般无外伤史。

2. 症状　腰痛仅表现为下腰及骶部痛,间歇性跛行是本病的主要特征。

3. 体征　症状重、体征轻是本病的特点之一,在患者伸腰活动后立即检查,体征可明显些。直腿抬高试验阳性者少,部分患者小腿外侧痛觉减退或消失,跟腱反射消失,膝反射无变化。

4. 辅助检查　X 线检查常见骨质增生、椎间隙狭窄、椎体滑脱等表现。CT 或 MRI 检查可明确诊断。

（四）辨证论治

急性期应卧床休息,一般 2~3 周。症状严重者可采用屈曲型石膏背心或支架固定,减少腰骶后伸。

1. 手法治疗　适用于轻度椎管狭窄的患者,根据腰痛及腿痛情况,可选用点穴舒筋、腰部三扳法、抖腰法等手法,但手法应和缓,切忌粗暴,以免加重损伤,对于腰椎滑脱患者慎用手法治疗。

2. 药物治疗　肾气亏虚者治宜补肾益精,复感风、寒、湿三邪者治宜祛邪通络,但两者均宜兼益肾养血。肾气亏虚偏于肾阳虚者治宜温补肾阳,可用青娥丸、右归丸或补肾壮阳汤加减;偏于肾阴虚者治宜滋补肾阴,可用左归丸、大补阴丸。外邪侵袭属寒湿腰痛者治宜祛寒除湿、温经通络。风湿盛者以独活寄生汤为主,寒邪重者以麻桂温经汤为主,湿邪偏重者以加味术附汤为主,属湿热腰痛者治宜清热化湿,以加味二妙汤为主。

3. 功能锻炼　疼痛缓解后应加强腰背肌锻炼,还可练习行走、下坐、蹬空、侧卧外摆等动作以增强腿部肌力。

4. 其他疗法

(1) 硬脊膜外封闭或骶管封闭。

(2) 针刺肾俞、志室、气海俞、命门、腰阳关等穴。

(3) 采用超短波中药离子导入或红外线、频谱仪、TDP 理疗。

(4) 对于诊断明确,经正规非手术治疗 6 个月无效,症状严重反复发作,或突发性腰椎间盘突出症根性痛剧烈无法缓解,并持续加剧者,以及腰椎间盘突出合并神经根功能丧失或马尾神经功能障碍者,应考虑手术治疗。

（五）预防与调护

平时注意腰部保暖,劳逸结合,避免体重过重,从而避免加速腰椎间盘退变和在腰椎间盘退变基础上的损伤。后期需加强腰背肌锻炼,增强脊椎稳定性,有利于缓解椎间压力减轻症状。

案例分析

王某,男,29 岁。

主诉:腰痛 10 天,加重伴右下肢疼痛 3 天。

病史:患者 10 天前因感受风寒出现腰痛,经拔罐治疗疼痛减轻,3 天前弯腰用力不当致腰痛加重,且出现右下肢疼痛,咳嗽、喷嚏、排便时疼痛加重。

专科检查:脊柱右侧突,腰椎生理曲度消失,腰部活动范围:前屈 45°,后伸 15°,左侧弯 15°,右侧弯 5°。腰 4~5 棘突间及右旁压痛,且向右小腿后侧及踝部放射,直腿抬高试验左 80°、右 30°,直腿抬高加强试验阳性。右小腿外侧及足外侧皮肤感觉迟钝,右足伸肌力减弱。舌暗红,苔白,脉弦。

X 线检查:腰椎曲度变直,略向右侧突。

诊断:腰 4~5 椎间盘突出症。

分析:

1. 病因病机简析　患者腰部感受风寒,筋挛膜凝,加之扭伤,脉络破损,血溢壅阻,筋膜错位,气血瘀滞,经气不通,故见腰腿疼痛;舌暗红、苔白、脉弦均为气血瘀滞之象。

患者腰部用力不当致腰痛加重,右下肢放射痛,查体直腿抬高试验(+),右小腿外侧感觉异常、右足伸肌力减弱表明腰5神经根受累,结合症状及体征,可诊断为腰4~5椎间盘突出症。

2. 鉴别诊断

(1)腰椎管狭窄症:本例患者为青壮年,无明显间歇性跛行,且主诉、体征相符,故不考虑腰椎管狭窄症。

(2)急性腰扭伤:两者均有腰部局部压痛,但急性腰扭伤不伴有下肢疼痛、麻木等症状,直腿抬高试验可以相鉴别。

3. 治疗方案　卧床休息,骨盆牵引,行腰腿痛处按压、拿捏、提腿扳动等理筋手法。中药治以活血化瘀、温经止痛之法,方用麻桂温经汤加减。

（杨凤云　陈日高　鲍航行　杨文龙　张董喆　向俊宜）

复习参考题

1. 试述肱骨外上髁炎的病因病机及临床特点。
2. 腕管综合征的病理基础是什么?
3. 试述指屈肌腱狭窄性腱鞘炎的临床表现特点。
4. 神经根型颈椎病的典型症状体征是什么? 可以选择哪些治疗方法?
5. 腰椎间盘突出症常见的临床表现和体征是什么?
6. 腰椎间盘突出症和腰椎管狭窄症的主要鉴别要点是什么?

扫一扫
测一测

◆◆◆ 第八章 ◆◆◆

骨 病

📝 学习目标

掌握膝骨关节炎和骨质疏松症的病因病机、临床表现、诊断和鉴别诊断、辨证论治；熟悉强直性脊柱炎和股骨头坏死的病因病机、临床表现、诊断和鉴别诊断、辨证论治；了解化脓性骨髓炎、化脓性关节炎、骨关节结核、类风湿关节炎、骨肿瘤的病因病机、临床表现、诊断和鉴别诊断、辨证论治。

第一节 化脓性骨髓炎

化脓性骨髓炎是由化脓性细菌感染骨髓、骨皮质和骨膜而引起的炎症，属中医"附骨疽""无头疽"范畴。常反复发作，部分患者多年不愈，严重影响健康和劳动能力。本病多见于 10 岁以下儿童，好发于四肢长骨，尤以胫骨为多，股骨、肱骨和桡骨次之。按病情发展可分为急性骨髓炎和慢性骨髓炎。

（一）病因病机

1. 病因 常见的致病菌是金黄色葡萄球菌，其次为乙型溶血性链球菌和白色葡萄球菌。感染途经可为细菌从身体其他部位的化脓性病灶经血流传播至骨骼，称血源性骨髓炎；或由开放性骨折感染而引起，称外伤性感染；或由邻近软组织感染直接蔓延到骨骼，称直接蔓延，如化脓性指头炎引起指骨骨髓炎。其病灶不仅在骨髓，而且可波及整个骨组织，甚至周围的软组织。

2. 病理 血源性骨髓炎的病理特点是骨质破坏和新骨形成同时存在。早期以骨破坏、坏死为主，后期以新骨形成为主。血源性骨髓炎大多数发生在长骨的干骺端，因儿童时期干骺端具有丰富的毛细血管网，此处血流缓慢，有利于细菌的停留，侵入血中的细菌容易在此处停留。可出现 3 种不同的转归：

（1）炎症吸收：由于身体抵抗力强、细菌毒力低、治疗及时，感染灶迅速被控制，炎症得以吸收痊愈或形成局限性脓肿。

（2）炎症扩散：身体抵抗力弱，细菌毒力强，毒邪炽盛，正气衰弱，若治疗不及时或不恰当，炎症扩散，则病灶迅速扩大而形成弥漫性骨髓炎（图 8-1）。

（3）出现"走黄""内陷"病变，引起脓毒血症、菌血症和败血症等全身感染性病变。

3. 中医病机

（1）热毒注骨：患疔毒疮疖或麻疹、伤寒等病后，余毒未尽，热毒深蕴于内，伏结入骨成疽；或因跌打闪挫，气滞血瘀，经络阻塞，积瘀成疽，循经脉流注入骨，繁衍聚毒为病。今称血源性骨髓炎。

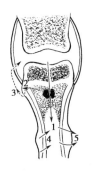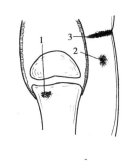

图 8-1 急性化脓性骨髓炎扩散途径

左:急性化脓性骨髓炎扩散途径。1. 干骺端扩散至骨髓腔(及关节腔);2. 侵入骨膜下;3. 穿破骨膜至周围软组织(及关节腔);4. 骨膜下交通骨髓腔;5. 穿破骨膜及软组织

右:感染进入关节腔的途径。1. 干骺端扩散至骨髓腔(及关节腔);2. 侵入骨膜下;3. 穿破骨膜至周围软组织

(2)伤口毒盛:跌打损伤或金刃利器导致开放性损伤,皮破骨露,化脓性细菌直接侵入伤口,伤口脓毒炽盛,入骨成疽。今称外伤性骨髓炎。

(3)正虚邪侵:骨髓炎的发生与机体正气的强弱有密切关系。儿童时期,脏腑娇嫩,形气未充,骨骼空虚,外邪易于乘虚入侵,毒邪侵袭,正不胜邪,毒邪不能外散而深窜入骨,致附骨疽,这是发病的内在因素。明代陈实功《外科正宗》曰:"夫附骨疽者,乃阴寒入骨之病也,但人之气血生平壮实,虽遇寒冷邪不入骨。"

(二) 临床表现

1. 急性期

(1)全身表现:起病急骤,来势凶猛,可有全身不适,倦怠,继而寒战高热,体温高达39~40℃以上,汗出而热不退,食欲不振,尿赤,头痛、全身关节酸痛,甚至出现恶心呕吐、肝脾肿大等热毒内攻的中毒征象,舌质红、苔黄腻,脉滑数或弦数。

(2)局部表现:患处疼痛和压痛剧烈,初起压痛范围小而固定;24~48 小时后局部症状明显,肢体可有轻度水肿、环周压痛,拒按,发热,肌肉紧张,邻近病灶的关节屈曲固定,肢体处于强迫位置,不能主动和被动活动。发病 3~4 天后,患处搏动性疼痛加剧,肢体活动受限,呈环状肿胀,皮红焮热,可触及波动感,局部穿刺可抽出脓液,附近肌肉痉挛,关节屈曲,干骺端压痛明显,患处拒按、患肢拒绝做被动活动检查。3~4 周后,骨膜下脓肿继续扩展,可穿破骨膜和皮下组织自行破溃,或经手术切开骨髓腔减压引流,则体温很快下降,疼痛减轻。

2. 慢性期 有急性化脓性骨髓炎或开放性骨折合并感染病史。全身症状轻微,常有 1 个或多个窦道,反复排出脓液或死骨,窦道口周围常有色素沉着,变为厚硬的瘢痕组织。脓液排出不畅时,局部疼痛肿胀加剧,并有发热和全身不适等症状,合并病理性骨折或脱位时,则出现畸形。由于病发经年累月,局部肌肉萎缩,可有形体瘦弱,面色㿠白,神疲乏力,盗汗,食欲减退,舌质淡红或嫩红、苔白,脉细弱等脾肾不足、气血两虚的全身表现。X 线检查可见死骨、空洞及新生骨包壳,小儿可见骨骺破坏或消失。

(三) 诊断依据

1. 病史 常有明确的化脓性病灶,或有外伤、感受风寒湿邪等诱发因素。

2. 症状 急性化脓性骨髓炎起病急骤,有寒战、高热、口干、溲赤等感染中毒症状。初起局部患处疼痛彻骨,1~2 天内即不能活动,继则皮肤微红微热、肿胀,进一步发展则皮红焮热。慢性化脓性骨髓炎一般由于急性化脓性骨髓炎治疗不当或延误治疗所致,全身症状可不明显。

3. 体征　病变的骨端具有深压痛和叩击痛,可作为本病早期诊断的重要依据。在病后3~4周化脓,局部红肿明显,全身高热持续不退。溃后脓液初稠后薄,淋漓不尽,不易收口而成窦道,甚至发生病理性骨折、骨骼弯曲变形等。

4. 辅助检查

(1)实验室检查:白细胞计数和中性粒细胞计数和／或百分比明显增高,血培养常为阳性,C反应蛋白升高,分层穿刺抽出的脓液可培养出致病菌。

(2)X线检查:早期X线检查多无异常发现,常在发病10~14天后才显示病变,可见局部骨质稍有破坏,骨小梁紊乱,并有斑点状骨质吸收,髓腔内可有透亮影,骨膜反应,周围软组织肿胀影。3~4周后可见骨膜下反应性新生骨,病变进一步发展,局部形成死骨。慢性期可有骨膜下层状新骨形成,骨干增粗、增厚、硬化,轮廓不规则,密度不均匀,骨髓腔变窄或消失。

(3)CT或MRI:可早期发现病灶,并可清楚地显示软组织的变化,明确炎症位置,有助于早期诊断。

(四)辨证论治

1. 内治法　辨证运用消、托、补三法治之。急性期脓未成者,应以消法为主;若脓已成而未溃者,应以托法为主;急性期脓已溃或已转入慢性期者,应以补法为主。

(1)急性期:初期(化脓性骨髓炎急性炎症期)以清热解毒、化瘀通络为法,方用仙方活命饮或黄连解毒汤合五味消毒饮加减。成脓期(骨膜下脓肿形成期)以和营托毒、托里透脓为法,方用五味消毒饮或黄连解毒汤合透脓散加减。溃后期治以扶正托毒、去腐生新,初溃脓多稠厚,略带腥味,气血充实者,宜托里排脓,用托里消毒饮加减;溃后,脓液清稀,量多质薄,气血虚弱者,宜补益气血,用八珍汤或十全大补汤加减。

(2)慢性期:以扶正托毒、益气化瘀为法,方用神功内托散加减,可配服醒消丸、小金片等。正气虚弱,气血两亏者,宜用十全大补汤、八珍汤、人参养荣汤加减。

应尽早使用敏感抗生素抗感染治疗,根据血培养或脓液培养、药敏试验结果及时调整抗生素种类和用量,并根据病情给予补液、补充维生素、少量多次输血、加强营养等。

2. 外治法

(1)急性期脓未成者,可选用金黄散、双柏散,水调外敷,每天换药1次。

(2)脓已成者,宜及早切开排脓,发病10天以上热毒严重而不能控制,即使局部切诊无波动感,亦应切开,用生肌膏纱条引流。

(3)慢性期可用八二丹或七三丹提脓去腐,外贴拔毒膏,根据脓液量确定每日或隔日换药,还可用红升丹做成药条插入疮口内,有腐蚀管壁和引流脓液的作用。若无死骨,肉芽红活,则停用丹药,换用生肌膏(散)收口。

3. 手术治疗　可采用彻底病灶清除或闭式灌注引流术。

(五)预防与调护

积极治疗原发感染灶,防止余毒入骨。加强饮食营养,注意劳逸结合,增强机体抵抗力。急性期卧床休息,无论急性期、慢性期均应抬高患肢并制动,防止病理性骨折和感染扩散。对开放性骨折,必须及时彻底清创,妥善处理伤口。对急性化脓性骨髓炎,要做到早期诊断和有效治疗,以防慢性骨髓炎的形成。

第二节　化脓性关节炎

化脓性关节炎是发生在关节部位的化脓性感染,属"关节流注"范畴,亦属"无头疽"范畴。儿童多见,男性多于女性。髋、膝关节多见,其次是肘、肩、踝和骶髂关节。一般单个关节受累,儿童可多个关节同时受侵犯,多表现为急性过程。

（一）病因病机

1. 病因　化脓性细菌感染是本病发生的根本原因,常由于身体其他部位的化脓性病灶经血液循环传播至关节,有时因关节附近的化脓性骨髓炎或软组织感染直接蔓延所致,也可因开放性损伤、关节手术、关节穿刺感染所致。最常见的致病菌是金黄色葡萄球菌,约占85%以上。

2. 病理　病理过程分为浆液渗出期、浆液纤维蛋白渗出期和脓性渗出期。严重者遗留关节纤维性强直,或并发病理性脱位。

3. 中医病机

（1）热毒余邪,流注关节：身体其他部位发生疔疮疖疮等失治误治,或虽治疗而疗程不够余毒未尽,机体正气不足,不能使其内消外散,或因挤压、碰撞,邪毒走散,流注于四肢经络关节而发病。

（2）感受暑湿之邪：发于夏秋之间者,因天暑下迫,地湿上蒸,先被暑湿之邪所伤,继而露卧贪凉,寒邪外束,暑湿之邪客于营卫之间,阻于经脉之内,注于关节而发病。

（3）瘀血停滞,化热成毒：因积劳过累,肢体经脉受损；或因跌仆闪挫,瘀血停滞；或产后恶露未尽等,均可使瘀血积久化热,恶血与热毒流注于关节而发病。

（4）开放损伤,感染邪毒：开放性损伤、关节穿刺操作不当或关节部位手术、关节腔封闭治疗消毒不严,邪毒通过针孔或伤口深入关节,营卫气血受阻,化腐成脓而发病。

（二）临床表现

有急性化脓性感染的全身症状,伴有关节肿胀、疼痛、皮肤灼热,积脓多时有波动感。患者呈强迫体位,如髋关节屈曲外旋位、膝关节屈曲位,关节附近肌肉痉挛,患肢活动受限。继发病理性脱位时可出现畸形；溃破后可形成瘘管。

（三）诊断依据

1. 病史　有感染史或消渴病史。

2. 症状　全身感染中毒症状,如寒战、高热等；局部表现为肿胀、疼痛、功能障碍、皮肤发红灼热。

3. 体征　关节部位压痛、叩击痛、活动痛、波动感、屈曲挛缩畸形等。

4. 辅助检查

（1）实验室检查：白细胞计数升高,中性粒细胞计数和/或百分比升高,血沉和C反应蛋白升高。血培养常为阳性。

（2）关节穿刺：关节穿刺和关节液检查是确诊和选择治疗方法的主要依据。关节液可为浆液性、血性、黏稠或脓性,涂片显微镜下早期有红细胞、白细胞,晚期可见脓细胞、细菌和坏死组织。

（3）X线检查：早期可见关节周围软组织阴影扩大和关节囊膨胀,关节囊边界模糊,关节间隙增宽,继续发展可见附近骨质疏松或脱位；后期关节间隙变窄或消失,骨面毛糙,骨质破坏和增生；晚期关节有纤维性或骨性融合,间隙消失,骨小梁跨过关节面,关节附近骨硬化。

（四）辨证论治

1. 内治法　初期治以清热解毒、利湿化瘀,方用黄连解毒汤、五神汤。成脓期以清热解毒、凉血利湿为法,方用五味消毒饮合黄连解毒汤加减。溃脓期以托里透脓为法,方用托里消毒散或透脓散。

早期足量应用敏感抗生素,并根据关节液细菌培养和药敏试验结果调整抗生素种类和用量,对儿童和重症患者注意降温、补液、纠正电解质紊乱,增强营养,提高全身抵抗力。如全身中毒反应严重,甚至出现脓毒症休克,应积极抗休克治疗。

2. 外治法　初期可用玉露膏、金黄膏外敷,并将患病关节固定在功能位上,减轻关节软骨的受压和磨损,防止关节并发病理性脱位或挛缩在非功能位上。成脓期应尽早行关节穿刺,并进行连续灌注引流。收口期可用生肌散、太乙膏或生肌散加玉红膏盖贴。愈后如有关节功能障碍者,宜用五加皮汤熏洗,同时积极功能锻炼,促进关节功能恢复。

3. 手术治疗　可行关节镜下病灶清理术、关节腔冲洗或切开病灶清除术。

（五）预防与调护

密切观察患病关节成脓情况,以便及时采取措施。对高热患者采取物理降温;对关节灌注治疗者,要密切观察引流管是否通畅,并及时排除堵塞。注意饮食营养调护,增强体质,以促进病愈,忌食燥热油腻及辛辣之品。

第三节　骨关节结核

骨关节结核是结核分枝杆菌经血行侵入骨与关节引起的骨与关节慢性感染性疾病。中医认为其发于骨,病势缠绵,后期气血津液耗伤出现虚劳征象,故称"骨痨"。因寒性脓肿形成后,可流窜他处,溃后难敛,经常流出稀薄如痰的脓液,故又称"流痰"。在中医文献中,本病多以发病部位命名,如发生于脊背者称"龟背痰"、发生于腰椎两旁者称"肾俞虚痰"、发生于髋部者称"环跳痰"和"附骨痰"、发生于膝部者称"鹤膝痰"、发生于踝部者称"穿拐痰"等。本病好发于15岁以下儿童。

（一）病因病机

1. 病因　本病由结核分枝杆菌侵入骨关节引起,多属继发病灶,原发灶多在呼吸或消化系统。

2. 病理　骨关节结核的病灶,初起多局限于骨与滑膜,以后扩散到全关节。当结核分枝杆菌侵入骨关节后,在适当的条件下开始繁殖,引起的病理变化可分为渗出期、增殖期、干酪期。根据病变部位又可分为单纯骨结核、滑膜结核和全关节结核(图8-2)。

根据患者抵抗力和治疗情况,骨关节结核病灶有3种结局:①脓肿和死骨被吸收;②病灶被纤维组织包围,病变暂时处于静止状态;③干酪样物质液化,形成脓肿,病变继续发展。

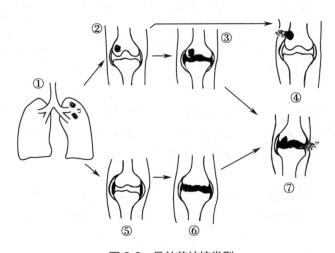

图8-2　骨关节结核类型

3. **中医病机** 本病的发生与体质虚弱、抵抗力低下密切相关。初期为寒证,久则变为虚热。化脓时不仅寒化为热,阴转为阳,而且肾阴不足逐渐显露,以后阴津越亏、虚火越旺,中、后期常出现阴虚火旺的证候,有时虚实互见、寒热交错,但以阴虚为主。正气充沛时,病情好转或趋于稳定;正气衰颓时,则复发恶化,反复发作,缠绵难愈,病程长达数月乃至数年。

(二)临床表现

常出现在原发病灶形成后的几周内,有时也可出现在原发病灶形成数年甚至愈合之后,且病灶多在负重大、运动多的骨关节。临床最常见的是脊柱、髋关节和膝关节结核。

1. **脊柱结核** 最早的症状为患病脊椎周围肌肉痉挛,造成该部位脊柱运动障碍,呈功能性强直。若颈椎发生结核,患者不能后仰头部,或用双手托住下颌借此固定颈部;如寒性脓肿出现于咽后壁,可压迫食管和气管。若腰椎或胸腰段发生结核,患者拾物试验阳性;如胸椎结核,可见脊柱外突,形成龟背;当神经根受到刺激时,可能有上肢、下肢或胸壁及腹壁周围的放射痛,常因咳嗽、喷嚏或用力排便加剧;如出现下肢震颤、无力步行或控制不灵时,应注意脊髓受压而引起截瘫;胸椎和腰椎结核的寒性脓肿常出现在腰腹部或腹股沟处,脓肿穿破后即形成窦道或瘘管。

2. **髋关节结核** 儿童无外伤史突然跛行时,应首先考虑髋关节结核。疼痛部位多在髋部,但由于闭孔神经受炎症刺激,疼痛亦可放射至膝部。病情严重者患肢短缩,出现髋关节病理性脱位。寒性脓肿可出现在髋关节附近或大腿外侧远端处。患者髋部常屈曲拘缩,多方向活动受限,托马斯征阳性,但腰椎代偿性前突时,髋关节屈曲畸形不甚明显,若将健髋强力屈曲,患髋屈曲畸形则完全显露。

3. **膝关节结核** 膝关节疼痛、肿胀,周围肌肉萎缩,关节屈曲拘缩,形如鹤膝。寒性脓肿发生在膝关节周围,日久形成半脱位或膝内翻、外翻畸形。

(三)诊断依据

1. **病史** 既往可有肺结核病史或结核接触史。

2. **症状** 发病多隐渐、缓慢,常无明显症状,随着病情发展,可出现低热、盗汗、倦怠乏力、食欲不振、体重减轻、贫血、两颧潮红、舌红少苔,脉沉细数等阴虚内热表现,后期可出现面色无华、舌淡唇白、头晕目眩、心悸怔忡等气血亏虚表现,偶有高热、寒战等全身中毒表现。局部可见肿胀、疼痛、功能障碍。

3. **体征** 关节畸形、肌肉痉挛、寒性脓肿,晚期常伴有窦道、瘘管形成。

4. **辅助检查**

(1)实验室检查:常有轻度贫血,白细胞计数正常或稍高。长期混合感染或多发性结核,可有较严重的贫血,混合感染者白细胞计数明显增高;红细胞沉降率(血沉)加快。结核菌素试验对未接种过卡介苗的 5 岁以下儿童可试用,如为阳性,说明已感染过结核。脓液培养结核分枝杆菌阳性率约为 70%。

(2)X 线检查:对骨关节结核的诊断和治疗都有重要的参考价值,但早期 X 线变化多不明显。

(3)CT 和 MRI:CT 可用于较隐匿或难以明确诊断和定位的脊柱结核和髋关节结核,有助于发现椎体、附件病变和腰大肌脓肿,明确椎管内、外病变,也可早期发现髋关节内结核病灶的位置和破坏范围。MRI 可以早期发现脊柱病灶范围及是否累及脊髓。

对于早期诊断疑难病例,可做关节穿刺液细菌培养、动物接种及活体组织病理切片检查,以明确诊断。

(四)辨证论治

可分早、中、后 3 期进行中医辨证。

早期:起病缓慢,症状不显,患处仅有隐隐酸痛,常不引起重视,继而少气无力,全身倦怠,夜间疼痛明显,关节活动障碍,动则疼痛加剧,舌质淡红,苔薄白,脉沉细。

中期：受累部位逐渐肿起，出现潮热（体温 37.5~38.5℃）或寒热交作、盗汗、失眠、胃纳差，舌质红，少苔或无苔，脉沉细数。

后期：瘘管或窦道已形成，时流稀脓或夹有干酪样物质，久则管口陷凹，周围皮色紫暗，不易收口。肌肉萎缩、日渐消瘦、精神萎靡、面色无华、心悸失眠、盗汗日重、舌质淡红、苔薄白、脉细或虚大者，此属元气虚弱、气血两亏；午后潮热、口燥咽干、食欲减退、咳嗽痰血、舌红少苔、脉细数者，此属阴虚火旺。

1. 内治法　早期以补肝肾、养气血、温通经络、散寒化痰为法，方用阳和汤或大防风汤等；中期以扶正托毒、补益气血、化瘀消肿为法，方用托里消毒散或托里透脓汤；后期气血两亏，治以补气养血、培补肝肾，方用人参养荣汤或十全大补汤及先天大造丸，若阴虚火旺、骨蒸潮热，以养阴清热为法，方用大补阴丸或增液汤合清骨散。此外，小金丹、犀黄丸等中成药可与上述方药配合使用。

抗结核药物的使用以"早期、联合、足量、规律、全程"为治疗原则。应用抗结核药物，必须注意药物反应和毒性作用。混合感染者应根据药敏试验结果给予敏感抗生素治疗。

2. 外治法
(1) 外用药物
1) 早期：用回阳玉龙膏、阳和解凝膏外贴，或配合隔姜灸、雷火神针灸等法，以促其消散。
2) 中期：若寒性脓肿位于关节或体表，切忌挤破或滥用切开排脓，可在严格消毒下，穿刺抽出脓液，或于抽脓后，脓腔内注射抗结核药物。
3) 后期：脓液排净、疮面红活时，可用生肌散收口。若疮面苍白、肉芽不鲜，可用附子饼灸熨，以宣散寒凝；若窦道长期不愈合，可先用五五丹药线插入，提毒去腐，视脓液量决定更换药线的次数，或行手术搔刮，将腐肉、瘢痕刮除，外用生肌玉红膏贴敷。
(2) 局部固定：早期可选用夹板、石膏、支具等，将患肢关节固定于功能位置。
3. 手术治疗　若病灶内有较大死骨、较大脓肿、窦道经久不愈或脊髓受压者，应行手术治疗，以清除病灶、矫正畸形、解除压迫和制止病变发展，保留关节活动功能，缩短疗程。

(五) 预防与调护
抗结核治疗是本病治疗的关键，应贯彻治疗的始终。骨与关节结核手术前应系统应用抗结核药物 2~3 周，术后规范抗结核药物治疗。除一般情况欠佳、体温较高、截瘫或椎体不稳定的患者外，一般不必严格卧床。对贫血患者给予抗贫血药，必要时应间断、少量输血。注意环境和个人卫生，增强体质，注意加强营养，提高抗病能力。

第四节　类风湿关节炎

类风湿关节炎是一种以慢性进行性关节病变为主的全身性自身免疫病，其特征是对称性多关节炎，关节滑膜的慢性炎症可引起关节软骨、软骨下骨及周围组织侵蚀破坏。以双侧手关节、腕关节、肘关节、膝关节、踝关节和足关节的疼痛、肿胀和晨僵为常见表现，属"痹证""尪痹""顽痹"范畴。可发生于任何年龄，但以育龄女性多发，男女之比约为 1∶3。病程长久，顽固难愈，未经正确治疗者最终导致关节畸形及功能丧失。

(一) 病因病机
1. 病因　目前认为本病与感染、遗传、内分泌、环境（如寒冷、潮湿等）因素相关。
2. 病理
(1) 关节病变：基本病理变化是滑膜炎，显著特点是滑膜充血、水肿、渗出、炎症细胞浸润、血管翳形成,最终导致骨侵蚀和破坏。

(2)关节外病变:包括皮下结节、血管炎、眼及心脏病变、肺纤维化、淀粉样变性等。

3. 中医病机 本病多由于气血亏虚,腠理疏松,风寒湿邪乘虚袭人,壅塞经络而发病。若素体阳气偏虚,卫阳不固,风寒湿邪入侵,阻滞经络,结聚于关节,多形成风寒湿痹。若素体阴血不足,内有郁热,与外邪相搏结,耗损肝肾之阴,使筋骨失去濡养;或风寒湿邪郁久化热,熏蒸津液;或饮酒积聚为痰浊、痰火而壅滞于经络关节,则形成风湿热痹。本病本虚标实,肝脾肾虚为本,湿滞瘀阻为标,病机是正虚邪侵,经络痹阻,虚、邪、瘀共存。

(二)临床表现

1. 关节炎表现 特点是四肢小关节多发性对称性持续性关节炎,以近指间关节、掌指关节和腕关节多见,早期表现为多个关节晨僵、肿胀、疼痛、压痛、活动受限,常左右对称,持续6周以上。晚期呈天鹅颈或纽扣花样畸形。

2. 关节外表现 可有类风湿结节、血管炎、心脏病变、肺损害、眼损害、肾损害、神经系统损害、淋巴结病等。

(三)诊断依据

1. 病史 隐匿起病,先有倦怠乏力等症状,经数周或数月后出现关节炎症状,时轻时重,反复多年不愈。

2. 症状 四肢小关节晨僵、疼痛、肿胀、畸形、活动受限,伴有乏力、低热、消瘦、贫血、肌肉酸痛、四肢麻木、手指发凉等。

3. 体征 关节梭形肿胀、压痛、天鹅颈畸形、纽扣花样畸形、尺偏畸形、类风湿结节等。

4. 辅助检查

(1)血常规:轻度或中度贫血。

(2)炎性指标:血沉、C反应蛋白增高。

(3)免疫学检查:血清中可出现多种自身抗体,如类风湿因子、抗环瓜氨酸肽抗体、抗核周因子抗体、抗角蛋白抗体、抗Sa抗体、抗RA33抗体、抗聚丝蛋白抗体等。

(4)X线检查:早期仅有关节周围软组织肿胀,关节附近轻度骨质疏松,继而出现关节间隙变窄,关节边缘有骨质破坏或囊性灶,骨质疏松明显,晚期关节腔消失、关节面融合、半脱位、畸形及强直。

(5)CT、MRI检查有助于早期诊断。

(6)关节镜及针刺活检对诊断及治疗也很有价值,应用越来越广泛。

📖 知识拓展

1987年美国风湿病学会(ACR)分类标准

①晨僵大于1小时(≥6周);②多关节炎:3个或者3个以上关节区的关节肿(≥6周);③手关节炎:腕、掌指或近指间关节至少有1个关节区关节肿(≥6周);④对称性关节炎(≥6周);⑤类风湿结节;⑥类风湿因子阳性;⑦手X线片示骨侵蚀或明确骨质脱钙。具备以上7条中的4条即可确诊。

2012年ACR推出了新的积分诊断标准。内容如下:①查关节数>1个大关节1分,1~3个小关节2分,4~10个小关节3分,≥10个关节5分;②滑膜炎病程≥6周1分;③急性炎性指标ESR/CRP升高1分;④血清学抗体RF/CCP升高低滴度2分,RF/CCP升高高滴度3分。总积分≥6分即可确诊。

（四）辨证论治

治疗目的是缓解临床症状，控制或延缓疾病的发展。

1. 内治法　风寒湿型治以祛风通络、散寒除湿、活血养血，风偏盛者用防风汤，寒偏盛者用乌头汤，湿偏盛者用薏苡仁汤；风湿热型治以疏风清热除湿、活血通络，方用三妙丸加减；瘀血型以活血化瘀、行气通络为法，方用身痛逐瘀汤加减；肝肾亏虚型治以补益肝肾、强筋壮骨、通经活络，方用独活寄生汤加减。

本病疗程较长，服用汤剂病情缓解后可坚持服用中成药以巩固疗效，常用药有尪痹片、益肾蠲痹丸、雷公藤多苷片、昆明山海棠片、正清风痛宁等。确诊后尽早使用免疫抑制剂，如甲氨蝶呤、来氟米特、柳氮磺吡啶等缓解病情药物，酌情选用甾体或非甾体抗炎药，病情严重者可选用生物制剂，如依那西普等，可迅速缓解病情，副作用小，是目前治疗的最好选择。

2. 外治法

（1）可用黑膏药、巴布贴剂、远红外磁疗贴等敷贴穴位。

（2）可用海桐皮汤熏洗，或用熏蒸床（仓）进行熏蒸。

（3）可根据病情分别施以毫针、艾灸、刺血、钩针、头针、水针刀、穴位埋线、刮痧等。

（4）局部肿痛者，可选用点穴镇痛和舒筋手法；关节功能障碍者，可用活节展筋手法。

（5）中药离子导入、蜡疗、超短波、微波、音频电、激光等理疗。

3. 手术治疗　早中期行滑膜切除术、关节清理术，后期关节强直者可行关节成形术、人工关节置换术。

（五）预防与调护

起居有常，避免风寒湿邪侵袭。劳逸适度，避免过度劳累。调畅情志，保持心情舒畅，避免精神刺激。树立战胜疾病的信心，规范治疗后完全可以达到临床缓解。

第五节　强直性脊柱炎

强直性脊柱炎是以中轴关节慢性炎症为主的疾病。病变主要累及骶髂关节和脊柱，骶髂关节炎是本病的标志，其特征性病理变化为肌腱端炎，常见症状为腰背臀区僵硬疼痛，活动后可缓解，晚期脊柱强直、驼背畸形。好发于10~40岁人群，发病高峰年龄为20~30岁，有明显家族聚集现象，男性多见。属中医"大偻"范畴。

（一）病因病机

1. 病因　本病的病因及发病机制尚不清楚，目前认为可能与遗传、环境因素和免疫异常等有关。

2. 病理　本病的病变部位主要见于肌腱、关节囊、韧带的骨附着点，病理变化是附着点炎和滑膜炎两种类型，最后受累部位关节囊和韧带钙化、新骨形成，骨性强直。

3. 中医病机　先天不足，后天失养，肝肾亏虚，督脉失养，阴阳气血失调，正气不固，风、寒、湿、热诸邪乘虚入侵，直中伏脊之脉，气血凝滞，筋骨不利以致痿弱不用。其中肝肾亏虚是发病的关键。

（二）临床表现

起病隐匿，进展缓慢，以脊柱关节受累为主，早期感骶髂部疼痛和僵硬，逐渐腰部活动受限，呈进行性上行性发展，晨僵明显，活动后减轻。遇寒冷潮湿或长时间工作后症状加重，可伴全身疲劳不适、厌食、低热、消瘦等。晚期脊柱活动完全丧失，脊背呈板状固定、驼背畸形

（图 8-3）。常出现髋关节屈曲挛缩，并引起特征性的固定步态，直立位时双膝关节被迫维持某种程度的屈曲。

（三）诊断依据

1. 病史 有家族史或受寒湿病史。

2. 症状 早期可见腰骶部晨僵疼痛，症状逐渐加重，功能受限，呈上行性发展，晚期脊柱强直，并可累及髋、膝关节。

3. 体征 骶髂关节压痛，脊柱活动受限，枕墙距、指地距、跟臀距减小，骨盆挤压及分离试验阳性，4字试验阳性，脊柱及胸廓活动度减小。

4. 辅助检查

（1）血常规：轻度贫血。

（2）炎性指标：活动期血沉、C反应蛋白增高。

（3）免疫学检查：HLA-B27阳性率达90%以上。

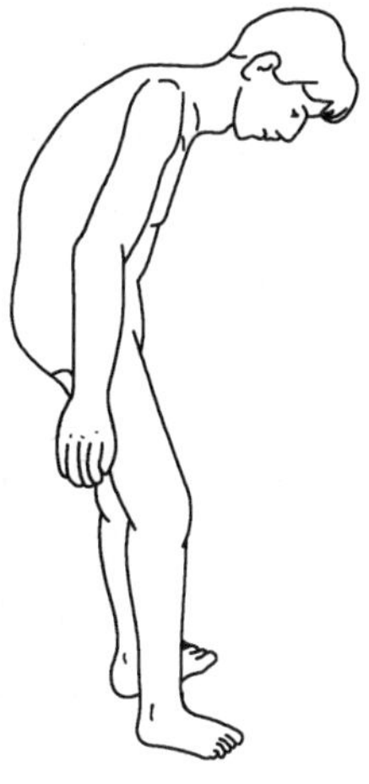

图 8-3 腰部强直畸形

（4）X线检查：骶髂关节软骨下骨缘模糊，骨质糜烂，关节间隙模糊，骨密度增高，关节融合，椎体早期呈方形变、椎小关节模糊、椎旁韧带钙化、骨桥形成，晚期"竹节样"改变。

（5）CT、MRI检查有助于早期诊断。

🔍 **知识拓展**

修订纽约标准（1984 年）

1. 临床标准 ①腰背僵痛3个月以上，疼痛随活动改善，休息不减轻；②腰椎前屈、后伸及侧弯活动均受限；③胸廓活动度低于相应年龄、性别的正常人。

2. 放射学标准 双侧骶髂关节 ≥ 2 级或单侧骶髂关节 3~4 级。

3. 诊断 可能强直性脊柱炎：符合3项临床标准；或符合放射学标准而不具备任何临床标准。肯定强直性脊柱炎：符合放射学标准和1项以上临床标准。

国际脊柱关节炎专家协作组（ASAS）中轴脊柱关节炎（SpA）新标准（2009 年）：

1. 腰背痛3个月以上，起病年龄 <45 岁。

2. 影像学骶髂关节炎证据（+）≥ 1 条 SpA 特征，或 HLA-B27（+）≥ 2 条其他 SpA 特征。

3. SpA 特征 炎性腰背痛、关节炎、肌腱炎（足跟）、眼色素膜炎、指/趾炎、银屑病皮疹、克罗恩病/溃疡性结肠炎、对非甾体抗炎药（NSAID）反应好、SpA 家族史、HLA-B27（+）、CRP 增高。

（四）辨证论治

治疗目的是缓解疼痛，改善功能，延缓进展，减少病残。

1. 内治法 寒湿痹阻型治宜祛寒除湿、温经通络，方选蠲痹汤合桂枝汤加减；湿热阻络型治宜清热利湿、通络止痛，方选四妙散合宣痹汤加减；肝肾阴虚型治宜补益肝肾、通络止痛，方选虎潜丸合当归地黄汤加减；肾阳虚亏型治宜补益肾阳、温通经络，方选右归丸合独活寄生汤加减；瘀血痹阻型治宜活血化瘀、通络止痛，方选身痛逐瘀汤合大黄䗪虫丸加减。

疼痛重者持续应用非甾体抗炎药以消炎止痛,并尽早使用免疫抑制剂,如柳氮磺吡啶、来氟米特、甲氨蝶呤等缓解病情药物。病情严重者加用生物制剂,如依那西普等迅速缓解病情,是目前治疗的最佳选择。

2. 外治法 可用督灸、敷贴、熏蒸、热熨、外搽、针灸、推拿、针刀等治疗。

3. 手术治疗 晚期脊柱、髋、膝等关节发生强直畸形,严重影响功能者,行脊柱截骨矫形或髋、膝人工关节置换术。

（五）预防与调护

注意顺时调摄,居处环境温暖干燥。保持良好的生理姿势,站立时应挺胸、收腹,双眼平视前方;坐时胸部直立;睡眠时卧硬板床,低枕或不用枕,尽量采用俯卧睡姿。避免长期从事弯腰工作。功能锻炼也是一种治疗,其重要性不亚于药物治疗,可以保持脊柱关节的最大活动度,减缓强直,增加肺活量。游泳是最好的全身锻炼方式。本病经早期诊断,规范治疗,功能锻炼,完全可以达到临床缓解。同时要认识本病的顽固性、反复性及坚持长期治疗的重要性,坚定信心,医患合作,共同战胜疾病。

第六节 膝骨关节炎

膝骨关节炎是一种多因素导致的全关节疾病,病因尚不明确,病理特点为关节软骨破坏、软骨下骨硬化或囊性变、关节边缘骨质增生、滑膜病变、关节囊挛缩、韧带松弛或挛缩、肌肉萎软无力等。好发于中老年人群,女性多于男性。

中医学认为,膝骨关节炎属于筋骨共病、痿痹共存的疾病,统称为"膝痹"。其病因病机主要是肝肾不足、筋骨慢性病损、风寒湿邪外袭,证属本虚标实、本痿标痹。

（一）病因病机

1. 病因 膝骨关节炎与年龄、遗传因素、关节及其周围筋骨损伤、过度负重及肥胖有密切关系。

2. 病理 膝骨关节炎病变主要累及关节周围韧带、肌肉、滑膜、关节软骨、软骨下骨等组织(图 8-4)。早期可见软骨浅表层裂隙、潮线消失和软骨下骨增厚;中期,可见软骨深层裂隙、多发软骨下骨吸收陷窝和明显增厚的软骨下骨;晚期可见软骨全层缺失、软骨内成骨和"象牙样"软骨下骨。

3. 中医病机 中医学认为膝骨关节炎与虚、邪、瘀密切相关。肾主骨,肝主筋,人至中年后,肝肾渐亏,筋骨关节失养,膝关节局部劳损瘀阻,复加风寒湿侵袭,经络不畅,气血痹阻而发病。其病理过程为各种原因造成的膝关节局部寒凝、痰阻、瘀滞,不通则痛、则肿,局部症状较全身症状突出。肝肾亏虚是本病的发病基础,风、寒、湿邪侵袭及慢性积累性损伤为诱发和加剧因素。

（二）临床表现

上下楼梯时膝关节疼痛是很多早期膝骨关节炎患者的首发症状,是该病的早期信号。随着病情进展,典型表现为膝关节疼痛及压痛、肿胀、僵硬、骨擦音(感)、关节活动受限,严重者可出现膝内翻或膝外翻畸形。

临床上,发作期可见膝关节重度疼痛或持续性疼痛,严重时可影响睡眠;膝关节肿胀,功能障碍,跛行甚至不能行走。缓解期可见膝关节中度疼痛,劳累或天气变化时疼痛加重,伴酸胀、乏力,膝关节活动受限。康复期可见关节轻度疼痛或轻微不适,腰膝酸软,倦怠乏力,甚或肌萎无力,不耐久行。

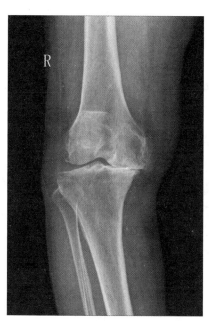
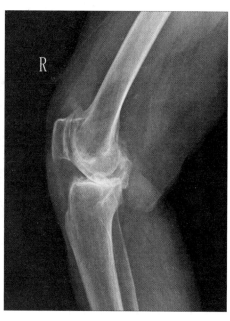

图 8-4 右膝骨关节炎正侧位片

（三）诊断依据

符合以下（1）和（2）（3）（4）（5）中任意两条者，即可做出膝骨关节炎诊断。

（1）近 1 个月内反复出现膝痛。

（2）年龄 ≥ 50 岁。

（3）晨僵 ≤ 30 分钟。

（4）活动时有骨擦音（感）。

（5）站立位或负重位 X 线片示关节间隙变窄、软骨下骨硬化和 / 或囊性变、关节边缘骨赘形成。

知识拓展

膝骨关节炎的影像学分级

1. X 线分级　参照 Kellgren-Lawrence 影像分级方法。

① 0 级：无改变（正常）。

② Ⅰ级：可疑骨赘，关节间隙正常。

③ Ⅱ级：明确骨赘，关节间隙可疑变窄。

④ Ⅲ级：中等量骨赘，关节间隙明确变窄，有硬化性改变。

⑤ Ⅳ级：大量骨赘，关节间隙明显变窄，有严重硬化性改变及明显畸形。

2. MRI 分级　参照 Recht 标准。

① 0 级：正常关节软骨，软骨弥漫性均匀变薄但表面光滑。

② Ⅰ级：软骨分层结构消失，软骨内出现局灶性低信号区，软骨表面光滑。

③ Ⅱ级：软骨表面轮廓轻至中度不规则，软骨缺损深度未及全层厚度的 50%。

④ Ⅲ级：软骨表面轮廓中至重度不规则，软骨缺损深度达全层厚度的 50% 以上，但未完全脱落。

⑤ Ⅳ级：软骨全层缺损、剥脱，软骨下骨质暴露，有 / 无软骨下骨质信号改变。

（四）辨证论治

1. 基础治疗　健康教育和体重管理适用于治疗的全过程,导引法如太极拳、八段锦、五禽戏、易筋经,以及运动训练,适用于缓解期和康复期患者。

太极拳等导引法可缓解膝关节疼痛、僵硬,改善膝关节功能,提升膝关节肌力和平衡性,提高生活质量,改善负面情绪,从身心两方面进行治疗。无论是导引法还是运动训练,皆应在评估的基础上制定个体化的治疗方案。

2. 外治法　包括手法、针刺、艾灸、针刀、拔罐、中药外用等。

（1）手法:针对膝部筋出槽、骨错缝,施以按、拨、揉、推、牵、摇、屈、伸等手法,选用伤油膏、白脉软膏、青鹏软膏、治伤软膏等介质辅助治疗,适用于缓解期和康复期患者。发作期肿胀明显者,可采用摩法、缠法治疗,禁用揉法、摇法等刺激性较强的手法。

（2）针刺:选取膝眼、犊鼻、鹤顶、血海、阴陵泉、阳陵泉、足三里、丰隆、梁丘、膝阳关、曲泉及局部阿是穴,施以毫针刺法,或配合温针、电针,视患者具体情况施以补泻手法。适用于全病程的治疗。

（3）针刀:选取髌上囊、髌下脂肪垫、内膝眼、外膝眼、内侧副韧带、髂胫束、鹅足囊等部位,针对损伤、挛缩的肌腱、韧带等组织,施以治疗。适用于发作期、缓解期,膝关节疼痛、晨僵、肌肉粘连、功能受限、挛缩屈曲畸形表现明显的患者。

（4）拔罐:在膝关节周围合适的部位,施以走罐法或留罐法治疗,局部筋脉瘀滞明显者,可采用刺络拔罐法。适用于各期患者。

（5）外用中药:根据证候的寒热虚实,选用海桐皮汤、下肢损伤洗方、五加皮汤等,水煎后熏洗、熏蒸、热熨和离子导入治疗;或选用化坚膏、坎离砂、伤湿止痛膏、消痛贴膏、复方南星止痛膏等局部贴敷。

3. 内治法　适用于全病程治疗,根据临床分期和证候处方或选用中成药。

（1）血瘀气滞证:治宜化瘀行气、通络止痛,方用血府逐瘀汤加减。瘀痛入络者,加全蝎、地龙、三棱、莪术;气机郁滞严重者,加川楝子、香附、青皮。适用于发作期和缓解期。

（2）湿热痹阻证:治宜清热祛湿、通络止痛,方用四妙丸化裁。局部红肿者,加金银花、连翘;局部肿胀明显者,加茯苓、泽泻;关节屈伸不利者,加伸筋草;大便秘结者,加大黄、桃仁。适用于发作期和缓解期。

（3）寒湿痹阻证:治宜温经散寒、养血通脉,方用蠲痹汤加减。风气胜者,加秦艽、防风;寒气胜者,加炮附片;湿气胜者,加防己、萆薢、薏苡仁;痛在上者,去独活,加荆芥;痛在下者,加牛膝;兼有湿热者,去肉桂加黄柏。适用于发作期和缓解期。

（4）肝肾亏虚证:治宜滋补肝肾,方用左归丸或右归丸加减。阴虚火旺者,去枸杞子、鹿角胶,加女贞子、麦冬;夜热骨蒸者,加地骨皮;小便不利者,加茯苓;大便燥结者,去菟丝子,加肉苁蓉;气虚者,加人参;虚寒显著者,可加用仙茅、肉苁蓉、淫羊藿、骨碎补。适用于缓解期和康复期。

（5）气血虚弱证:治宜补气养血,方用八珍汤化裁。眩晕、心悸者,熟地黄、白芍加量;气短乏力者,人参片、白术加量;不寐者,加酸枣仁、五味子。适用于缓解期和康复期。

发作期也可选用痹祺胶囊、尪痹片,缓解期可选用仙灵骨葆胶囊、金天格胶囊、金乌骨通胶囊、壮骨关节胶囊、独活寄生丸、痹祺胶囊、尪痹片、藤黄健骨片,康复期可选用仙灵骨葆胶囊、金天格胶囊、藤黄健骨片等中成药。

4. 手术治疗　对于经规范的非手术治疗无效,膝关节肿痛反复发作并且进行性加剧,关节功能明显受限及关节畸形者,经评估病情及手术指征后行手术治疗。主要术式包括关节镜手术、截骨矫形术和人工关节置换术。

（五）预防与调护

避免膝关节受寒及损伤。减少下蹲、上下台阶、跑跳等动作。选择合适的体育锻炼,增强体能。疼痛严重时应及时休息,发作时及时就医。

案例分析

陈某,女,65 岁,已婚,退休职工。

主诉:右膝疼痛 2 年,加重 1 个月。

病史:2 年前,患者无明显诱因出现右膝关节疼痛,休息后稍有好转,未予重视,1 个月前气温骤降,右膝疼痛加重,局部怕冷,活动受限,休息后稍可缓解,上下楼时疼痛加重。

既往史:有高血压病史 10 年余,自服苯磺酸氨氯地平,每次 1 片,每日 1 次,血压控制尚可,否认风湿病史。

查体:体温 37.0℃,脉搏 78 次 /min,呼吸 16 次 /min,血压 138/85mmHg。神清,精神可,体形矮胖,营养良好,步入诊室。右膝关节轻度内翻,活动受限,局部皮肤温度正常,内膝眼压痛明显,髌骨研磨试验(+),麦氏征(+),浮髌试验(−),抽屉试验(−)。右下肢皮肤感觉正常。余各关节无异常。舌淡,苔白腻,脉弦。

辅助检查:

右膝关节负重正侧位 X 线片:右膝关节轻度内翻,内侧间隙变窄,胫骨平台边缘骨质增生,周围软组织肿胀影。

血常规:WBC 8.17×10^9/L,RBC 3.40×10^{12}/L。

血尿酸:正常。

风湿四项:正常。

西医诊断:右膝骨关节炎。

中医诊断:膝痹(肝肾亏虚,寒湿痹阻)。

分析:

1. 诊断分析　患者无外伤史,右膝关节疼痛明显,结合病史及辅助检查,诊断为右膝骨关节炎。应与类风湿关节炎和痛风等疾病相鉴别。类风湿关节炎为多发对称性关节病变。痛风多见于男性,好发部位为第 1 跖趾关节,也可侵犯踝、膝、肘、腕及手指等关节,发作时多急骤起病,数小时内出现红、肿、热、痛,痛不能触,血尿酸高,尿酸结晶沉积于关节附近或皮下时可触及结节。

2. 证型分析　患者长年劳累,已过花甲之年,肝肾不足,复感寒邪,寒湿凝滞,痹阻筋脉,不通则痛,故见膝痛,结合舌淡、苔白腻、脉弦,辨证当属肝肾亏虚,寒湿痹阻。

3. 治疗方法　治以补益肝肾、祛寒除湿、通络止痛,方用右归丸合蠲痹汤化裁。局部采用五加皮汤外洗,外敷复方南星止痛膏治疗。嘱患者注意膝关节保暖,控制体重,适当运动,避免下蹲、爬山、提重物等活动,适当多食高钙、高胶原蛋白食物。

第七节　骨质疏松症

骨质疏松症是一种以骨量减低、骨组织微结构损坏,导致骨脆性增加、易于发生骨折为特征的全身性骨病,分为原发性和继发性两大类。原发性骨质疏松症包括绝经后骨质疏松症、老年性骨质疏松症和特发性骨质疏松症;继发性骨质疏松症指由任何影响骨代谢的疾病和/或药物及其他明确病因导致的骨质疏松。

中医学医籍中记载的"骨痿""骨痹""腰背痛"与该病近似,可参阅学习。

(一)病因病机

1. 病因　骨质疏松症除了主要与绝经和老年有关的原发性骨质疏松外,还可能由多种疾病引起,称为继发性骨质疏松症。可能引起骨质疏松的常见疾病有内分泌疾病、结缔组织病、慢性肾脏病、胃肠疾病、营养失调性疾病及长期应用糖皮质激素等。

2. 病理　松质骨的骨小梁减少、变细,皮质骨变薄、变疏松。

3. 中医病机　中年之后,烦劳过度,耗损肾阴,水不胜火,虚火内盛,两者互为因果,终致虚者愈虚,盛者愈盛,肾精匮乏,髓无以生,骨失所养而发骨痿。腰为肾之府,腰痛的病因虽多,但终与肾虚有关。可见与骨质疏松症相近的骨痿、腰痛等症,其本皆为肾虚。

至于疼痛的原因,中医学认为"不通"和"不荣"均可引起疼痛,肾阴亏虚,骨失濡养,虚火内盛,灼伤脉络,可致疼痛;肾气不足,鼓动乏力,气虚血瘀,闭阻经脉,亦可引发疼痛。临床常见证候有肾阳亏虚、肝肾阴虚、脾肾两虚,如果发生骨质疏松性骨折,急性期则多表现为血瘀气滞证候。

(二)临床表现

骨质疏松症的主要症状有骨痛、骨变形及骨折。

1. 疼痛　疼痛性质以酸痛为多,部位常见于腰背部、足跟部,常常在早晨起床过程中,或久坐之后刚开始活动时,或过多过久负重活动后加重。

2. 骨变形　主要表现为圆背、脊柱胸椎段后凸或胸腰椎侧凸、身高变矮,以及椎体边缘和跟骨下缘骨皮质增厚等。

3. 骨折　为骨质疏松症的并发症,通常在扭转身体、持拿重物、跌倒时臀部触地等非暴力作用下诱发,甚至更为隐匿的情况下发生,骨折部位多见于胸腰段椎体、桡骨远端、股骨上段、跟骨和踝关节等。

(三)诊断依据

1. 病史　绝经妇女或老年人,有脆性骨折病史。

2. 症状　腰背部疼痛,早期间断性隐痛,逐渐发展为持续性疼痛,晚期可引起全身骨痛。发生骨折时患处有明显的疼痛、畸形和功能障碍。

3. 体征　腰背部压痛,驼背畸形,部分患者还出现脊柱后凸或侧弯、鸡胸等畸形。骨折部位有压痛和叩击痛等体征。

4. 辅助检查　基于双能X射线吸收法测定骨密度,检测结果与同性别、同种族峰值骨量比较,其标准偏差(T值)$\geq$ -1.0SD 为正常;-2.5SD<T值<-1.0SD 为骨量低下;T值$\leq$ -2.5SD 为骨质疏松;T值$\leq$ -2.5SD,同时伴有骨折者为严重骨质疏松。

(四)辨证论治

本病证属本虚标实,防治宜病证结合、整体调节、防治兼施、医患合作,以达到改善临床症状、延缓骨量丢失,或增加骨量、降低骨折风险、提高生存质量的目的。

根据患者病情和治疗目的确定疗程。若以改善临床症状为目的,疗程不少于3个月;若以延缓骨量丢失或增加骨量为目的,疗程不少于半年,也可延长至1年以上;若以降低骨折风险、提高生存质量为目的,疗程为1~3年。

1. 基础治疗　补充适量的钙剂、活性维生素D、胶原等营养素,合适的负重活动。

2. 内治法

(1)肾阳亏虚:治宜温补肾阳、强筋壮骨,方用右归丸、青蛾丸或金匮肾气丸加减。药如鹿角胶、补骨脂、菟丝子、巴戟天、续断、杜仲、锁阳等。虚寒证候明显者,可加仙茅、肉苁蓉、淫羊藿、干姜、附子等。也可选用仙灵骨葆胶囊、金天格胶囊、强骨胶囊、淫羊藿总黄酮制剂等中成药。

(2)肝肾阴虚:治宜滋补肝肾、强筋壮骨,方用左归丸或六味地黄汤加减。药如熟地黄、枸杞子、桑椹、女贞子、覆盆子、石斛、黄精、山茱萸等。阴虚火旺证明显者,可加知母、黄柏、牡丹皮、桑寄生。也可选用芪骨胶囊、骨疏康胶囊等中成药。

(3)脾肾两虚:治宜健脾益肾、强筋壮骨,方用人参养荣汤合金匮肾气丸加减。药如党参、白术、茯苓、山药、狗脊、续断、补骨脂、熟地黄、覆盆子等。也可选用复方鹿茸健骨胶囊、骨松宝颗粒和养胃颗粒、胃苏颗粒等中成药。

(4)血瘀气滞:治宜活血理气、化瘀止痛,方用复元活血汤、七厘散、顺气活血汤加减。药如骨碎补、生地黄、杜仲、当归、没药、红花、苏梗、木香、香附等。骨痛以上肢为主者,加桑枝、姜黄;以下肢为甚者,加独活、防己;久病关节变形、痛剧者,加全蝎、蜈蚣、地鳖虫。也可选用云南白药、恒古骨伤愈合剂、壮骨止痛胶囊、复方伤痛胶囊等中成药。

3. 外治法

(1)针灸推拿:选取夹脊、命门、肾俞、肝俞、脾俞、胃俞、大肠俞、大椎、关元、足三里、三阴交、悬钟、太溪等腧穴,进行针灸、推拿治疗,可起到宁心安神、健脾和胃、调和气血、平衡阴阳的作用。

(2)功能锻炼:选择太极拳、五禽戏、八段锦、六字诀等导引法,根据患者身体情况制定功能锻炼处方。功能锻炼具有增加骨的机械应力、促进骨的血液循环、改善骨代谢、增强肌肉力量及其协调性的效应,坚持练习,可提高人体的协调性和平衡能力,预防跌倒,降低骨质疏松性骨折的风险。

(五)预防与调护

日常生活中需均衡饮食,适当增加钙、蛋白质和维生素 D 的摄入量。纠正不良的生活习惯,提倡低钠、高钾、高钙和高不饱和脂肪酸饮食,戒烟忌酒。适当加强负重活动,尤其是户外运动,可增加日照时间,提高应变能力,减少骨折等意外发生。对老年人需加强陪护及居住环境安全设置,预防跌倒。积极治疗易引起骨质疏松症的疾病,如糖尿病、类风湿关节炎、脂肪肝、慢性肾炎、甲状腺功能亢进症等。

第八节 骨 肿 瘤

骨肿瘤是发生于骨骼(软骨、骨膜、骨髓等)或其附属组织(肌肉、血管、神经、淋巴管等)的肿瘤。骨肿瘤有良性、恶性之分,良性骨肿瘤多为原发,病程长,易根治,预后佳;恶性骨肿瘤病程短,发展快,预后不佳,死亡率高,至今尚无满意的治疗方法。还有一类骨病在临床上被称为肿瘤样病变,肿瘤样病变的组织不具有肿瘤细胞形态的特点,但其生长和行为都具有肿瘤的破坏性,一般较局限,易根治。

中医学对骨肿瘤的认识自《黄帝内经》就有"以手按之坚,有所结,深中骨,气因于骨,骨与气并,日以益大,则为骨疽……"(《灵枢·刺节真邪》)的记载。之后,历代医家从不同的侧面对本病的认识和治法展开进一步的探索和补充,对本病的认识逐渐深入。隋代巢元方在《诸病源候论》中载:"石痈者……其肿结确实,至牢有根……如石,故谓之石痈也。"唐代孙思邈在其所著《备急千金要方》中已经将肿瘤分类记载,分为瘿瘤、骨瘤、脂瘤、石瘤、脓瘤、血瘤及息肉 7 种类型,此为较早的肿瘤分类记载。

（一）病因病机

1. 病因　骨肿瘤的发病因素很复杂,目前还没有确切的病因。内因有体质学说、基因学说、内分泌学说等;外因有化学元素物质和内外照射慢性刺激学说、病毒感染学说等。部分多发性骨软骨瘤和纤维样增殖症与家族遗传有关。骨的良性肿瘤可以恶性变,如多发性骨软骨瘤可恶变为软骨肉瘤。

2. 病理　骨肿瘤有良性、恶性之分。良性骨肿瘤易根治,预后良好;恶性骨肿瘤发展迅速,预后不佳,死亡率高。恶性骨肿瘤分为原发性和继发性,从体内其他组织或器官的恶性肿瘤经血液循环、淋巴系统转移至骨骼者为继发性恶性骨肿瘤。

3. 中医病机　骨肿瘤的发生主要因肾气不足、阴阳失调、脏腑功能紊乱,以致寒湿毒邪乘虚而入,气血瘀滞,蕴于骨骼而成。临床多见正虚邪侵、气滞血瘀、痰湿凝聚、肾虚不荣等证候。

（二）临床表现

骨肿瘤早期往往无明显的症状,即使有轻微症状也容易被忽视。随着疾病的发展,可以出现一系列的症状和体征,尤以局部症状和体征更为突出。具体的临床表现因疾病的性质、部位及发病的阶段不同而有较大的差异,常见有:

1. 疼痛　骨肿瘤早期的主要症状,初起较轻,多呈间歇性,随病情进展疼痛逐渐加重,多数患者在夜间疼痛加剧。

2. 肿胀或肿块　位于骨膜下或表浅的肿瘤出现较早,可触及骨膨胀变形。如肿瘤穿破骨膜到骨外,可产生大小不等、固定的软组织肿块,并常于短期内形成较大的肿块（图 8-5）。

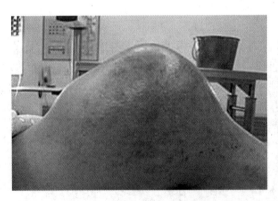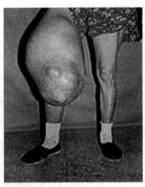

图 8-5　股骨远端骨肿瘤局部肿胀

3. 功能障碍　患处后期因疼痛肿胀而功能受限,可伴有相应部位肌肉萎缩。

4. 畸形　因肿瘤影响肢体骨骼的发育及坚固性而合并畸形,以下肢为明显。

5. 病理性骨折　仅轻微外力即可引起肿瘤部位骨折（图 8-6）,骨折部位肿胀、疼痛剧烈,脊椎病理性骨折常合并截瘫。

（三）分类

1. 根据肿瘤的来源　可分为原发性骨肿瘤与继发性骨肿瘤。

（1）原发性骨肿瘤:来源于骨、软骨、造血组织或骨髓、纤维组织、血管、脂肪、神经、脊索、上皮等,或来源未定。原发性骨肿瘤的分类主要依据肿瘤组织的形态结构特征,尤其是肿瘤细胞的分化类型及产生的细胞间物质类型。

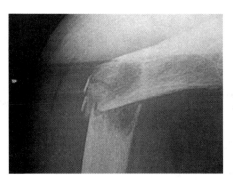 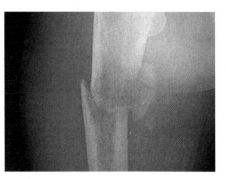

图 8-6　骨肿瘤致股骨干病理性骨折

（2）继发性骨肿瘤：为原发癌转移。

2. 根据组织来源与分化程度和骨肿瘤性质　分类方法见表 8-1。

表 8-1　骨肿瘤分类表（简单良恶性分类表）

组织来源	良性骨肿瘤	恶性骨肿瘤
血液来源（41.4%）	—	骨髓瘤
软骨来源（20.9%）	骨软骨瘤	原发软骨肉瘤
	软骨瘤	继发软骨肉瘤
	软骨母细胞瘤	透明细胞软骨肉瘤
	软骨黏液样纤维瘤	去分化软骨肉瘤
骨来源（19.3%）	骨瘤	骨肉瘤
	骨样骨瘤	各骨肉瘤亚型
	骨母细胞瘤	—
来源不明（9.8%）	骨巨细胞瘤	尤文肉瘤
	良性纤维组织细胞瘤	恶性纤维组织细胞瘤
纤维来源（3.8%）	纤维瘤	纤维肉瘤
	硬纤维瘤	—
脊索来源（3.1%）	—	脊索瘤
血管来源（1.6%）	血管瘤	恶性血管内皮细胞瘤
	—	血管外皮细胞瘤
脂肪来源（<0.5%）	脂肪瘤	脂肪肉瘤
神经来源（<0.5%）	神经鞘瘤	神经纤维肉瘤

（四）诊断依据

1. 病理学检查　被认为是准确率最高的诊断方法，但若取材不当，也能造成诊断上的失误，因此病理学检查尚需结合临床及 X 线检查。常用取材及检查方法有针吸活检、切开活检、术中冰冻切片分析等。

2. 放射性核素检查 骨扫描可以在普通 X 线片尚无阳性改变时即显示出原发性、继发性骨肿瘤的存在,可用于转移性骨肿瘤的早期诊断。

3. X 线检查 是骨肿瘤的重要诊断依据,为骨肿瘤性质、种类、范围的判断及治疗方案的确定提供影像学支持。但是,骨肿瘤的 X 线表现并不是恒定不变的,必须结合临床表现、实验室检查和病理检查,才能做出准确诊断。X 线检查包括骨质、骨膜和软组织阴影 3 部分,同时可以进行肿瘤良恶性评估(表 8-2)。良性骨肿瘤形态规则,与周围正常骨组织界限清楚,以硬化边为界,骨皮质保持完整。恶性骨肿瘤的影像不规则,边缘模糊不清,溶骨现象较明显,骨质破坏,变薄、断裂、缺失。

表 8-2 X 线片骨肿瘤良恶性评估标准

X 线表现	0 分	1 分(每项)
瘤体大小	小	大
边缘	存在	不清晰 / 无
骨皮质	完整	破坏
软组织肿块	无	有

注:良性 0~1 分,侵袭性 2 分,恶性 3~4 分。

脊柱转移性
骨肿瘤 MRI
表现
A. 胸椎矢
状位 T1WI;
B. 腰椎矢状
位 T1WI:多
椎体多发性
低信号骨转
移(白箭)

4. CT 与 MRI 发生在骨盆、脊柱等部位的肿瘤,普通 X 线片不能很好地显示时,CT、MRI、ECT 等新型显像技术可以帮助判断肿瘤的部位和范围,能较早发现病变组织,准确率高。

5. 实验室检查 在某些肿瘤的诊断中具有一定的价值,如成骨肉瘤可有碱性磷酸酶增高,多发性骨髓瘤可有贫血、尿本周蛋白阳性,棕色瘤可有血钙、血磷异常及血沉加快等,骨肉瘤、成骨性转移性骨肿瘤可有碱性磷酸酶增高。

6. B 超检查 主要对软组织肿瘤具有一定的诊断意义。

总之,本病的诊断主要依据临床症状及放射线检查,对于难以确诊者,病理检查具有决定性意义,但应注意取材部位要恰当。

(五) 辨证论治

鉴于骨肿瘤发展演变的特殊性,在对骨肿瘤采用中医药治疗时,多辨证与辨病相结合,注重骨肿瘤发展演变过程中的正邪消长情况,扶正祛邪、攻补兼施。但由于骨肿瘤恶性程度较高,有的在早期即可发生转移,因而造成本病的治愈率低及预后不良,故需结合手术、化疗、放疗等西医学手段。中医药治疗具有增强体质、提高机体免疫力、调节脏腑气血功能的作用,从而改善临床症状,延长生存期,提高生存质量,并能减轻化疗、放疗的不良反应。

1. 内治法 骨肿瘤早期以攻邪为主;中期脏腑受损,则当攻补兼施;后期则以扶固正气、减缓病痛为要。治疗方法以行气活血、化痰利湿、软坚散结、扶正固本为主,随证治之。

正虚邪侵者,治宜扶正祛邪,方用八珍汤、十全大补丸等加减;气滞血瘀者,治宜行气活血化瘀,方用桃红四物汤加减;痰湿凝聚者,治宜化痰利湿、软坚散结,方用参苓白术散加天南星、生半夏等;肾虚不荣者,治宜温补肾气,方用金匮肾气丸加减。此外,灵芝、鳖甲、山慈菇、白花蛇舌草、半枝莲、三棱、莪术等对骨肿瘤具有一定的治疗作用。

2. 手术治疗

(1) 良性肿瘤：根据分级，可以局部刮除植骨或瘤段切除为主，如切除彻底预后良好。

(2) 恶性肿瘤：可采用手术切除、化学治疗、免疫疗法、放射治疗等。

手术切除是治疗骨肿瘤的主要手段，截肢、关节离断是常用的方法。随着化疗方法的进步，近年来一些专家通过瘤段切除或全股骨切除，用人工假体置换，采取保留肢体的"局部广泛切除加功能重建"辅以化疗等方法。

3. 化学治疗

(1) 全身化疗：常用的药物有阿霉素（ADM）、大剂量甲氨蝶呤加四氢叶酸解救（HDMTX-CF）、顺铂（DDP）等。近年形成的化疗新概念如下：①多药联合化疗以控制处于细胞周期中各期的瘤细胞，消灭局部或远隔微小瘤灶，并减少耐药细胞的出现；②使用患者可耐受的最大剂量强度的化疗以保证疗效；③缓解化疗药物毒副作用；④耐药肿瘤的处理。

(2) 局部化疗：包括动脉内持续化疗及区域灌注，其中区域灌注效果较好。

4. 局部热疗与免疫疗法 局部热疗加手术切除用于治疗骨肉瘤，初步肯定了这一疗法的可行性及有效性，但由于干扰素来源有限，尚不能广为应用。

5. 放射治疗 目前只能作为骨肿瘤的一种辅助治疗。

6. 靶向治疗 分子靶向治疗是在细胞分子水平上，针对已经明确的致癌位点（该位点可以是肿瘤细胞内部的一个蛋白分子，也可以是一个基因片段），来设计相应的治疗药物，药物进入体内会特异地选择致癌位点与之结合发生作用，使肿瘤细胞特异性死亡，而不会波及肿瘤周围的正常组织细胞。与传统细胞毒化疗不同，分子靶向治疗具有特异性抗肿瘤作用，并且毒性明显减少，开创了肿瘤治疗的新领域。

（六）预防与调护

影响骨肿瘤预后的关键因素在于早诊断、早治疗，以及手术前后的化疗和放疗。此外，还有瘤细胞的组织类型、肿瘤大小、手术前后血清碱性磷酸酶的变化及是否累及局部淋巴结等。

良性骨肿瘤多可痊愈，对机体的危害性较小。恶性骨肿瘤根据其病理表现不同预后也不尽相同，但是保持健康乐观的心理、规律的作息习惯、合理的膳食和营养及避免过劳过累对延缓病情的发展和提高生活质量至关重要。

知识拓展

Enneking 分期系统

Enneking 的骨与软组织肿瘤外科分期，对指导肢体肿瘤的治疗决策、评价治疗效果、判断预后等很有意义，并且已被临床实践证实。该系统有 3 个基本要求：分级（G）、部位（T）和转移（M）。它主要参考组织学标准，结合临床和 X 线表现。

低度恶性为 G1，高度恶性为 G2。

手术部位（T）分为间室内（A）和间室外（B）。若肿瘤有天然屏障，如骨、筋膜、滑膜、骨膜或软骨，则为间室内。间室外肿瘤可为原发性（起于间室外）或继发性（原为间室内肿瘤，通过天然屏障而延伸，或因手术、活检而穿过另一间室，故在手术或活检时，不能像治疗创伤般要求尽量肌间隙入路，反而应该切开某块肌肉，以避免污染该肌肉以外的组织，这样二次手术必要时仅切除该肌肉即可）。

若区域淋巴结或远处转移，则属Ⅲ期。

总之，Enneking 分期系统认为，Ⅰ期或Ⅱ期取决于其级别低度(G1)还是高度(G2)，若区域淋巴结或远处转移，则属Ⅲ期。

良性病损的分期系统：1 期为良性迟发性(S1)；2 期为活跃性(S2)；3 期为侵袭性，并有潜在恶性(S3)。

第九节　股骨头坏死

股骨头坏死指股骨头的血供中断或受损后，骨细胞和骨髓成分发生坏死及随后修复的病理过程，继而导致股骨头结构改变，股骨头塌陷，关节功能障碍的疾病。该病包括成人的非创伤性股骨头坏死、创伤性股骨头坏死及儿童的骨软骨病。股骨头坏死发病隐匿多样，早期诊断困难，大范围坏死后易导致股骨头塌陷，治疗困难，预后不佳。本节主要论述成人股骨头坏死。

创伤性股骨头坏死多见于股骨颈骨折后，非创伤性股骨头坏死的发病原因多种多样，多数与过量糖皮质激素的使用或长期酗酒有关，也有少部分患者发病原因不明，称为特发性股骨头坏死。

本病在我国的发病率呈明显上升趋势，已成为临床常见病，好发于 20~50 岁(平均 36 岁左右)的中青年，双侧患病者占 70% 以上，多数历经坏死、修复、塌陷、骨关节炎的病理过程，表现为疼痛、功能障碍、行走困难等一系列临床症状，严重影响劳动能力与生活质量，双侧患病者可严重致残，因此越来越受到医学界的重视。

（一）病因病机

1. 病因　所有能引起缺血性骨坏死的病因都可引起成人股骨头坏死。通常将病因分成两大类：①非创伤性：以激素性和酒精性较多见；②创伤性：以股骨颈骨折最常见。尚有部分股骨头坏死病因不明，称为特发性股骨头坏死。这些病因的共同特点是损害了股骨头的血供。

（1）创伤性股骨头坏死：以股骨颈骨折为例介绍创伤性股骨头坏死的发病原理。正常股骨头血供主要来自：①后上支持带血管，即外骺动脉；②后下支持带血管，即下干骺端动脉；③圆韧带血管，即内骺动脉(图 8-7)。其中，以后上支持带血管最为重要，提供股骨头外上 2/3 的血供。股骨颈骨折后，由于提供股骨头血供的主要血管被损伤，极易造成股骨头坏死，发生率达 23%~86%。

（2）非创伤性股骨头坏死：研究表明，股骨头坏死与长期大剂量使用糖皮质激素、酗酒等有关，也有少数患者病因不明确。

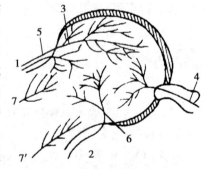

图 8-7　股骨头血供示意图

1. 外骺动脉；2. 下干骺端动脉；3. 外骺动脉；4. 内骺动脉；5. 上干骺端动脉；6. 下干骺端动脉；7、7'. 来自股骨颈的髓内血管

糖皮质激素的应用日趋广泛，涉及全身各系统疾病的治疗，常见需要使用糖皮质激素治疗的疾病包括系统性红斑狼疮、肾小球肾炎、特发性血小板减少性紫癜、白血病、病毒性脑炎、皮肌炎、重症肌无力、哮喘、器官移植术后(肾移植、骨髓移植)等。再者是滥用糖皮质激素，临床上由此造成的股骨头缺血坏死屡见不鲜，这种情况应引起高度重视。

一般认为,激素性股骨头坏死与糖皮质激素使用的时间、剂量有关,但量效、时效关系的个体差异很大。

长期酗酒是引起本病的另一个常见原因,发病危险因素与每天酒精摄入量及持续时间有关。

其他与发病有关的因素包括减压病、血红蛋白病、放射治疗、胰腺疾病、高尿酸血症、动脉硬化等。

总之,无论是创伤性还是非创伤性股骨头坏死,其发病机制都与血液循环障碍有关,或者说"缺血"是本病的基本病理。缺血包括动脉供血不足和静脉回流障碍两方面,而骨内压力的增高会加快骨坏死,应力作用下会导致股骨头塌陷。

2. 发病机制　本病的发病机制尚未完全清楚,目前有以下几种学说:

(1)脂肪栓塞:长期服用糖皮质激素可使脂肪在肝内沉积,造成高脂血症和全身脂肪栓塞,由于股骨头软骨下骨终末动脉管腔很小,脂肪球易于黏附在血管壁上,造成血管栓塞,或骨髓内骨细胞被脂肪占据,脂肪细胞肥大并融合成片,使骨髓内生血细胞死亡;酒精中毒可导致脂肪肝或脂代谢紊乱,使骨细胞发生脂肪变性坏死,最终发生股骨头坏死。

(2)骨内小动脉损害:激素性股骨头坏死患者,原来往往存在血管炎为特征的疾病,而小动脉通常是血管炎和糖皮质激素的靶器官,表现为血管内膜炎、血管壁损伤、出血等,导致股骨头供血障碍,发生坏死。

(3)髓内小静脉淤滞、髓内高压:长期使用糖皮质激素能增加髓内脂肪体积,造成髓内有限的空间压力增高、静脉回流受阻、股骨头血供减少;而股骨头微循环障碍造成的缺氧又引起髓内组织渗出、肿胀,加重髓内高压而形成恶性循环,最终导致股骨头缺血而发生坏死。

(4)血管内凝血:近年来,有学者认为可引起血液呈高凝状态和低纤溶状态的各种原因,均可导致血管内凝血而引起骨坏死。

(5)骨质疏松:骨质疏松是长期使用糖皮质激素的副作用之一,由于骨质疏松,易因轻微压力而发生骨小梁细微骨折,受累骨由于细微损伤的累积,对机械抗力下降,从而出现塌陷,塌陷后髓细胞和毛细血管被压缩,进而股骨头因缺血发生坏死。

此外,最近有些学者提出股骨头坏死的基因遗传易感性学说,认为股骨头坏死发病可能与个体对糖皮质激素、酒精易感性代谢的基因多态性差异有关。

3. 中医病机　中医学典籍中虽无成人股骨头坏死这一病名的直接记载,但根据其症状、体征与发病机制,多数学者认为当属"骨蚀""骨痿""骨痹"等范畴,发病部位在髋部。正如《灵枢·刺节真邪》曰:"虚邪之入于身也深,寒与热相搏,久留而内着,寒胜其热,则骨疼肉枯,热胜其寒,则烂肉腐肌为脓,内伤骨,内伤骨为骨蚀。"

人体的筋、骨、肉与肝、脾、胃、肾四脏腑关系最为密切。肾为先天之本,主骨生髓,肾健则髓充,髓满则骨坚;反之,则髓枯骨痿。肝主筋藏血,与肾同源,两脏荣辱与共,若肝血亏损,疏泄失职,则藏运不周,营养不济,引起筋脉失养、筋骨不利,从而导致筋挛、筋弛及骨痿、骨蚀。脾胃为后天之本,万物化生之源。"使脾健胃和则水谷腐熟,以化气血,以行营卫。""若土失健运,生化无源,则筋骨肌肉皆无气以生。"脾主肌肉,《灵枢·本神》曰:"脾气虚则四肢不用。"

中医学认为,本病发病过程中气滞血瘀起着关键性作用并贯穿始终,其他证候多为兼证。其病因病机主要包括瘀、痰、虚三方面。其中瘀(血)、痰(浊)为实,为标;肝肾、气血虚为本。

（二）临床表现

股骨头坏死早期临床症状并不典型，内旋髋关节引起疼痛是最常见的症状。股骨头塌陷后，可出现髋关节活动范围受限。局部深压痛，内收肌止点压痛，部分患者纵向叩击痛可呈阳性。早期由于髋关节疼痛，出现托马斯征阳性、4字试验阳性；晚期由于股骨头塌陷、髋关节脱位，Allis'征及单腿独立试验可呈阳性。其他体征还有髋关节外展、外旋受限或内旋活动受限，患肢可出现缩短、肌肉萎缩，甚至有半脱位体征。

（三）诊断依据

1. 病史　本病可分为创伤性和非创伤性两大类，前者主要由股骨颈骨折、髋关节脱位等髋部外伤引起，后者在我国的主要病因为糖皮质激素的应用及酗酒。

2. 症状　髋部疼痛通常是首先出现的临床症状，有时会牵涉膝部，出现痛性步态，伴有跛行。

3. 体征　腹股沟中点附近可有压痛，髋关节周围肌肉及股四头肌萎缩，患髋4字试验阳性。若髋关节半脱位，可出现特伦德伦堡试验（Trendelenburg test）阳性。早期可有髋关节外展、内外旋活动轻度受限，晚期由于股骨头塌陷、增生变形、头臼不匹配，髋关节各方向活动均有不同程度受限。

4. 辅助检查

（1）实验室检查：无特殊表现。激素性与酒精性股骨头坏死可能与易感性代谢的基因多态性差异有关。

（2）X线检查：用于早期诊断帮助不大，Ⅱ期以上的病变可显示股骨头内多个小囊性改变，斑点状硬化，硬化带出现及软骨下骨折，但有的股骨头坏死直至股骨头塌陷方能显示阳性。X线摄片要求为双髋正位和蛙位投影，后者可更清楚地显示位于股骨头前方的坏死区、新月征及塌陷（图8-8）。

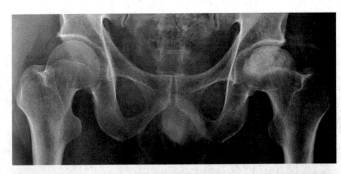
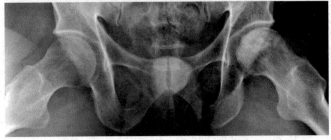

图8-8　左侧股骨头坏死正位和蛙位片

（3）MRI：对骨坏死诊断的特异性和敏感性可达95%~99%，对Ⅰ期、Ⅱ期股骨头坏死特别有用。典型的MRI改变为T1加权像在股骨头内可见蜿蜒状带状低信号，低信号带包绕高或混合信号区。T2加权像出现双线征。建议的扫描序列为T1、T2加权像,对可疑者可另加T2抑脂像或STIR序列。常规应用冠状位及横断面扫描(图8-9)。

(4)发射计算机断层显像(ECT):是早期诊断的方法之一,将骨显像剂注入血中,使其与骨组织的某些成分结合,再通过伽马照相机成像,股骨头异常的骨扫描表现为"冷区"或"热区"。若显示为热区中冷区("炸面圈")现象则可诊断。

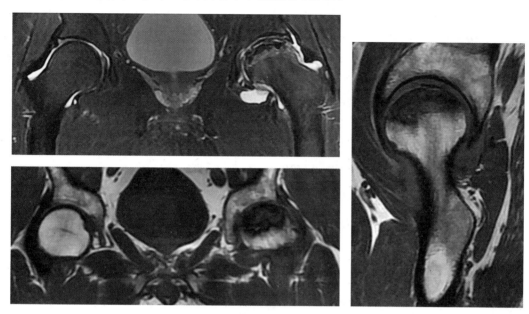

图8-9 左侧股骨头坏死MRI T1、T2加权像,冠状位和矢状位片

T1、T2加权像,股骨头内可见蜿蜒状带状低信号带包绕的高信号区

(5)CT:对早期股骨头坏死的敏感性不如MRI和ECT,对Ⅰ期诊断帮助不大,但对Ⅱ期、Ⅲ期病变可更清楚地显示坏死灶边界、硬化带、坏死灶内骨修复情况,特别对于塌陷前已经发生的头内隐匿骨折阳性表现早于MRI和X线片,有利于早期发现潜在塌陷。二维成像可显示股骨头冠状位和矢状位的病灶大小和部位(图8-10)。

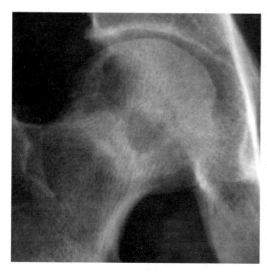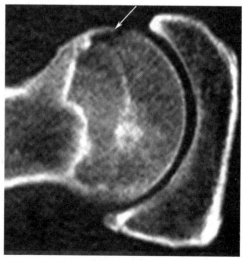

图8-10 股骨头坏死X线与CT表现

左图X线可见大范围坏死,无新月征;右图CT可见软骨下皮质断裂

根据病史、临床表现,结合 X 线片、MRI,绝大多数股骨头坏死是可以明确诊断的。需要强调的是,坏死早期多数患者没有任何症状,一旦出现疼痛,通常提示股骨头已发生塌陷或头内已发生隐匿骨折,因此不能以疼痛作为早期诊断的线索。

　　全面了解病史,包括职业、生活习惯等,应着重询问糖皮质激素应用史与酗酒史,并详细记录。对于患者无法确切提供用药史时,可通过了解既往病史与用药后有无出现向心性肥胖、痤疮、食欲增加等糖皮质激素的副作用表现,推测是否曾经使用过糖皮质激素。典型的股骨头坏死影像学及病理学表现包括:①股骨头塌陷,不伴关节间隙变窄;②软骨下新月征阳性;③股骨头前外侧死骨;④ECT 显示热区中有冷区;⑤MRI T2 加权像有双线征;⑥骨活检显示骨小梁的骨细胞空陷窝多于 50%,且累及邻近多根骨小梁。符合上述标准中任何 2 条即可诊断。

　　股骨头坏死一经确诊,则应做出分期,科学的分期可指导制定合理的治疗方案、准确判断预后,使疗效有可比性。在过去 30 多年的时间里,已有多种不同的分期方法,现介绍比较常用的 Ficat 分期与 ARCO 分期(表 8-3,表 8-4)。

表 8-3　股骨头坏死 Ficat 分期

分期	临床症状	X 线表现	同位素	MRI
0 期(前临床期)	–	–	摄入↓	+
Ⅰ 期(前放射性期)	+	偶有骨质疏松	摄入↑	+
ⅡA 期(坏死形成期)	+	广泛骨质疏松,硬化或囊性变,关节间隙及股骨头外形正常	摄入↑	++
ⅡB 期(移行)	++	头变扁,新月征(+)	摄入↑	++
Ⅲ 期(塌陷期)	++	头外形中断,头变扁,关节间隙正常	正常	++
Ⅳ 期(关节炎期)	+++	头塌陷,关节间隙变窄或消失,骨质增生	–	++

摘自:Ficat RP.Idiopathic bone necrosis of the femoral head.Early diagnosis and treatment [J].J Bone Joint Surg Br,1985,67(1):3-9.

表 8-4　ARCO 分期系统

分期	0 期	Ⅰ期	Ⅱ期	Ⅲ期	Ⅳ期
影像学表现	所有检查均正常或不能诊断	X 线片、CT 正常,下述提及的检查至少 1 项阳性	X 线片示硬化、囊变,局部疏松,无新月征	X 线片示股骨头软骨面变扁,新月征阳性	骨关节炎,关节间隙狭窄,髋臼改变,关节破坏
检查技术	X 线片、CT、骨扫描、MRI	X 线片、CT、骨扫描、MRI,定量基于 MRI	X 线片、CT、骨扫描、MRI,定量基于 MRI	X 线片、CT,定量基于 X 线片	X 线片
亚分类	无	内侧型	中央型	外侧型	无
定量	无	股骨头受累 A:<15% B:15%~30% C:>30%	新月征长度 A:<15% B:15%~30% C:>30%	股骨头表面塌陷(%)及顶部压扁(mm) A <15% <2mm B 15%~30% 2~4mm C >30% >4mm	无

摘自:Gardeniers JW.ARCO international stage of osteonecrosis [J].ARCO Newsletter,1993,5:79-82.

（四）辨证论治

股骨头坏死之所以成为骨科疑难病就在于单一的方法不能治愈所有患者,制订治疗方案应根据股骨头坏死的分期、范围、部位、有无塌陷、塌陷程度,以及患者的年龄、职业、原发病控制程度、病因等综合考虑。

1. 内治法

（1）辨证治疗:中医药治疗主要通过调节全身气血运行、疏通脉络,辅以祛痰化湿、补益肝肾等方法发挥整体治疗作用,从而达到缓解疼痛、改善功能、促进坏死修复的目的。中医药治疗的疗效有赖于诊断的及时性,对于病情发展到将要塌陷或已经塌陷阶段,单纯中医药治疗难以预防与纠正塌陷,需及时配合保髋手术。

1）气滞血瘀:多见于创伤性股骨头坏死及非创伤性股骨头坏死早期。

主要证候:髋部疼痛、时重时轻,痛有定处,胀痛或刺痛,轻度跛行,髋关节活动轻度受限,舌紫暗或有瘀点,脉弦涩。

治法:行气活血,通络止痛。

方药:桃红四物汤加减或身痛逐瘀汤加减。

2）肝肾亏虚:多见于激素性股骨头坏死。

主要证候:疼痛渐减,下肢痿软无力,关节拘紧,转枢不利,活动明显受限,活动后疼痛加重,休息后疼痛可缓解,腰背酸软,舌质淡,苔薄白,脉沉细。

治法:行气活血,辅以补益肝肾、强壮筋骨。

方药:偏阳虚者予右归丸加减,偏阴虚者予六味地黄丸加减。

3）痰湿蕴结:多见于酒精性股骨头坏死。

主要证候:髋部酸胀不适,疼痛不甚,游走于髋膝关节间,轻度跛行,活动受限,休息与活动后疼痛一致,舌体胖大有齿痕,苔厚腻,脉滑。

治法:行气活血,辅以祛湿化痰。

方药:加味二陈汤或四妙散加减。

（2）中成药:可选用通络生骨胶囊、磷酸川芎嗪片等。

（3）西药:目前尚无疗效确切的西药,有报道针对高凝低纤溶状态使用抗凝药,以及血管扩张药等。

2. 外治法

（1）药浴法:基本方药为骨碎补、透骨草、伸筋草、莪术、丹参、川芎等。

（2）中药外洗法:基本方药为威灵仙、透骨草、钩藤、苏木、荆芥等,每日外洗1~2次,3个月为一个疗程。

（3）中药敷贴法:对于疼痛明显者,采用双柏散等敷贴,以清营凉血、消肿止痛;活动不利者,选用疗筋膏、坎离砂等舒筋活络、温经散寒、活血通痹类药物;肝肾阳虚者,选用补肝益肾、强筋壮骨兼以舒筋活血类药物。将制好的膏药贴于患处,每日1~2次,每次1贴。

（4）针灸、小针刀治疗:患部就近取穴,或远侧循经取穴,或远侧全息对应取穴。能宣通经络,温针则温通经脉气血,皆能祛痹止痛。

（5）理筋手法:用点按、弹拨、揉、推及牵引等手法,能舒筋通络而减轻疼痛,改善关节活动功能。

3. 手术治疗

（1）保留自身髋关节（保髋）手术:保髋手术的目的是促进坏死修复、预防与纠正塌陷、避免或延缓人工关节置换。保髋手术应争取在塌陷前进行,一旦塌陷,软骨发生明显退变,疗效则明显下降。目前,常用保髋手术方法有以下几种:

1）髓芯减压术：手术操作在 X 线透视引导下进行，目前单纯的髓芯减压术多采用细针（直径 2.0~3.0mm）经股骨大转子下向坏死病灶进行多处钻孔。

2）打压支撑植骨术：该手术是在髓芯减压术的基础上改良而成。采用直径 10~12mm 钻头经股骨大转子下对坏死病灶进行钻孔后，运用特殊工具清除死骨，继而对死骨清除后的空腔进行打压、支撑植骨，即将自体与异体松质骨打压植入后，采用自体或异体腓骨植入支撑，适用于 ARCO Ⅱ 期、Ⅲ A 期股骨头坏死。

3）多孔钽棒植入术：多孔钽棒的弹性模量与松质骨相近，具有生理性应力分布和高摩擦稳定性（摩擦系数高），可对股骨头软骨下骨提供结构性支撑，允许骨长入坏死区内促进骨修复，增强坏死区的再血管化并避免出现应力遮挡。该手术的操作过程与打压支撑植骨术基本相同，适用于 ARCO Ⅰ 期、Ⅱ 期和部分 Ⅲ 期股骨头坏死。

4）多条血管束植入术：日本学者 Hori（1978）经动物实验证实血管束植入坏死股骨头能促使骨坏死修复，并首先应用于临床治疗骨坏死，效果满意。袁浩（1984）在此基础上创用多条血管束植入术，结合死骨清除、植骨、软骨修补、头臼成形技术等，适用于 ARCO Ⅱ 期、Ⅲ 期股骨头坏死，以及部分 Ⅳ 期股骨头坏死。

5）带血管蒂骨瓣移植术或带血管腓骨移植术：该手术的特点是在死骨清除的基础上，运用显微外科技术分离带血管蒂骨瓣或带血管腓骨进行移植，通过活骨移植加快坏死修复，适用于 ARCO Ⅱ 期、Ⅲ 期股骨头坏死。

由于股骨头坏死病理改变的复杂性与多样性，以及在漫长的修复过程中，极易受多种因素影响，保髋手术的成功率仍有待进一步提高。

（2）人工髋关节置换术：适用于各种症状严重的晚期股骨头坏死，但对于年轻患者要非常慎重，避免滥用。

4. 其他疗法

（1）高频磁场：电磁场治疗股骨头坏死已有较长历史，但疗效差异较大，通常作为辅助治疗方法。

（2）体外震波：体外震波对促进坏死修复、止痛等有一定疗效，适用于 Ⅰ 期、Ⅱ 期股骨头坏死。

知识拓展

儿童股骨头坏死

儿童股骨头坏死指发育期的儿童因股骨近端骨骺血供遭到破坏而发生的非炎性、特发性股骨头缺血坏死。其最明显的后遗症是股骨头的畸形改变，因此也被称作扁平髋等。儿童股骨头坏死属于中医学儿童骨蚀病的范畴。西医学对该病近似的描述最早源于 1910 年美国医生 Arthur Thornton Legg、法国医生 Jacques Calve 和德国医生 Georg Clemenns Perthes 各自独立发表的 3 篇文献，因此又称为 Legg-Calve-Perthes 病或 Perthes 病。当时新发明的 X 线使他们将 Perthes 病区别于炎性关节病及髋关节结核，但在治疗上当时的医生对该病束手无策。而到了 100 年后的今天，儿童股骨头坏死的治疗仍然存在争议。

流行病学研究显示，本病发病率约为 1/9 000。有 80% 的患儿发病于 4~9 岁，男女比例为 4:1。该病多为单侧发病，仅 10% 为双侧受累。易感人群为 4~9 岁生活水平较差的男性儿童。

（五）预防与调护

1. 保护性负重 一般认为单纯保护性负重不能阻止病情的发展,但有可能延缓塌陷发生、减轻塌陷程度、减轻疼痛。建议使用双拐以减少疼痛,不提倡使用轮椅。

2. 功能训练 正确的功能锻炼不仅是促使关节功能恢复的一种有效手段,也是减少病残率与降低病残程度、增强患者信心、提高患者战胜疾病的能力不可缺少的方法。对于股骨头坏死已经发生髋关节功能障碍或施行各种保髋手术后的患者,应十分重视功能锻炼。功能锻炼要贯彻筋骨并重、动静结合的原则,以主动为主,被动为辅,注意动作协调,循序渐进,并根据不同的分期分型、功能受限程度及体质,选择适宜的站、坐、卧方式进行功能锻炼,着重改善功能与增加肌肉力量;通过锻炼还可以提高头臼之间的匹配度、改善局部血液循环、促进坏死修复。

3. 避免长期大剂量使用特别是滥用糖皮质激素 是有效预防激素性股骨头坏死的有效方法,需要卫生主管部门给予高度重视,以及所有医务人员的参与。对于病情需要长期大量使用糖皮质激素的患者,应定期做 MRI 检查,有助于及时发现股骨头坏死。一旦坏死,需根据坏死的范围、部位,决定是否限制负重,预防股骨头塌陷。

4. 通过多种途径进行科普教育 宣传酗酒的危害,培养国民的健康饮酒习惯,能有效预防酒精性股骨头坏死。

5. 使患者充分了解本病的性质与后果 本病影响关节活动功能,经过保髋治疗能避免或延缓人工关节置换。即使病情进展至最严重的后果,关节严重损坏,而现代人工关节置换术已经十分成熟,绝大多数能获得基本正常的关节功能,情况是乐观的。

● （邢士新 李德魁 高彦平 刘渊）

复习思考题

1. 试述化脓性骨髓炎的病因、感染途径及病理转归。
2. 试述化脓性关节炎的病理分期及临床表现。
3. 简述骨关节结核的诊断依据。
4. 简述类风湿关节炎的临床表现。
5. 试述强直性脊柱的诊断要点。
6. 膝骨关节炎如何辨证论治?
7. 试述骨质疏松症的诊断依据。
8. 试述骨肿瘤的定义及临床表现。
9. 股骨头、颈的血供来源有哪些?

扫一扫
测一测

◇◇◇ 附 方 汇 编 ◇◇◇

二 画

七厘散(伤科七厘散,《良方集腋》)

【组成】血竭 30g,麝香 0.36g,冰片 0.36g,乳香 4.5g,没药 4.5g,红花 4.5g,朱砂 3.6g,儿茶 7.2g。

【功效与适应证】活血散瘀,定痛止血。治跌打损伤,瘀滞作痛,筋伤骨折,创伤出血。

【制用法】共研极细末,每服 0.2g,日服 1~2 次,米酒调服或酒调敷患处。

八珍汤(《正体类要》)

【组成】党参 10g,白术 10g,茯苓 10g,炙甘草 5g,川芎 6g,当归 10g,熟地黄 10g,白芍 10g,生姜 3 片,大枣 2 枚。

【功效与适应证】补益气血。治损伤中后期气血俱虚,创面脓液清稀,久不收敛。

【制用法】清水煎服,日 1 剂。

八仙逍遥汤(《医宗金鉴》)

【组成】防风 3g,荆芥 3g,川芎 3g,甘草 3g,当归 6g,苍术 10g,牡丹皮 10g,川椒 10g,苦参 15g,黄柏 6g。

【功效与适应证】祛风散瘀,活血通络。治软组织损伤之后瘀肿疼痛,或风寒湿邪侵注,筋骨酸痛。

【制用法】煎水熏洗患处。

九一丹(《医宗金鉴》)

【组成】熟石膏 9 份,升丹 1 份。

【功效与适应证】提脓祛腐。治各种溃疡流脓未尽。

【制用法】共研细末掺于创面,或制药条插入疮中,外覆软膏,1~2 日更换一次。用凡士林制成软膏外敷亦可。

如果把熟石膏和升丹的比例改变,则方名按两者比例来命名,如八二丹、七三丹、五五丹等,功用基本相同。

十灰散(《十药神书》)

【组成】大蓟、小蓟、荷叶、侧柏叶、茅根、茜草根、大黄、山栀、棕榈皮、牡丹皮,以上各药等量。

【功效与适应证】凉血止血。治损伤所致呕吐血、咯血、创面渗血。

【制用法】各药烧灰存性,研极细末保存待用。每服 10~15g,用鲜藕汁或鲜萝卜汁调服。

十全大补汤(《医学发明》)

【组成】党参 10g,白术 12g,茯苓 12g,炙甘草 5g,当归 10g,川芎 6g,熟地黄 12g,白芍 12g,黄芪 10g,肉桂 0.6g(焗,冲服)。

【功效与适应证】补气补血。治损伤后期气血衰弱,溃疡脓液清稀,自汗、盗汗,萎黄消瘦,不思

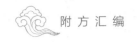

饮食,倦怠气短等。

【制用法】水煎服,日1剂。

丁桂散(《中医伤科学讲义》经验方)

【组成】丁香、肉桂,上药各等份。

【功效与适应证】祛风散寒,温经通络。治阴证肿疡疼痛。

【制用法】共研细末,加在膏药上,烘热后贴患处。

人参养荣汤(《太平惠民和剂局方》)

【组成】党参10g,白术10g,炙黄芪10g,炙甘草10g,陈皮10g,肉桂心1g,当归10g,熟地黄7g,五味子7g,茯苓7g,远志5g,白芍10g,大枣10g,生姜10g。

【功效与适应证】补益气血,养心宁神。治损伤后期气血虚弱,阴疽溃后久不收敛,症见面色萎黄、心悸、健忘、失眠或虚损劳热等。

【制用法】水煎作汤剂,其中肉桂心焗冲服,日1剂。亦可以作丸剂,按以上药量比例共研细末,其中姜、枣煎浓汁,为丸如绿豆大,每服10g,日2次。

三　　画

三色敷药(《中医伤科学讲义》经验方)

【组成】黄荆子(去衣炒黑)8份,紫荆皮(炒黑)8份,全当归2份,木瓜2份,丹参2份,羌活2份,赤芍2份,白芷2份,片姜黄2份,独活2份,甘草半份,秦艽1份,天花粉2份,怀牛膝2份,川芎1份,连翘1份,威灵仙2份,木防己2份,防风2份,马钱子2份。

【功效与适应证】消肿止痛,祛风湿,利关节。治损伤初、中期局部肿痛,亦治风寒湿痹痛。

【制用法】共研细末,用蜜糖或饴糖调拌如厚糊状,敷于患处。

大成汤(《外科正宗》)

【组成】当归10g,木通10g,枳壳10g,厚朴10g,苏木12g,大黄12g,芒硝12g(冲服),川红花6g,陈皮6g,甘草6g。

【功效与适应证】祛瘀生新。治跌仆损伤后气分受伤,昏睡、二便秘结;或腰椎损伤后伴发肠麻痹腹胀,药后得下即停。

【制用法】水煎服。

大黄蟅虫丸(《金匮要略》)

【组成】大黄1份,黄芩2份,甘草3份,桃仁1份,杏仁1份,芍药4份,干漆1份,虻虫1份,水蛭1份,蛴螬1份,蟅虫半份,蜜糖适量。

【功效与适应证】祛瘀生新,通络攻毒。用于骨肿瘤瘀阻实证。

【制用法】共为细末,炼蜜为丸如绿豆大,每服5丸,日服2次,黄酒送服。

大防风汤(《外科正宗》)

【组成】党参10g,防风6g,白术6g,附子5g,当归6g,白芍10g,川芎5g,杜仲6g,黄芪6g,羌活6g,牛膝6g,甘草5g,熟地黄12g,生姜3片。

【功效与适应证】温经通络,祛风化湿,补益气血。治附骨疽、流痰表现为皮色不变、漫肿酸痛,以及慢性腰部损伤等。

【制用法】水煎服。

大补阴丸(《丹溪心法》)

【组成】熟地黄(酒蒸)1份半,龟甲(酥炙)1份半,黄柏(炒褐色)1份,知母(酒浸炒)1份,猪脊髓(蒸熟)适量,蜜糖适量。

【功效与适应证】滋阴降火。治流痰阴虚火旺证。

【制用法】上药为末,猪脊髓捣烂,和蜜制丸如桐子大,每服10g,空腹用淡盐汤送服,日2~3次。近代常作汤剂。

大活络丸(《兰台轨范》引《圣济总录》)

【组成】白花蛇100g,乌梢蛇100g,威灵仙100g,两头尖100g,草乌100g,天麻100g,全蝎100g,首乌100g,龟甲100g,麻黄100g,贯众100g,炙甘草100g,羌活100g,肉桂100g,藿香100g,乌药100g,黄连100g,熟地黄100g,大黄100g,木香100g,沉香100g,细辛50g,赤芍50g,没药50g,丁香50g,乳香50g,僵蚕50g,天南星50g,青皮50g,骨碎补50g,白蔻50g,安息香50g,黑附子50g,黄芩50g,茯苓50g,香附50g,玄参50g,白术50g,防风125g,葛根75g,虎胫骨75g(已禁用),当归75g,血竭25g,地龙25g,犀角25g(已禁用),麝香25g,松脂25g,牛黄7.5g,龙脑7.5g,人参150g,蜜糖适量。

【功效与适应证】行气活血,通利经络。治中风瘫痪,痿痹痰厥,拘挛疼痛,跌打损伤后期筋肉挛痛。

【制用法】共为细末,炼蜜为丸,每服3g,日服2次,陈酒送下。

小活络丹(《太平惠民和剂局方》)

【组成】制南星3份,制川乌3份,制草乌3份,地龙3份,乳香1份,没药1份,蜜糖适量。

【功效与适应证】温寒散结,活血通络。治跌打损伤,瘀阻经络,风寒湿侵袭经络作痛,肢体不能屈伸及麻木,日久不愈等。

【制用法】共为细末,炼蜜为丸,每丸重3g,每次服1丸,每日服1~2次。

小金丹(《外科全生集》)

【组成】白胶香10份,草乌头10份,五灵脂10份,地龙10份,制番木鳖10份,乳香(去油)5份,没药(去油)5份,当归5份,麝香2份,墨炭1份。

【功效与适应证】破瘀通络,消肿止痛。治流痰瘰疬、骨肿瘤等初起皮色不变,肿硬作痛。孕妇忌用。

【制用法】共研细末,用糯米粉和糊,千槌打融为丸,如芡实大,每服1丸,陈酒送下,每日2次。

小蓟饮子(《济生方》)

【组成】小蓟10g,生地黄25g,滑石15g,蒲黄(炒)6g,通草6g,淡竹叶10g,藕节12g,当归10g,栀子10g,甘草6g。

【功效与适应证】凉血止血,利水通淋。治跌打损伤、腰腿痛伴有瘀热结于下焦。

【制用法】水煎内服。

万应膏(中成药)

【组成】略。

【功效与适应证】活血祛瘀,温经通络。治跌打损伤,风寒湿侵袭而筋骨疼痛,胸腹气痛等。

【制用法】将膏药烘热后贴于患处。

万灵膏(《医宗金鉴》)

【组成】鹤筋草、透骨草、紫丁香根、当归、自然铜、没药、血竭各30g,川芎25g,半两钱(醋淬)1枚,红花30g,川牛膝、五加皮、石菖蒲、茅山、苍术各25g,木香、秦艽、蛇床子、肉桂、附子、半夏、石斛、萆薢、鹿茸各10g,虎胫骨1对(已禁用),麝香6g,麻油5kg,黄丹2.5kg。

【功效与适应证】消瘀散毒,舒筋活经,止痛接骨。治跌打损伤,骨折后期或寒湿为患,局部麻木疼痛。

【制用法】血竭、没药、麝香各分别研细末另包,余药先用麻油微火煨浸3日,然后熬黑为度,去渣,加入黄丹,再熬至滴水成珠,离火,俟少时药温,将血竭、没药、麝香末放入,搅匀取起,制成膏药。用时烘热外贴患处。

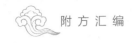

小金片(中成药)

【组成】麝香 15g,木鳖子(去壳去油)75g,制草乌 75g,枫香脂 75g,乳香(制)37.5g,没药(制)37.5g,五灵脂(醋炒)75g,当归(酒炒)37.5g,地龙 75g,香墨 6g,淀粉 7g,硬脂酸镁 3.5g,滑石粉 3.5g。

【功效与适应证】散结消肿,化瘀止痛。治阴疽初起。

【制用法】口服,每次 2~3 片,每日 2 次。

上肢损伤洗方(《中医伤科学讲义》经验方)

【组成】伸筋草 15g,透骨草 15g,荆芥 9g,防风 9g,红花 9g,千年健 12g,刘寄奴 9g,桂枝 12g,苏木 9g,川芎 9g,威灵仙 9g。

【功效与适应证】活血舒筋。治上肢骨折、脱位、扭挫伤后筋肉挛缩酸痛。

【制用法】水煎熏洗患肢。

下肢损伤洗方(《中医伤科学讲义》经验方)

【组成】伸筋草 15g,透骨草 15g,五加皮 12g,三棱 12g,莪术 12g,秦艽 12g,海桐皮 12g,牛膝 10g,木瓜 10g,红花 10g,苏木 10g。

【功效与适应证】活血舒筋。治下肢损伤挛痛。

【制用法】水煎熏洗患肢。

四　画

五神汤(《洞天奥旨》)

【组成】茯苓 12g,车前子 12g,金银花 15g,牛膝 10g,紫花地丁 12g。

【功效与适应证】清热解毒,分利湿热。治下肢骨痈初起,或各种损伤后并发下焦湿热小便赤痛。

【制用法】水煎服。

五味消毒饮(《医宗金鉴》)

【组成】金银花 15g,野菊花 15g,蒲公英 15g,紫花地丁 15g,紫背天葵 10g。

【功效与适应证】清热解毒。治附骨疽初起,开放性损伤创面感染初期。

【制用法】水煎服,每日 1~3 剂。

五加皮汤(《医宗金鉴》)

【组成】当归(酒洗)10g,没药 10g,五加皮 10g,皮硝 10g,青皮 10g,川椒 10g,香附子 10g,丁香 3g,地骨皮 3g,牡丹皮 6g,老葱 3 根,麝香 0.3g。

【功效与适应证】和血定痛舒筋。用于伤患后期。

【制用法】煎水外洗,可去麝香。

双柏散

【组成】大黄 2 斤,薄荷 1 斤,黄柏 1 斤,泽兰 1 斤,侧柏 2 斤。

【功效与适应证】活血祛瘀,消肿止痛。治疮痈初起,局部红肿。

【制用法】上药共为细末,开水以蜜调敷。

太乙膏(《外科正宗》)

【组成】玄参 100g,白芷 100g,当归身 100g,肉桂 100g,赤芍 100g,大黄 100g,生地黄 100g,土木鳖 100g,阿魏 15g,轻粉 20g,柳枝 100g,血余 50g,东丹 2kg,乳香 25g,没药 15g,槐枝 100g,麻油 2.5kg。

【功效与适应证】清热消肿,解毒生肌。治各种疮疡及创伤。

【制用法】除东丹外,将余药入油煎,熬至药枯,滤去渣滓,再入东丹(一般每 500g 油加东丹 20g)熬,搅拌均匀成膏。隔火炖烊,摊于纸或布料敷贴。

双柏(散)膏(《中医伤科学讲义》经验方)

【组成】侧柏叶 2 份,黄柏 1 份,大黄 2 份,薄荷 1 份,泽兰 1 份。

【功效与适应证】活血解毒,消肿止痛。治跌打损伤早期,疮疡初起,局部红肿热痛,或局部包块形成而无溃疡。

【制用法】共研细末,作散剂备用,用时以水、蜜糖煮热调成厚糊状外敷患处。亦可加入少量米酒调敷,或用凡士林调煮成膏外敷。

云南白药(中成药)

【组成】略。

【功效与适应证】活血止血,祛瘀定痛。治损伤瘀滞肿痛,创伤出血,骨病疼痛等。

【制用法】内服每次 0.5g,隔 4 小时 1 次。外伤创面出血可直接掺撒在出血处后包扎,亦可调敷。

化坚膏(《中医伤科学讲义》经验方)

【组成】白芥子 2 份,甘遂 2 份,地龙 2 份,威灵仙 2 份半,急性子 2 份半,透骨草 2 份半,麻根 3 份,细辛 3 份,乌梅肉 4 份,生山甲 4 份,血余 1 份,巴豆 1 份,全蝎 1 份,防风 1 份,生草乌 1 份,紫硇砂半份(后入),香油 80 份,东丹 40 份。

【功效与适应证】祛风化瘀。用于损伤后期软组织硬化或粘连等。

【制用法】用香油熬药至枯,去渣,炼油滴水成珠时下东丹,将烟搅净后再下硇砂。

六味地黄汤(丸)(《小儿药证直诀》)

【组成】熟地黄 25g,怀山药 12g,茯苓 10g,泽泻 10g,山茱萸 12g,牡丹皮 10g。

【功用与适应证】滋水降火。治肾水不足,腰膝酸痛,头晕目眩,咽干耳鸣,潮热盗汗,骨折后期延迟愈合等。

【制用法】作汤剂,水煎服,日 1 剂。作蜜丸,将药研末,每服 10g,日 3 次。

五　　画

四生散(原名青州白丸子,《太平惠民和剂局方》)

【组成】生川乌 1 份,生南星 6 份,生白附子 4 份,生半夏 14 份。

【功效与适应证】祛风逐痰,散寒解毒,通络止痛。治跌打损伤肿痛,肿瘤局部疼痛,关节痹痛。

【制用法】共为细末存放待用,用时以蜜糖适量调成糊状外敷患处,用醋调煮外敷亦可。如出现过敏性皮炎即停敷。亦可为丸内服,但须防止中毒。

四生丸(《妇人大全良方》)

【组成】生地黄 12g,生艾叶 10g,生荷叶 10g,生侧柏叶 10g。

【功效与适应证】凉血,止血。治损伤出血,血热妄行,吐血或衄血。

【制用法】水煎服,或将生药捣汁服。或等量为丸,每服 6~12g,日 3 次。

四君子汤(《太平惠民和剂局方》)

【组成】党参 10g,炙甘草 6g,茯苓 12g,白术 12g。

【功效与适应证】补益中气,调养脾胃。治损伤后期中气不足,脾胃虚弱,肌肉消瘦,溃疡日久未愈。

【制用法】水煎服,日 1 剂。

四物汤(《太平惠民和剂局方》)

【组成】川芎 6g,当归 10g,白芍 12g,熟地黄 12g。

【功效与适应证】养血补血。治伤患后期血虚之证。

【制用法】水煎服,日 1 剂。

四黄散(膏)(《证治准绳》)

【组成】黄连1份,黄柏3份,大黄3份,黄芩3份。

【功效与适应证】清热解毒,消肿止痛。治创伤感染及阳痈局部红肿热痛。

【制用法】共研细末,以水、蜜调敷或用凡士林调制成膏外敷。

左归丸(《景岳全书》)

【组成】熟地黄4份,怀山药2份,山茱萸2份,枸杞子2份,菟丝子2份,鹿角胶2份,龟甲2份,川牛膝1份半,蜜糖适量。

【功效与适应证】补益肾阴。治损伤日久或骨病后肾水不足,精髓内亏,腰膝腿软,头昏眼花、虚热、自汗盗汗等。

【制用法】上药共为细末,炼蜜为丸如豆大,每服10g,每日1~2次,饭前服。

右归丸(《景岳全书》)

【组成】熟地黄4份,怀山药2份,山茱萸2份,枸杞子2份,菟丝子2份,杜仲2份,鹿角胶2份,当归1份半,附子1份,肉桂1份,蜜糖适量。

【功效与适应证】补益肾阳。治骨及软组织损伤后期肝肾不足、精血虚损而致神疲气怯,或心跳不宁,或肢冷痿软无力。

【制用法】共为细末,炼蜜为小丸,每服10g,每日1~2次。

玉露散(膏)(《外伤科学》经验方)

【组成】木芙蓉叶。

【功效与适应证】清热,凉血,解毒。治各种感染局部红肿热痛。

【制用法】单味研成细末,以水、蜜调煮外敷,或以麻油、菊花露调敷。亦可用凡士林8份、药末2份调煮成膏外敷。

生肌玉红膏(《外科正宗》)

【组成】当归6份,白芷1.2份,白蜡5份,轻粉1份,甘草3份,紫草半份,血竭1份,麻油40份。

【功效与适应证】活血祛腐,解毒镇痛,润肤生肌。治溃疡脓腐不脱,新肌难生。

【制用法】先将当归、白芷、紫草、甘草4味入油内浸3日,慢火熬微枯,滤清,再煎滚,入血竭化尽,次入白蜡,微火化开。将膏倾入预放于水中的盅内,候片刻,把研细的轻粉末放入,搅拌成膏。将膏均匀涂于纱布上,敷贴患处。并可根据溃疡局部情况的需要,掺撒提脓、祛腐药在膏的表面上外敷,效果更佳。

生肌八宝散(丹)(《中医伤科学讲义》经验方)

【组成】煅石膏3份,赤石脂3份,东丹1份,龙骨1份,轻粉3份,血竭1份,乳香1份,没药1份。

【功效与适应证】生肌收敛。用于各种伤口。

【制用法】共研成极细末,外撒伤口。

生血补髓汤(《伤科补要》)

【组成】生地黄12g,芍药9g,川芎6g,黄芪9g,杜仲9g,五加皮9g,牛膝9g,红花5g,当归9g,续断9g。

【功效与适应证】调理气血,舒筋活络。治扭挫伤及脱位、骨折的中后期患处未愈合并疼痛者。

【制用法】水煎服,日1剂。

生肌散(膏)(《外伤科学》经验方)

【组成】制炉甘石60份,滴乳石30份,滑石100份,琥珀30份,朱砂土10份,冰片1份。

【功效与适应证】生肌收口。治溃疡脓性分泌物已较少,期待肉芽生长者。

【制用法】研极细末,掺于创面上,外覆膏药或油膏。亦可用凡士林适量调煮成油膏外敷,其中冰片亦可待用时掺撒在膏表面。

归脾汤(《济生方》)

【组成】白术 10g,当归 3g,党参 3g,黄芪 10g,酸枣仁 10g,木香 1.5g,远志 3g,炙甘草 4.5g,龙眼肉 4.5g,茯苓 10g。

【功效与适应证】养心健脾,补益气血。治骨折后期气血不足,慢性溃疡等。

【制用法】水煎服,日 1 剂。亦可制成丸剂服用。

仙方活命饮(《外科发挥》)

【组成】炮穿山甲 3g,天花粉 3g,甘草节 3g,乳香 3g,白芷 3g,赤芍 3g,贝母 3g,防风 3g,没药 3g,皂角刺(炒)3g,归尾 3g,陈皮 10g,金银花 10g。

【功效与适应证】清热解毒,消肿溃坚,活血止痛。治骨痈初期。

【制用法】水煎服。

六　　画

当归四逆汤(《伤寒论》)

【组成】当归 12g,桂枝 9g,芍药 9g,细辛 3g,通草 6g,大枣 8 枚,炙甘草 6g。

【功效与适应证】温经散寒,养血通脉。治血虚寒厥证,手足厥寒,或腰、股、腿、足、肩臂疼痛,口不渴,舌淡苔白,脉沉细或细而欲绝。

【制用法】水煎服。

先天大造丸(《医宗金鉴》)

【组成】人参 60g,土炒白术 60g,当归身 60g,白茯苓 60g,菟丝子 60g,枸杞 60g,黄精 60g,牛膝 60g,补骨脂(炒)30g,骨碎补(去毛,微炒)30g,巴戟肉 30g,远志(去心)30g,广木香 15g,青盐 15g,丁香 10g,以上各药共为末。熟地黄(酒煮)60g,何首乌(去皮,与黑豆同煮后去豆)60g,胶枣肉 60g,肉苁蓉(去鳞,酒浸)60g,紫河车(用白酒煮熟烂)1 具,以上药分别捣成膏状。白蜂蜜适量。

【功效与适应证】补气血,壮筋骨。治骨伤骨病后期虚亏,如流痰(骨结核)溃后脓稀难敛、形体消瘦等。

【制用法】将药末与捣烂的药膏混合,炼蜜为丸如梧桐子大,每服 15~20 丸,日服 3 次,空腹时温酒或开水送下。

红升丹(《医宗金鉴》)

【组成】雄黄 1 份,朱砂 1 份,皂矾 1 份,水银 2 份,白矾 2 份,火硝 8 份。

【功效与适应证】提脓祛腐。治疮疡已溃,腐肉难脱,瘘管等。

【制用法】研成药末(原是丹剂,制法参阅《医宗金鉴》),掺在创面上;亦可用凡士林调成软膏,制成软膏纱条敷贴;或制成药条,插入瘘管深处。该药中有氧化汞,须注意防止汞中毒。

红油膏(《中医伤科学讲义》经验方)

【组成】九一丹 10 份,东丹 1 份半,凡士林 100 份。

【功效与适应证】化腐生肌。治溃疡不敛。

【制用法】先将凡士林加热至全部呈液状,然后把两丹药粉调入和匀为膏,摊在敷料上敷贴患处。

伤油膏(《中医伤科学讲义》经验方)

【组成】血竭 60g,红花 6g,乳香 6g,没药 6g,儿茶 6g,琥珀 3g,冰片 6g(后下),香油 1.5kg,黄蜡适量。

【功效与适应证】活血止痛。多用于施行理筋手法时,涂擦在患处,同时起到润滑作用。

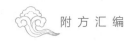

【制用法】除冰片、香油、黄蜡外,共为细末,后入冰片再研,将药末加入炼过的油内,再入黄蜡收膏。

伤湿止痛膏(中成药)

【组成】生草乌,生川乌,乳香,没药,生马钱子,丁香,肉桂,荆芥,防风,老鹳草,香加皮,积雪草,骨碎补,白芷,山奈,干姜,水杨酸甲酯,薄荷脑,冰片,樟脑,芸香浸膏,颠茄流浸膏。

【功效与适应证】祛风湿,活血止痛。治风湿性关节炎,肌肉疼痛,关节肿痛。

【制用法】外用,贴于患处。

托里透脓汤(《医宗金鉴》)

【组成】人参,土炒白术,穿山甲(炒研),白芷,升麻,甘草节,当归,生黄芪,皂角刺,青皮。

【功效与适应证】托里透脓。治痈疽已成未溃而气血衰弱者。

【制用法】根据病情决定药量,水煎服,服时加适量米酒。

托里消毒饮(散)(《医宗金鉴》)

【组成】生黄芪10g,皂角刺10g,金银花12g,甘草6g,桔梗10g,白芷6g,川芎6g,当归10g,白术10g,茯苓12g,党参12g,白芍10g。

【功效与适应证】补益气血,托里消毒。治疮疡体虚邪盛,脓毒不易外达。

【制用法】水煎服。

阳和汤(《外科全生集》)

【组成】熟地黄30g,鹿角胶10g,姜炭5g,肉桂3g(焗冲),麻黄5g,白芥子6g,生甘草3g。

【功效与适应证】温阳通脉,散寒化痰。治各类阴疽,如流痰、流注等。

【制用法】水煎服。

阳和解凝膏(《外科正宗》)

【组成】鲜牛蒡子、根、叶、梗90g,鲜白凤仙梗12g,川芎12g,附子6g,桂枝6g,大黄6g,当归6g,肉桂6g,草乌6g,地龙6g,僵蚕6g,赤芍6g,白芷6g,白蔹6g,白及6g,乳香6g,没药6g,续断3g,防风3g,荆芥3g,五灵脂3g,木香3g,香橼3g,陈皮3g,菜油500g,苏合油12g,麝香3g,黄丹210g。

【功效与适应证】行气活血,温经和阳,祛风化痰,散寒通络。治各类疮疡阴证。

【制用法】将鲜牛蒡、白凤仙入锅中,加入菜油,熬枯去渣,次日加入除乳香、没药、麝香、苏合油外的余药煎枯,去渣滤净,加入黄丹,熬至滴水成珠,不粘指为度,离火后将乳香、没药、麝香、苏合油入膏搅和,半个月后可用。用时摊于敷料上贴患处。

壮筋养血汤(《伤科补要》)

【组成】当归9g,川芎6g,白芷9g,续断12g,红花6g,生地黄12g,牛膝9g,牡丹皮9g,杜仲6g。

【功效与适应证】活血壮筋。用于软组织损伤。

【制用法】水煎服。

回阳玉龙膏(散)(《外科正宗》)

【组成】草乌(炒)6份,干姜(煨)6份,赤芍(炒)2份,白芷2份,南星(煨)2份,肉桂1份。

【功效与适应证】温经散寒通络。治阴证肿疡。

【制用法】共研细末作散剂,直接掺在疮面上,或水调外敷。亦可用凡士林8份、药散2份,调煮成软膏,外用。

七 画

补筋丸(《医宗金鉴》)

【组成】五加皮、蛇床子、沉香、丁香、川牛膝、云苓、白莲蕊、肉苁蓉、菟丝子、当归(酒洗)、熟地黄、牡丹皮、宣木瓜各 30g,怀山药 24g,人参、广木香各 9g。

【功效与适应证】补肾壮筋,益气养血,活络止痛。治跌仆伤筋,血脉壅滞,青紫肿痛。

【制用法】共为细末,炼蜜为丸,如弹子大,每丸重 9g,用好无灰酒送下。

补阳还五汤(《医林改错》)

【组成】黄芪 125g,当归尾 6g,赤芍 5g,地龙 3g,川芎 3g,红花 3g,桃仁 3g。

【功效与适应证】补气活血通络。治腰腿痛、下肢痿软等属气虚血瘀证。

【制用法】水煎服。

补中益气汤(《东垣十书》)

【组成】黄芪 15g,党参 12g,白术 12g,陈皮 3g,炙甘草 5g,当归 10g,升麻 5g,柴胡 5g。

【功效与适应证】补中益气。治疮疡日久,元气亏损,气血耗损,中气不足诸症。

【制用法】水煎服。

补肾壮筋汤(丸)(《伤科补要》)

【组成】熟地黄 12g,当归 12g,牛膝 10g,山茱萸 12g,茯苓 12g,续断 12g,杜仲 10g,芍药 10g,青皮 5g,五加皮 10g。

【功效与适应证】补益肝肾,强壮筋骨。治肾气虚损、习惯性脱位等。

【制用法】水煎服,日 1 剂。或制成丸剂服。

补肾壮阳汤(经验方)

【组成】熟地黄 15g,生麻黄 3g,白芍 3g,炮姜 6g,杜仲 12g,狗脊 12g,肉桂 6g,菟丝子 12g,牛膝 9g,川断 9g,丝瓜络 6g。

【功效与适应证】温通经络,补益肝肾。用于腰部损伤的中后期。

【制用法】水煎服。

苏合香丸(《太平惠民和剂局方》)

【组成】白术 2 份,青木香 2 份,乌犀屑 2 份,香附子(炒,去毛)2 份,朱砂(研,水飞)2 份,诃梨勒(煨,去皮)2 份,白檀香 2 份,安息香(研为末,用无灰酒一升熬膏)2 份,沉香 2 份,麝香(研)2 份,荜茇 2 份,龙脑(研)1 份,乳香(研)1 份,苏合香油 1 份(入安息香膏内),白蜜糖适量。

【功效与适应证】温宣通窍。治脑震荡昏迷。

【制用法】固体药分别研末,安息香以酒熬膏后与苏合香油混合,再加入各药末,炼蜜为丸,每丸 3g,每服 1 丸,温开水送服,小儿减半。

花蕊石散(《本草纲目》引《太平惠民和剂局方》)

【组成】花蕊石 1 份,石硫黄 2 份。

【功效与适应证】化瘀止血。治创伤出血。

【制用法】共入瓦罐煅研为细末,外掺伤面后包扎。

坎离砂(中成药)

【组成】麻黄、归尾、附子、透骨草、红花、干姜、桂枝、牛膝、白芷、荆芥、防风、木瓜、生艾绒、羌活、独活各等份,醋适量。

【功效与适应证】祛风散寒止痛。治腰腿疼痛,风湿性关节疼痛。

【制用法】用醋水各半,熬成浓汁,再将铁砂炒红后搅拌制成。使用时加醋约半两,装入布袋内,自然发热,敷在患处。如过热可来回移动。

陀僧膏(《伤科补要》)

【组成】南陀僧 40 份,赤芍 1 份,当归 1 份,乳香 1 份,没药 1 份,赤石脂半份,百草霜 4 份,苦参 8 份,银黝 2 份,桐油 64 份,香油 32 份,血竭 1 份,儿茶 1 份,大黄 16 份。

【功效与适应证】解毒止血。治创伤及局部感染疼痛等。

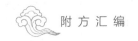

【制用法】陀僧研成细末,用香油煎熬余药,去渣后入陀僧末,制成膏,外用。

鸡鸣散(《伤科补要》)

【组成】归尾,桃仁,大黄。

【功效与适应证】攻下逐瘀。治胸腹部挫伤,疼痛难忍,并见大便秘结。

【制用法】根据病情酌情拟定剂量,水送服。

驳骨散(《外伤科学》经验方)

【组成】桃仁1份,黄连1份,金耳环1份,川红花1份,栀子2份,生地黄2份,黄柏2份,黄芩2份,防风2份,甘草2份,蒲公英2份,赤芍2份,自然铜2份,土鳖虫2份,侧柏6份,大黄6份,骨碎补6份,当归尾4份,薄荷4份,毛麝香4份,牡丹皮4份,金银花4份,透骨消4份,鸡骨香4份。

【功效与适应证】消肿止痛,散瘀接骨。治骨折及软组织扭挫伤的早中期。

【制用法】共研细末,以水、酒、蜂蜜或凡士林调煮外敷患处。

羌活胜湿汤(《内外伤辨惑论》)

【组成】羌活15g,独活15g,藁本15g,防风15g,甘草6g,川芎10g,蔓荆子10g。

【功效与适应证】祛风除湿。治伤后风湿邪客。

【制用法】水煎服,药渣可煎水热洗患处。

八 画

参苓白术散(《太平惠民和剂局方》)

【组成】白扁豆12g,党参12g,白术12g,茯苓12g,炙甘草6g,山药12g,莲子肉10g,薏苡仁10g,桔梗6g,砂仁5g,大枣4枚。

【功效与适应证】补气,健脾,渗湿。治疮疡及损伤后期,气血受损,脾失健运。

【制用法】水煎服。可制成散剂,以大枣煎汤送服。

和营止痛汤(《伤科补要》)

【组成】赤芍9g,当归尾9g,川芎6g,苏木6g,陈皮6g,桃仁6g,续断12g,乌药9g,乳香6g,没药6g,木通6g,甘草6g。

【功效与适应证】活血止痛,祛瘀生新。治损伤积瘀肿痛。

【制用法】水煎服。

金黄膏(散)(《医宗金鉴》)

【组成】大黄5份,黄柏5份,姜黄5份,白芷5份,制南星1份,陈皮1份,苍术1份,厚朴1份,甘草1份,天花粉10份。

【功效与适应证】清热解毒,散瘀消肿。治感染阳证,跌打肿痛。

【制用法】共研细末,可用酒、油、花露、丝瓜叶或生葱等捣汁调敷,或用凡士林8份、药散2份调制成膏外敷。

金枪铁扇散(《中医伤科学讲义》)

【组成】乳香2份,没药2份,象皮2份(已禁用),老材香2份,明矾1份,炉甘石1份,降香1份,黄柏1份,血竭1份。

【功效与适应证】收敛,拔毒,生肌。治各种创伤溃疡。

【制用法】共为极细末,直接掺于伤口或溃疡面上。

金匮肾气丸(又名附桂八味丸,《金匮要略》)

【组成】熟地黄25g,山药12g,山茱萸12g,泽泻10g,茯苓10g,牡丹皮10g,肉桂3g(焗冲),熟附子10g。

【功效与适应证】温补肾阳。治伤病后肾阳亏损。

【制用法】水煎服,或制成丸剂以淡盐汤送服。

狗皮膏(中成药)

【组成】略。

【功效与适应证】散寒止痛,舒筋活络。治跌打损伤及风寒湿痹痛。

【制用法】烘热外敷患处。

肢伤一方(《外伤科学》经验方)

【组成】当归 12g,赤芍 12g,桃仁 10g,红花 6g,黄柏 10g,防风 10g,木通 10g,甘草 6g,生地黄 12g,乳香 g。

【功效与适应证】行气活血,祛瘀止痛。治跌打损伤,瘀肿疼痛,用于四肢骨折或软组织损伤初期。

【制用法】水煎服。

肢伤二方(《外伤科学》经验方)

【组成】当归 12g,赤芍 12g,续断 12g,威灵仙 12g,生薏苡仁 30g,桑寄生 30g,骨碎补 12g,五加皮 12g。

【功效与适应证】祛瘀生新,舒筋活络。治跌打损伤,筋络挛痛,用于四肢损伤的中、后期。

【制用法】水煎服。

定痛膏(《疡医准绳》)

【组成】芙蓉叶 4 份,紫荆皮 1 份,独活 1 份,生南星 1 份,白芷 1 份。

【功效与适应证】祛风消肿止痛。治跌打损伤肿痛,疮疡初期肿痛。

【制用法】共研细末,用姜汁、水、酒调煮外敷,或用凡士林调煮成软膏外敷。

宝珍膏(中成药)

【组成】熟地黄 1 份,茅术 1 份,枳壳 1 份,五加皮 1 份,莪术 1 份,桃仁 1 份,山柰 1 份,当归 1 份,川乌 1 份,陈皮 1 份,乌药 1 份,三棱 1 份,大黄 1 份,首乌 1 份,草乌 1 份,柴胡 1 份,香附 1 份,防风 1 份,牙皂 1 份,肉桂 1 份,羌活 1 份,赤芍 1 份,南星 1 份,荆芥 1 份,白芷 1 份,藁本 1 份,续断 1 份,良姜 1 份,独活 1 份,麻黄 1 份,甘松 1 份,连翘 1 份,冰片 1 份,樟脑 1 份,乳香 1 份,没药 1 份,阿魏 1 份,细辛 1 份,刘寄奴 1 份,威灵仙 1 份,海风藤 1 份,小茴香 1 份,川芎 2 份,血余 7 份,麝香 2/3 份,木香 2/3 份,附子 2/3 份,东丹 30 份。

【功效与适应证】行气活血,祛风止痛。治风湿关节痛及跌打损伤疼痛。

【制用法】制成药膏贴于患处。近年来有药厂将其制成粘胶布型膏药,名为伤湿宝珍膏,使用更方便。

虎潜丸(《丹溪心法》)

【组成】虎骨(炙)2 份(已禁用),干姜 1 份,陈皮 4 份,白芍 4 份,锁阳 2 份半,熟地黄 4 份,龟甲(酒炙)8 份,黄柏 16 份,知母(炒)2 份。

【功效与适应证】滋阴降火,强壮筋骨。治损伤之后肝肾不足,筋骨痿软,腿足瘦削,步履乏力等。

【制用法】上药为末,用酒或米糊制丸如豆大小,每服 10g,每日 1~2 次,空腹淡盐汤送服。

青娥丸(《太平惠民和剂局方》)

【组成】杜仲 480g,补骨脂 240g,胡桃 20 个,蒜 120g。

【功效与适应证】补肾壮腰。治肾气虚弱、风寒乘袭、气血相搏的腰痛。

【制用法】上药为末,米糊成丸如豆大,每服 10g,淡盐汤或温酒送下,每日 1~3 次。

拔毒生肌散(《中药成方集》)

【组成】冰片 30g,红升丹 72g,轻粉 72g,龙骨 72g,甘石 72g,黄丹 72g,煅石膏 600g,白蜡 15g。

【功效与适应证】拔毒生肌。用于各种分泌物较多的创面。

【制用法】各药分别为末,用茧丝筛筛过再混合,直接掺撒于创面上。

九　画

骨科外洗一方(《外伤科学》经验方)

【组成】宽筋藤 30g,钩藤 30g,金银花藤 30g,王不留行 30g,刘寄奴 15g,防风 15g,大黄 15g,荆芥 10g。

【功效与适应证】活血通络,舒筋止痛。治损伤后筋肉拘挛,关节功能欠佳,酸痛麻木或外感风湿作痛等。用于骨折及软组织损伤中后期,或骨科手术后已能解除外固定进行功能锻炼者。

【制用法】煎水熏洗。

骨科外洗二方(《外伤科学》经验方)

【组成】桂枝 15g,威灵仙 15g,防风 15g,五加皮 15g,细辛 10g,荆芥 10g,没药 10g。

【功效与适应证】活血通络,祛风止痛。治损伤后期肢体冷痛,关节不利,以及风寒湿邪侵注,局部遇冷则痛增、得温稍适的痹证。

【制用法】煎水熏洗,肢体可直接浸泡,躯干可用毛巾湿热敷擦。注意防止水温过高引起烫伤。

骨刺丸(《外伤科学》经验方)

【组成】制川乌 1 份,制草乌 1 份,细辛 1 份,白芷 1 份,当归 1 份,萆薢 2 份,红花 2 份,蜜糖适量。

【功效与适应证】祛风散寒,活血止痛。治损伤后期及骨刺所致的疼痛,或风寒湿痹痛。

【制用法】共为细末,炼蜜为丸,每丸 10g,每次服 1~2 丸,每日 2~3 次。

复元活血汤(《医学发明》)

【组成】柴胡 15g,天花粉 10g,当归尾 10g,红花 6g,穿山甲 10g,酒浸大黄 30g,酒浸桃仁 12g。

【功效与适应证】活血祛瘀,消肿止痛。治跌打损伤,血停积于胁下,肿痛不可忍。

【制用法】水煎分 2 次服,如服完第一次后泻下大便,得利痛减,则停服;如 6 小时后仍无泻下,则服下第二次,以利为度。

独活寄生汤(《备急千金要方》)

【组成】独活 6g,防风 6g,川芎 6g,牛膝 6g,桑寄生 18g,秦艽 12g,杜仲 12g,当归 12g,茯苓 12g,党参 12g,熟地黄 15g,白芍 10g,细辛 3g,甘草 3g,肉桂 2g(焗冲)。

【功效与适应证】益肝肾,补气血,祛风湿,止痹痛。治腰脊损伤后期,肝肾两亏,风湿痛及腿足屈伸不利。

【制用法】水煎服,可复煎外洗患处。

活血止痛汤(《伤科大成》)

【组成】当归 12g,川芎 6g,乳香 6g,苏木 5g,红花 5g,没药 6g,土鳖虫 3g,三七 3g,赤芍 9g,陈皮 5g,落得打 6g,紫荆藤 9g。

【功效与适应证】活血止痛。治跌打损伤肿痛。

【制用法】水煎服。目前临床应用本方时常去紫荆藤。

活血丸(经验方)

【组成】土鳖虫 5 份,血竭 3 份,西红花 1 份,乳香 3 份,没药 3 份,牛膝 2 份,白芷 2 份,儿茶 2 份,骨碎补 2 份,杜仲 3 份,续断 3 份,赤木 3 份,当归 5 份,生地黄 3 份,川芎 2 份,自然铜 2 份,桃仁 2 份,大黄 2 份,马钱子 2 份,朱砂 1 份,冰片 2 份,蜜糖适量。

【功效与适应证】活血祛瘀,消肿止痛。治跌打损伤瘀肿疼痛,用于骨折及其他损伤的初中期。

【制用法】共为细末,炼蜜为丸,每丸 5g,每服 1 丸,日 2~3 次。

荆防败毒散(《医宗金鉴》)

【组成】荆芥 10g,防风 10g,柴胡 10g,茯苓 10g,桔梗 10g,川芎 6g,羌活 6g,独活 6g,枳壳 5g,甘草 5g。

【功效与适应证】疏风解表止痒。治风寒所致伤患病灶的皮肉瘙痒等。

【制用法】水煎服。

茴香酒(《中医伤科学讲义》经验方)

【组成】茴香 15g,丁香 10g,樟脑 15g,红花 10g,白干酒 300g。

【功效与适应证】活血行气止痛。治扭挫伤肿痛。

【制用法】把药浸泡在酒中,1 周以后去渣取酒即可,外涂擦患处。亦可在施行理筋手法时配合使用。

顺气活血汤(《伤科大成》)

【组成】苏梗,厚朴,枳壳,砂仁,归尾,红花,木香,赤芍,桃仁,苏木,香附。

【功效与适应证】行气活血,祛瘀止痛。用于胸腹挫伤、气滞胀满作痛。

【制用法】根据病情确定各药剂量,水煎服,可加入少量米酒和服。

神功内托散(《外科正宗》)

【组成】当归 2 钱,白术 1 钱 5 分,黄芪 1 钱 5 分,人参 1 钱 5 分,白芍 1 钱,茯苓 1 钱,陈皮 1 钱,附子 1 钱,木香 5 分,甘草(炙)5 分,川芎 1 钱,山甲(炒)8 分。

【功效与适应证】温补托里。治痈疽疮疡日久,气血两虚,寒邪凝滞,不肿不痛,不能腐溃,身凉,舌淡,脉细。

【制用法】水煎空腹时服。

十　画

桂枝汤(《伤寒论》)

【组成】桂枝 9g,芍药 9g,生姜 9g,大枣 3 枚,炙甘草 6g。

【功效与适应证】温经通络,调和营卫。治风寒痹阻经络。

【制用法】水煎服。

桂麝散(《药奁启秘》)

【组成】麻黄 15g,细辛 15g,肉桂 30g,牙皂 10g,半夏 25g,丁香 30g,生南星 25g,麝香 1.8g,冰片 1.2g。

【功效与适应证】温化痰湿,消肿止痛。治疮疡阴证未溃。

【制用法】共研细末,掺膏药上贴于患处。

桃核承气汤(《伤寒论》)

【组成】桃仁 10g,大黄(后下)12g,桂枝 6g,甘草 6g,芒硝 6g(冲服)。

【功效与适应证】泻下逐瘀。治跌打损伤,瘀血停溢,或下腹蓄瘀,疼痛拒按,瘀热发狂等。

【制用法】水煎服。

桃花散(《外科正宗》)

【组成】白石灰 6 份,大黄 1 份。

【功效与适应证】止血。治创伤出血。

【制用法】先将大黄煎汁,泼入白石灰内,为末,再炒,以石灰变成红色为度,将石灰过筛备用。用时掺撒于患处,以纱布紧扎。

桃仁四物汤(《中国医学大辞典》)

【组成】桃仁 25 粒,川芎 3g,当归 3g,赤芍 3g,生地黄 2g,红花 2g,牡丹皮 3g,制香附 3g,延胡索 3g。

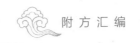

【功效与适应证】通络活血,行气止痛。治骨伤气滞血瘀而肿痛。

【制用法】水煎服。

透脓散(《外科正宗》)

【组成】生黄芪 12g,穿山甲(炒)6g,川芎 6g,当归 9g,皂角刺 5g。

【功效与适应证】托毒排脓。治痈疽诸毒,肉脓已成,不易外溃;或因气血虚弱而不能化毒成脓。

【制用法】上药共为末,开水冲服。亦可水煎服。

健步虎潜丸(《伤科补要》)

【组成】龟胶 2 份,鹿角胶 2 份,虎胫骨 2 份(已禁用),何首乌 2 份,川牛膝 2 份,杜仲 2 份,锁阳 2 份,当归 2 份,熟地黄 2 份,威灵仙 2 份,黄柏 1 份,人参 1 份,羌活 1 份,白芍 1 份,白术 1 份,大川附子 1 份半,蜜糖适量。

【功效与适应证】补气血,壮筋骨。治跌打损伤,血虚气弱,筋骨痿软无力,步履艰难。

【制用法】共为细末,炼蜜为丸如绿豆大,每服 10g,空腹淡盐水送下,每日 2~3 次。

海桐皮汤(《医宗金鉴》)

【组成】海桐皮 6g,透骨草 6g,乳香 6g,没药 6g,当归 5g,川椒 10g,川芎 3g,红花 3g,威灵仙 3g,甘草 3g,防风 3g,白芷 2g。

【功效与适应证】行络止痛。治跌打损伤疼痛。

【制用法】共为细末,布袋装,煎水熏洗患处。亦可内服。

损伤风湿膏(《中医伤科学讲义》经验方)

【组成】生川乌 4 份,生草乌 4 份,生南星 4 份,生半夏 4 份,当归 4 份,黄金子 4 份,紫荆皮 4 份,生地黄 4 份,苏木 4 份,桃仁 4 份,桂枝 4 份,僵蚕 4 份,青皮 4 份,甘松 4 份,木瓜 4 份,山奈 4 份,地龙 4 份,乳香 4 份,没药 2 份,羌活 2 份,独活 2 份,川芎 2 份,白芷 2 份,苍术 2 份,木鳖子 2 份,山甲片 2 份,川断 2 份,山栀子 2 份,土鳖虫 2 份,骨碎补 2 份,赤石脂 2 份,红花 2 份,牡丹皮 2 份,落得打 2 份,白芥子 2 份,细辛 1 份,麻油 320 份,黄铅粉 60 份。

【功效与适应证】祛风湿,行气血,消肿痛。治损伤肿痛或损伤后期并风湿痹痛。

【制用法】用麻油将药浸泡 7~10 天后以文火煎熬至色枯,去渣,再将油熬约 2 小时至滴水成珠,离火,将黄铅粉徐徐筛入搅匀,成膏收贮,摊用。

消肿止痛膏(《外伤科学》经验方)

【组成】姜黄 5 两,羌活 5 两,干姜 5 两,栀子 5 两,乳香 5 钱,没药 5 钱。

【功效与适应证】祛瘀,消肿,止痛。治损伤初期瘀肿疼痛。

【制用法】共研细末,用凡士林调成 60% 软膏外敷患处。

消瘀止痛药膏

【组成】木瓜 60g,栀子 30g,大黄 150g,蒲公英 60g,地鳖虫 30g,乳香 30g,没药 30g。

【功效与适应证】活血祛瘀,消肿止痛。治骨折筋伤初期,肿胀疼痛剧烈者。

【制用法】共为细末,以饴糖或凡士林调敷。

柴胡疏肝散(《景岳全书》)

【组成】柴胡,芍药,枳壳,甘草,川芎,香附。

【功效与适应证】疏肝理气止痛。治胸胁损伤。

【制用法】根据病情拟定药量并酌情加减,水煎服。

十 一 画

清骨散(《证治准绳》)

【组成】青蒿 6g,鳖甲 10g,地骨皮 10g,秦艽 10g,知母 10g,银柴胡 6g,胡黄连 5g,甘草 3g。

【功效与适应证】养阴清热。治流痰溃久,骨蒸潮热。

【制用法】水煎服。

清营退肿膏(《中医伤科学讲义》经验方)

【组成】大黄2份,芙蓉叶2份,黄芩1份,黄柏1份,花粉1份,滑石1份,东丹1份,凡士林适量。

【功效与适应证】清热祛瘀消肿。治骨折、软组织损伤初期,或疮疡,焮热作痛。

【制用法】共为细末,以凡士林调煮成膏外敷。

接骨散(《太平圣惠方》)

【组成】栗黄(晒干)1斤,雄黑豆(炒熟)半斤,桑根白皮(锉)1斤,没药2两,麝香(细锉)半两。

【功效与适应证】活血化瘀,接骨续筋。治跌仆伤损。

【制用法】每服3钱,以醋1中盏,煎至半盏,用浆水2合解服。不过3服,疼痛即止。

接骨紫金丹(《杂病源流犀烛》)

【组成】土鳖虫、乳香、没药、自然铜、骨碎补、大黄、血竭、硼砂、当归各等量。

【功效与适应证】祛瘀,续骨,止痛。治损伤骨折,瘀血内停。

【制用法】共研细末,每服3~6g,开水或少量酒送服。

接骨续筋药膏(《中医伤科学讲义》经验方)

【组成】自然铜3份,荆芥3份,防风3份,五加皮3份,皂角3份,茜草根3份,续断3份,羌活3份,乳香2份,没药2份,骨碎补2份,接骨木2份,红花2份,赤芍2份,土鳖虫2份,白及4份,血竭4份,硼砂4份,螃蟹末4份,饴糖或蜂蜜适量。

【功效与适应证】接骨续筋。治骨折,筋伤。

【制用法】共为细末,饴糖或蜂蜜调煮外敷。

接骨丹

【组成】

1. 又名十宝散(《外科证治全生集》) 真血竭4.8g,明雄黄12g,上红花12g,净儿茶0.72g,朱砂3.6g,净乳香3.6g,当归尾30g,净没药4.2g,麝香0.09g,冰片0.36g。

2. 又名夺命接骨丹(《中医伤科学讲义》经验方) 归尾12g,乳香30g,没药30g,自然铜30g,骨碎补30g,桃仁30g,大黄30g,雄黄30g,白及30g,血竭15g,土鳖虫15g,三七15g,红花15g,儿茶15g,麝香15g,朱砂6g,冰片6g。

【功效与适应证】活血止痛接骨。用于跌打损伤、筋断骨折。

【制用法】共为细末,每服2~3g,每日服2次。

续骨活血汤(《中医伤科学讲义》经验方)

【组成】当归尾12g,赤芍10g,白芍10g,生地黄15g,红花6g,土鳖虫6g,骨碎补12g,煅自然铜10g,续断12g,落得打10g,乳香6g,没药6g。

【功效与适应证】祛瘀止血,活血续骨。治骨折及软组织损伤。

【制用法】水煎服。

麻桂温经汤(《伤科补要》)

【组成】麻黄,桂枝,红花,白芷,细辛,桃仁,赤芍,甘草。

【功效与适应证】通经活络去瘀。治损伤之后风寒客注而痹痛。

【制用法】根据病情决定剂量,水煎服。

黄连解毒汤(《外台秘要》引崔氏方)

【组成】黄连,黄芩,黄柏,山栀。

【功效与适应证】泻火解毒。治创伤感染、附骨疽等。

【制用法】根据病情拟定药量,水煎分 2~3 次服。

黄芪桂枝五物汤(《金匮要略》)

【组成】黄芪 9g,芍药 9g,桂枝 9g,生姜 18g,大枣 12 枚。

【功效与适应证】益气通经,和血通痹。治血痹。

【制用法】以水六升,煮取二升,温服七合,日三服。

十 二 画

跌打万花油(亦称万花油,中成药)

【组成】略。

【功效与适应证】消肿止痛,解毒消炎。治跌打损伤肿痛、烫伤等。

【制用法】

1. 敷贴 将万花油装在消毒的容器内,放入无菌纱块浸泡片刻,即制成万花油纱,敷贴患处。若敷于伤口处,每天换药;如无伤口,1~3 天换药 1 次;若不稳定骨折夹板固定者,换药时可不解松夹板,由夹板之间的间隙注入药油,让原有的布料吸上即可。

2. 涂擦 将药油直接涂擦在患处。亦可在施行按摩手法时配合使用。

跌打丸(原名军中跌打丸,《全国中医成药处方集》济南地区经验方)

【组成】当归 1 份,土鳖虫 1 份,川芎 1 份,血竭 1 份,没药 1 份,麻黄 2 份,自然铜 2 份,乳香 2 份。

【功效与适应证】活血破瘀,接骨续筋。治跌打损伤,筋断骨折,瘀血攻心等。

【制用法】共为细末,炼蜜为丸,每丸 5g,每服 1~2 丸,每日 1~2 次。

舒筋活血汤(《伤科补要》)

【组成】羌活 6g,防风 9g,荆芥 6g,独活 9g,当归 12g,续断 12g,青皮 5g,牛膝 9g,五加皮 9g,杜仲 9g,红花 6g,枳壳 6g。

【功效与适应证】舒筋活络。治软组织损伤及骨折、脱位后期筋肉挛痛。

【制用法】水煎服。

舒筋汤

【组成】

1.《外伤科学》经验方 当归 10g,白芍 10g,姜黄 6g,宽筋藤 15g,松节 6g,海桐皮 12g,羌活 10g,防风 10g,续断 10g,甘草 6g。

2. 经验方 当归 12g,陈皮 9g,羌活 9g,骨碎补 9g,伸筋草 15g,五加皮 9g,桑寄生 15g,木瓜 9g。

【功效与适应证】祛风舒筋活络。治骨折及脱位后期,或软组织病变所致的筋络挛痛。

【制用法】水煎服。

舒筋丸(又称舒筋壮力丸,《刘寿山正骨经验》)

【组成】麻黄 2 份,制马钱子 2 份,制乳香 1 份,制没药 1 份,血竭 1 份,红花 1 份,自然铜(煅,醋淬)1 份,羌活 1 份,独活 1 份,防风 1 份,钻地风 1 份,杜仲 1 份,木瓜 1 份,桂枝 1 份,怀牛膝 1 份,贝母 1 份,生甘草 1 份,蜂蜜适量。

【功效与适应证】散寒祛风,舒筋活络。用于各种筋伤,肢冷痹痛。

【制用法】共为细末,炼蜜为丸,每丸 5g,每服 1 丸,日服 1~3 次。

舒筋活络药膏(《中医伤科学讲义》经验方)

【组成】赤芍 1 份,红花 1 份,南星 1 份,生蒲黄 1 份半,旋覆花 1 份半,苏木 1 份半,生草乌 2 份,生川乌 2 份,羌活 2 份,独活 2 份,生半夏 2 份,生栀子 2 份,生大黄 2 份,生木瓜 2 份,路路通 2

份,饴糖或蜂蜜适量。

【功效与适应证】活血止痛。治跌打损伤肿痛。

【制用法】共为细末,以饴糖或蜂蜜调敷,凡士林调煮亦可。

温经通络膏(《中医伤科学讲义》经验方)

【组成】乳香、没药、麻黄、马钱子各等量,饴糖或蜂蜜适量。

【功效与适应证】祛风止痛。治骨关节、软组织损伤肿痛,或风寒湿侵注,局部痹痛。

【制用法】共为细末,饴糖或蜂蜜调成软膏或凡士林调煮成膏外敷患处。

散瘀和伤汤(《医宗金鉴》)

【组成】番木鳖 15g,红花 15g,生半夏 15g,骨碎补 9g,甘草 9g,葱须 30g,醋 60g(后下)。

【功效与适应证】活血祛瘀止痛。治软组织损伤瘀肿疼痛及骨折、脱位后期筋络挛痛。

【制用法】水煎煮沸后入醋再煎 5~10 分钟,熏洗患处,每日 3~4 次,每次将药液煎沸后使用。

葛根汤(《伤寒论》)

【组成】葛根 15g,麻黄 8g,桂枝 15g,白芍 15g,甘草 5g,生姜 3 片,大枣 3 枚。

【功效与适应证】解肌散寒。治颈部扭伤兼风寒乘袭。

【制用法】水煎服,并煎渣湿热敷颈部。

十 三 画

新伤续断汤(《中医伤科学讲义》经验方)

【组成】当归尾 12g,土鳖虫 6g,乳香 3g,没药 3g,丹参 6g,自然铜(醋煅)12g,骨碎补 12g,泽兰叶 6g,延胡索 6g,苏木 10g,续断 10g,桑枝 12g,桃仁 6g。

【功效与适应证】活血祛瘀,止痛接骨。用于损伤初、中期。

【制用法】水煎服。

十 四 画

膈下逐瘀汤(《医林改错》)

【组成】当归 9g,川芎 6g,赤芍 9g,桃仁 9g,红花 6g,枳壳 5g,牡丹皮 9g,香附 9g,延胡索 12g,乌药 9g,五灵脂 9g,甘草 5g。

【功效与适应证】活血祛瘀。治腹部损伤,蓄瘀疼痛。

【制用法】水煎服。

十五画及以上

增液汤(《温病条辨》)

【组成】玄参 30g,麦冬 25g,生地黄 25g。

【功效与适应证】增液润燥。治骨伤骨病之津液耗损,症见口干咽燥、大便秘结等。

【制用法】水煎服。

熨风散(《疡科选粹》)

【组成】羌活、白芷、当归、细辛、芫花、白芍、吴茱萸、肉桂各等量,连须赤皮葱适量。

【功效与适应证】温经散寒,祛风止痛。治流痰、附骨疽及风寒湿痹证所致的筋骨疼痛。

【制用法】上药共为末,每次取适量药末与适量的连须赤皮葱捣烂混合,以醋炒热,布包热熨患处。

薏苡仁汤(《奇效良方》)

【组成】薏苡仁一两,当归一两,芍药一两,麻黄一两,官桂一两,炙甘草一两,苍术(米泔浸一宿,去皮,锉炒)一两。

【功效与适应证】渗湿止痛。治中风手足流注疼痛,麻痹不仁,难以屈伸。

【制用法】水煎餐前温服。

醒消丸(《外科正宗》)

【组成】乳香一两,没药一两,明雄黄五钱,麝香钱半,黄米面一两。

【功效与适应证】解毒消肿。治痈毒初期,红肿高大,坚硬疼痛。

【制用法】每日2次,每次3g,温黄酒或温开水送服。

麝香关节止痛膏(中成药)

【组成】麝香5g,樟脑2 000g,辣椒流浸膏1 500g,颠茄流浸膏600g,水杨酸甲酯800g,盐酸苯海拉明130g。

【功效与适应证】祛风胜湿,活血止痛。治风湿性关节炎及风寒引起的其他疼痛。

【制用法】贴患处。

麝香追风膏(中成药)

【组成】麝香,独活,香加皮,海风藤,苏木,海桐皮,延胡索,生川乌,生草乌,威灵仙,血竭,木香,乳香,没药,乌药,红花,当归,熟地黄,生地黄,麻黄,牛膝,薄荷脑,冰片,樟脑,桉油,肉桂油,丁香,罗勒油,水杨酸甲酯。

【功效与适应证】祛风散寒,活血止痛。用于风湿痛、关节痛、筋骨痛、神经痛、腰背酸痛、四肢麻木、扭伤、挫伤及类风湿肿痛。

【制用法】外用,贴于患处。

蠲痹汤(《是斋百一选方》)

【组成】羌活6g,姜黄6g,当归12g,赤芍9g,黄芪12g,防风6g,炙甘草3g,生姜5片。

【功效与适应证】行气活血,祛风除湿。治损伤后风寒乘虚入络。

【制用法】水煎服。

（杜国庆）

主要参考书目

［1］ 王和鸣.中医伤科学［M］.北京：中国中医药出版社，2007.

［2］ 董福慧，朱云龙.中医正骨学［M］.2 版.北京：人民卫生出版社，2005.

［3］ 韦贵康，施杞.实用中医骨伤科学［M］.上海：上海科学技术出版社，2006.

［4］ 冯传汉，张铁良.临床骨科学［M］.2 版.北京：人民卫生出版社，2007.

［5］ 王和鸣.中医伤科学［M］.北京：中国中医药出版社，2002.

［6］ 王庆甫，张俐.中医正骨学［M］.北京：中国中医药出版社，2010.

［7］ 胥少汀，葛宝丰，徐印坎.实用骨科学［M］.3 版.北京：人民军医出版社，2005.

［8］ 刘柏龄.中医骨伤科学［M］.北京：人民卫生出版社，2006.

［9］ 樊粤光.中医骨伤科学［M］.北京：高等教育出版社，2008.

［10］ 吴在德，吴肇汉.外科学［M］.7 版.北京：人民卫生出版社，2002.

［11］ 刘柏龄.中医骨伤科学［M］.北京：人民卫生出版社，2003.

［12］ 王永渝.中医正骨［M］.2 版.北京：人民卫生出版社，2010.

［13］ 孙树椿，孙之镐.中医筋伤学［M］.2 版.北京：人民卫生出版社，2002.

［14］ 张安桢，武春发.中医骨伤科学［M］.北京：人民卫生出版社，1986.

［15］ 樊粤光，詹红生.中医骨伤科学［M］.北京：人民卫生出版社，2012.

［16］ 尹志伟.骨伤科影像学［M］.北京：人民卫生出版社，2012.

［17］ 徐克.医学影像学［M］.北京：人民卫生出版社，2018.

［18］ 方家选，金晓东.中医伤科学［M］.2 版.北京：人民卫生出版社，2012.

［19］ 冷向阳.骨伤科学基础［M］.北京：人民卫生出版社，2012.

［20］ 詹红生，程英武.脊柱手法医学［M］.北京：人民卫生出版社，2020.

［21］ 童培建.创伤急救学［M］.北京：人民卫生出版社，2012.

［22］ 冯传汉，张铁良.临床骨科学［M］.2 版.北京：人民卫生出版社，2004.

复习参考题
答案要点

模拟试卷